병원 재무관리의 이해

HOSPITAL FINANCIAL MANAGEMENT

감형규 양동현

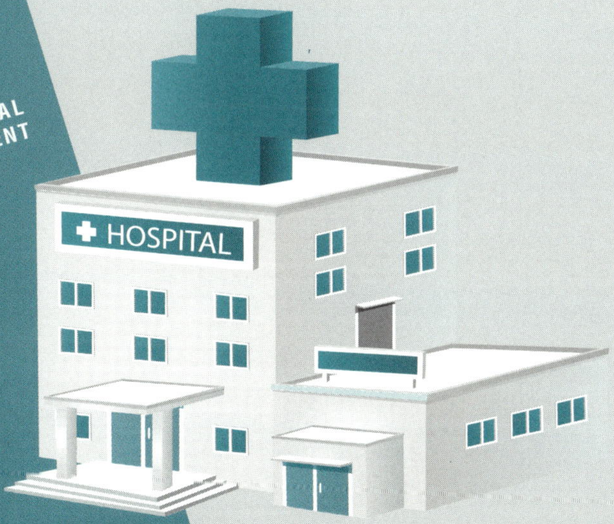

도서출판 청람

머리말 Preface

최근 의료시장 개방, 외국의 영리병원제도 도입을 위한 규제완화 검토 등 의료환경이 급변하고 있으며, 의료수요자의 권익이 신장되면서 보다 양질의 의료서비스가 요구되고 있다. 이와 같은 의료환경 변화에 대응하고 낮은 의료보험수가의 틀 안에서 병원경영자는 효율적인 병원경영관리를 위해 합리적인 재무의사결정에 대한 관심이 높아지고 있다.

기업의 재무관리를 병원경영환경에 접목시킨 병원재무관리는 병원의 자금조달과 운용을 다루는 학문으로서 그 궁극적인 목표는 병원의 가치를 극대화하는 데 있다. 병원재무관리의 필요성에도 불구하고 그 내용이 어렵고 복잡하여 병원업계의 병원재무관리에 대한 이해와 응용수준은 부족하다. 따라서 쉽고 체계적으로 정리된 교재의 필요성을 항상 느껴오던 본 저자들은 새로운 병원재무관리 교재를 집필할 용기를 갖게 되었다.

본서는 대학 교육용 교재 또는 병원재무관리 담당자의 연수용 교재로 활용될 수 있으며, 초보자들도 혼자 공부할 수 있도록 쉽고 체계적으로 정리하였다. 이 책은 다음과 같은 몇 가지 특징을 가지고 있다.

첫째, 병원재무관리의 전체적인 내용을 일관성 있게 구성하려고 노력하였다.

둘째, 어렵고 복잡한 수식을 피하고, 다양한 예제와 연습문제를 통해서 병원재무관리의 기본적인 개념을 쉽게 습득할 수 있도록 노력하였다. 특히 병원재무관리를 처음 배우는 학생 또는 실무자들이 짧은 시간 내 핵심적인 내용을 무리 없이 습득할 수 있도록 노력하였다.

셋째, 주요 병원재무이론이 병원실무에서 어떻게 적용되는지를 설명하기 위하여 다양한 사례들을 제시하였다. 병원재무관리가 현실과 어떻게 관련되어 있는지를 쉽게 알기 위해 독자들이 흥미를 가지도록 최대한 배려하였다.

넷째, 대학에서 1학기 동안 병원재무관리의 주요 내용을 충분히 소화할 수 있도록 정리하였다. 저자들은 수차례의 토론을 거쳐 병원재무관리에서 다루어야 할 내용을 정리하고, 구성, 용어 등의 일관성을 유지하기 위하여 특별히 배려하였다.

이 책을 출간하는 데 많은 도움을 주신 분들께 감사드린다. 먼저, 이 책을 기술하는 데 참고가 된 국·내외 교재의 저자 여러분께 감사드린다. 이 책을 출간하면서 부끄러운 마음이 앞서지만, 부족하거나 미진한 부분은 계속 보완하고 수정하여 나갈 것임을 약속드린다. 끝으로 이 책의 출간을 흔쾌히 맡아 주신 도서출판 청람의 이수영 사장님께 감사드린다.

2017년 1월

저자 씀

본 서의 강의자용 파워포인트 자료에 대해서는 출판사로 문의해 주시기 바랍니다.

■ 차례 Contents

Part 2 | 병원재무제표분석

CHAPTER 3_병원회계의 기초

CHAPTER 4_병원재무제표의 이해

CHAPTER 5_병원재무비율분석

Part 3 | 병원투자결정

CHAPTER 6_병원자본예산

CHAPTER 7_위험과 수익률 : 위험투자안의 평가

Part 4 | 병원의 성과분석과 자본구조

CHAPTER 8_손익분기점분석

CHAPTER 11_병원의 리스금융

Part 5 병원의 운전자본관리

CHAPTER 12_병원의 운전자본정책

CHAPTER 13_병원의 운전자본관리

PART 1

병원재무관리의 기초

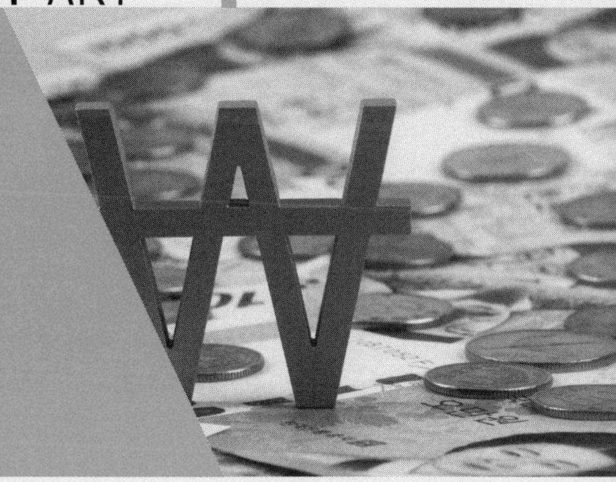

CHAPTER 1 병원재무관리의 기초개념

CHAPTER 2 화폐의 시간적 가치

CHAPTER 1

병원재무관리의 기초개념

1. 병원의 의의와 특성
2. 병원재무관리자의 역할
3. 병원재무관리의 목표
4. 본서의 구성

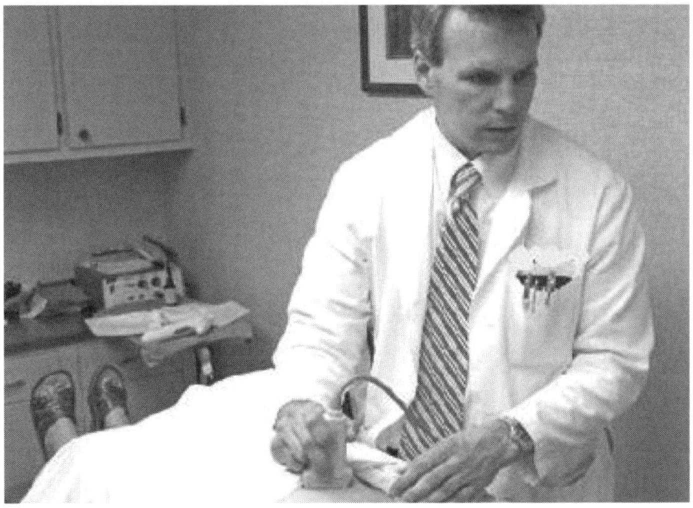

병원에서 건강검진을 받듯이 병원의 재무상황도 검진을 받는 것이 중요하다.

병원재무관리(hospital financial management)는 병원의 자금조달과 운용을 다루는 학문으로서 그 궁극적인 목표는 병원의 가치를 극대화하는 데 있다. 본장에서는 병원재무관리를 이해하기 위한 첫 단계로서 병원의 의의와 특성, 병원재무관리자의 역할과 병원재무관리의 목표를 설명하고자 한다.

1 병원의 의의와 특성

1.1 병원의 의의

의료법 제3조에서 의료기관을 "의료인이 공중 또는 특정 다수인을 위하여 의료·조산의 업(의료업)을 행하는 곳"이라고 규정하고, 의료기관을 종합병원, 병원, 치과병원, 한방병원, 요양병원, 의원, 치과의원, 한의원 및 조산소로 구분하고 있다. 의료법에 규정된 **병원**(또는 치과병원, 한방병원)은 "의사(또는 치과의사, 한의사)가 의료를 행하는 곳으로서 입원환자 30인 이상을 수용할 수 있는 시설과 인력을 갖춘 의료기관(치과는 입원시설 제한 없음)"으로 정의하고 있다. 그리고 종합병원은 "의사 및 치과의사가 의료를 행하는 곳으로서 입원환자 100인 이상을 수용할 수 있는 시설과 내과, 일반외과, 소아청소년과, 산부인과, 영상의학과, 마취과, 마취통증의학과, 진단검사의학과 또는 해부병리과, 정신건강의학과, 치과가 개설되고 각 과마다 필요한 전문의를 갖춘 의료기관"으로 정의하고 있다.[1] 병원은 환자의 진료, 의학의 교육, 연구와 지역사회보건의 지원과 같은 사회적 역할을 담당하기 위한 기능을 수행한다.

1 의료법 제3조 3에서 종합병원은 100개 이상의 병상을 갖추고, 100병상 이상 300병상 이하인 경우에는 내과, 외과, 소아청소년과, 산부인과 중 3개 진료과목, 영상의학과, 마취통증의학과와 진단검사의학과 또는 병리과를 포함한 7개 이상의 진료과목을 갖추며 300병상을 초과하는 경우에는 내과, 외과, 소아청소년과, 산부인과, 영상의학과, 마취통증의학과, 진단검사의학과 또는 병리과, 정신건강의학과 및 치과를 포함한 9개 이상의 진료과목을 갖추며 각 진료과목마다 전속하는 전문의를 둔다고 규정하고 있다.

한편 병원은 설립운영주체, 투입자원 및 규모, 진료기능, 의학교육기능, 영리성 등에 따라 다음과 같이 분류된다.

첫째, 설립운영주체에 따라 국립병원(중앙정부가 설립 · 운영하는 병원 : 국립의료원, 군병원, 경찰병원, 국립암센터, 국립대학교병원 등), 공립병원(지방자치단체 또는 공공기관에서 설립 · 운영하는 병원 : 보건의료원, 지방공사의료원, 산재의료원, 보훈병원 등), 사립병원(의료법인, 재단법인 또는 개인이 설립 · 운영하는 병원)으로 분류된다.

둘째, 투입자원 및 병상규모에 따라 종합병원(의료법에 정한 요건, 즉 100병상의 진료시설과 기본 4과, 지원 3과 등 전문 진료과목을 개설한 병원)과 병원(의료법에 정한 요건, 즉 30명 이상의 입원환자를 진료할 수 있는 시설과 인력을 갖춘 병원)으로 분류된다.

셋째, 진료기능에 따라 병원(양방의료를 제공하는 병원), 치과병원(치과진료를 제공하는 병원), 한방병원(한방진료를 제공하는 병원), 특수병원(특정한 질병 또는 특정한 사람을 대상으로 진료를 제공하는 병원)으로 분류되며, 특수병원은 특정질병을 진료하는 병원(정신병원, 결핵병원, 나병원, 재활원, 암센터 등)과 특정한 사람을 진료하는 병원(노인전문병원, 소아병원, 경찰병원, 교도병원, 군병원, 산재의료원, 보훈병원 등)으로 분류된다.

넷째, 의학교육기능에 따라 대학병원(의과대학생의 실습교육과 전공의(인턴, 레지던트) 수련을 수행하는 병원), 수련병원(인턴과 레지던트의 수련을 수행하는 병원), 비교육병원(의학교육기능을 수행하지 않는 병원)으로 분류된다.

다섯째, 영리성 여부에 따라 영리병원(이익의 실현, 투자자 지분의 인정 또는 이익의 배당이 허용되는 병원 : 개인병원), 비영리병원(투자자 지분, 이익의 배당이 허용되지 않는 병원 : 법인병원과 국공립병원)으로 분류된다.[2]

여섯째, 건강보험 요양급여 절차에 따른 분류로서 의료서비스 전문성에 따라 종합전문요양기관, 전문요양기관으로 분류한다.

일곱째, 입원기간의 장 · 단기에 따라 장기병원과 단기병원으로 구분한다. 장

2 현재 우리나라는 영리를 추구하는 회사법인의 병원은 금지되어 있다.

기병원은 만성적인 질환을 치료하기 위하여 일반적으로 90일 이상의 진료를 하는 병원을 말하며, 단기병원은 중증의 급성질환이나 상해를 치료하기 위하여 30일 또는 90일 이내 단기진료를 하는 병원을 말한다.

1.2 병원의 특성

병원은 일반기업과 다른 다음과 같은 몇 가지 특성을 가지고 있다.

첫째, 병원은 각종 규제가 많고 수익성이 낮고 설립요건이 까다롭고 진입장벽이 높으며, 공공성이 강조되는 조직으로 홍보 및 영업활동에 제약을 받고 있으며, 소비자(의료이용자)와 생산자(의료기관) 사이에 정부(보험자단체)가 개입된 3자 관계라는 특성을 가지고 있다.

둘째, 개인병원을 제외한 법인병원은 영리추구가 금지되어 있다. 법인병원의 이윤은 병원의 유지 · 발전을 위한 최소한의 수준이어야 하며, 일반병원(예를 들어 국 · 공립병원이나 종교 · 자선병원 등)의 경우에는 공익 또는 선교 등의 목적 달성을 위하여 결손을 감수하고 운영되기도 한다. 의료법 시행령 제20조(의료법인 등의 사명)를 보면 "…비영리법인은 의료법을 이행함에 있어 공중위생에 기여하여야 하며, 영리를 추구해서는 아니 된다"라고 규정하고 있다. 여기서 영리를 추구하여서는 아니 된다는 규정의 해석은 불분명하다. 병원은 의료서비스를 제공한 대가로 진료비를 받고 있으며 진료비보다 투입한 비용(원가)이 적을 경우 이익이 발생한다. 그러나 이익이 발생한다는 사실을 가지고 영리를 추구하였다고 보기는 어렵다. 왜냐하면 의료기관도 하나의 조직으로서 유지 · 발전하기 위해서는 적정한 수준의 이윤이 발생되어야 하기 때문이다. 따라서 영리추구 금지는 비도덕적이거나 무리한 방법까지 동원해서 과다하게 이윤을 추구하지는 말아야 한다는 의미로 해석하여야 할 것이다.

셋째, 의료법인이나 재단법인과 같이 민법 제32조의 규정에 의거하여 설립된 병원의 경우 기본재산의 출연자는 이익에 대하여 배당을 받지 못하며, 청산 등의 경우 잔여재산분배권도 갖지 못하여 병원에 대한 구상권이 없다. 즉 법인에 출연한다는 것은 정부에 재산을 기부하고 단지 관리자의 역할만 수행한다. 영리기업의 경우 주주는 이익에 대한 배당권과 청산 시 잔여재산분배권이 주어지므로 투자를 한다. 이와 같은 권리는 영리기업의 투자자, 즉 주주가 가지는 핵심적인 권리라 할 수 있다. 그러나 비영리법인의 출연자에게는 이와 같은 권리가 주어지지 않는다. 따라서 이익에 대한 배당을 받지 못할 뿐만 아니라 병원이 도산하거나 이사장 등이 사회적으로 큰 물의를 일으켜 이사장 자리에서 물러나는 경우 잔여재산에 대한 권리를 행사하지 못하고 재산은 정부 등에 귀속된다.

넷째, 병원업무의 표준화가 곤란하여 성과측정을 위한 기준의 설정이 어렵다. 왜냐하면 의료서비스의 제공에는 양적 개념 외에도 질적 개념이 강조되어야 하므로 양적인 면만을 가지고 성과를 측정하고, 그 분석결과를 의사결정에 반영하면 잘못된 의사결정을 내리는 경우가 발생할 수 있기 때문이다. 경영분석 결과만을 가지고 의사결정을 내릴 경우나 엄격한 예산통제에 의하여 비용의 발생을 통제할 경우 의료서비스의 질을 어떻게 감안하여야 할 것인가의 문제가 발생된다. 또한 의료장비 등의 투자 여부를 결정할 경우에도 해당 의료기기의 수익성만을 기초로 투자의 타당성 여부를 결정할 수 없고, 의료서비스의 질이 높아지는 효과 등 눈에 보이지 않는 효과도 감안할 필요가 있다.

다섯째, 병원은 진료거부를 할 수 없으며, 선진료 후 진료비 청구절차를 밟도록 되어 있어 의료미수금 비중이 높으며 이에 따라 자금운용상 부담과 대손발생률이 높을 수 있다. 진료비가 없다는 구실로 진료거부를 할 수 없다는 점은 의술을 인술로 보고 있기 때문이며, 또한 의료업의 재정적 안정을 고려하기보다는 환자의 생명 또는 안정을 더 중요시하기 때문이다. 결과적으로 진료비의 후불제는 병원의 운전자본운용에 큰 부담이 되고 있으며, 환자의 지불능력이나 신용도를 고려할 수 없는 여건이기 때문에 극빈자 등에게는 무료 또는 감액진료를 베풀어야 하는 경우가 발생하고 있다. 이와 같은 특성은 병원의 운전자본관리를 어렵게 하고 있으며, 전국민 의료보험제도가 확대됨에 따라 이와 같은 현상이 더욱 심화되고 있다.

여섯째, 병원은 노동집약적인 면과 자본집약적인 면을 모두 갖고 있다. 병원은 많은 고급의 전문인력을 필요로 하며, 또한 의료기술의 발달과 국민소득수준의 향상 및 의료보장 등으로 인하여 보다 양질의 의료서비스를 제공해야 하기 때문에 막대한 시설투자를 필요로 한다. 그러나 의료인력에 대한 인건비 부담, 저보험수가 체계 유지, 기계화 · 자동화의 한계 등으로 인하여 투자규모에 비해 수익성이 낮은 편이다.

이상에서 설명한 여섯 가지 특성 이외에도 여러 가지 특성이 있을 수 있다. 이와 같은 특성들로 인하여 기업의 재무관리기법을 병원에 적용하는 데는 다소 한계가 있음을 유의해야 한다.

알아두기

의원, 병원, 종합병원 구분하기

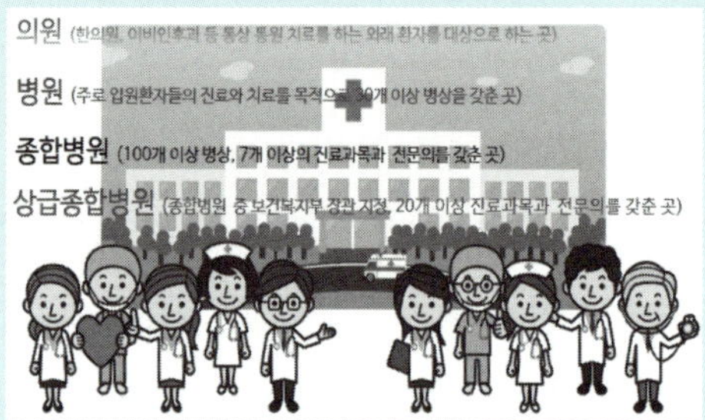
의원 (한의원, 이비인후과 등 통상 통원 치료를 하는 외래 환자를 대상으로 하는 곳)
병원 (주로 입원환자들의 진료와 치료를 목적으로 30개 이상 병상을 갖춘 곳)
종합병원 (100개 이상 병상, 7개 이상의 진료과목과 전문의를 갖춘 곳)
상급종합병원 (종합병원 중 보건복지부 장관 지정, 20개 이상 진료과목과 전문의를 갖춘 곳)

의원과 병원은 어떻게 다를까? 차이는 진료환자와 규모로 구분할 수 있다.

의원은 통원치료를 하는 외래(外來) 환자를 대상으로 하는 곳으로 한의원, 이비인후과, 내과 등 소규모 진료기관으로 이해하면 쉽다. 입원실을 갖춘 경우는 29병상 이하로 운영하게 된다.

병원은 주로 입원환자들의 진료와 치료를 목적으로 하며 30개 이상의 병상(병원 · 한방병원 해당)을 갖춰야 한다.

종합병원은 100개 이상의 병실을 갖추고 7개 이상의 진료과목과 전문의를 갖춘 의료기관을 말한다. 300개 병상을 초과하는 경우에는 9개 이상의 진료과목을 갖추고 각 진료과목마다 전속하는 전문의를 두어야 한다.

상급종합병원은 중증질환에 대하여 난이도가 높은 의료행위를 전문적으로 행하는 종합병원으로 보건복지부 장관이 지정하는 제3차 의료급여기관을 말한다. 총 20개 이상의 진료과목을 갖추어야 하고 각 진료과목마다 전속하는 전문의를 1명 이상 두어야 한다.

2 병원재무관리자의 역할

병원의 활동은 의료서비스를 생산하고 판매하는 일련의 순환과정으로 요약될 수 있다. 의료서비스를 생산하기 위해 병원은 많은 실물자산(real assets)을 필요로 한다. 여기서 실물자산은 의료설비, 건물 등의 유형자산(tangible assets)과 전문적 기술, 특허권 등의 무형자산(intangible assets)을 의미한다. 그리고 병원이 의료활동에 필요한 실물자산을 구입하려면 많은 자금이 소요되는데, 이와 같은 자금은 출연금, 내부유보자금 등의 자기자본과 외부차입금 등의 타인자본(부채)을 이용하여 조달되고 있다.

병원재무관리는 자금의 조달과 운용에 관련된 병원활동을 다루는 학문이다. 즉 병원재무관리는 합리적인 투자활동과 자금조달활동을 연구하는 학문이라 할 수 있다. 병원재무관리 측면에서 병원의 활동과정, 즉 병원재무활동과정을 그림으로 나타내면 [그림 1-1]과 같다. [그림 1-1]에서 볼 수 있는 바와 같이 병원의 재무관리자(financial manager)는 금융시장 등을 통하여 필요한 자금을 조달한 후, 그 자금을 실물자산에 투자한다. 이와 같은 투자의 결과 생성되는 성과(현금흐름)는 자금제공자인 투자자(채권자 등)에게 이자의 형태로 지급되거나 재투자를 위하여 사내에 유보된다.[3] 병원은 투자자가 제공하는 자금보다 더 많은 현금흐름을 투자자에게 제공하여야 한다. 다시 말해서 병원은 새로운 부가가치

그림 1-1 | 병원의 재무활동과정

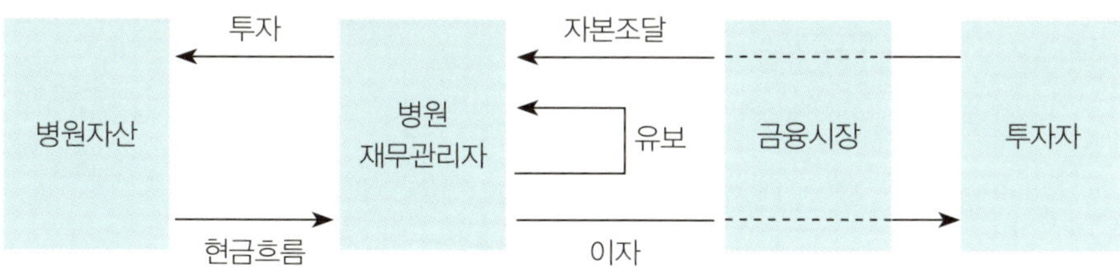

3 물론 그 성과의 일부는 세금으로 유출될 수 있다.

(value added)를 창출할 수 있어야 한다.

병원의 재무관리자가 수행하여야 하는 **재무의사결정**(financial decision making)은 다음의 두 가지 기본적인 의사결정문제로 요약될 수 있다.

첫째, 얼마만큼의 자금을 어떤 자산에 투자할 것인가를 결정하는 투자결정(investment decision)이다.[4] 투자결정에 의해서 자산의 규모와 구성이 결정되며, 그 결과는 재무상태표(대차대조표)의 차변에 나타난다.

둘째, 투자에 필요한 자금을 어떻게 조달할 것인가를 결정하는 자본조달결정(financing decision)이다. 자본조달결정에 의해서 부채와 자기자본의 규모와 구성이 결정되며, 그 결과는 재무상태표의 대변에 나타난다.

이상과 같은 병원의 재무의사결정과 재무상태표의 관계를 그림으로 나타내면 [그림 1-2]와 같다.

그림 1-2 | **재무의사결정과 재무상태표**

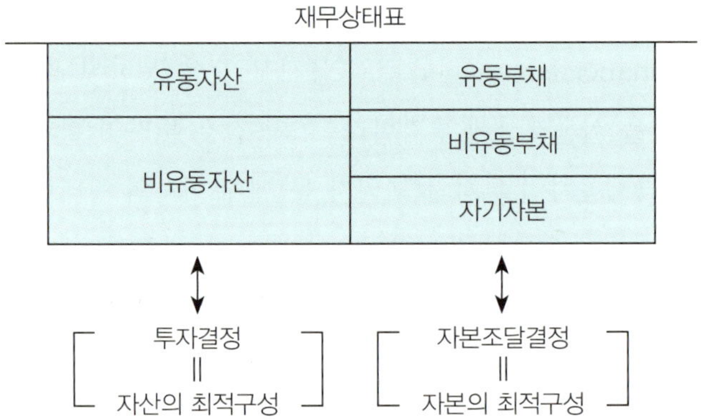

4 투자의 효과가 1년 이상에 걸쳐 나타나는 비유동자산에 관한 투자결정을 자본예산(capital budgeting)이라 하며, 병원의 단기영업활동에 의해 발생되는 현금의 유입과 유출, 즉 유동자산 및 유동부채와 관련된 의사결정을 운전자본(working capital)관리라 한다.

3 병원재무관리의 목표

전절에서 병원재무관리자의 역할, 즉 투자결정과 자본조달결정을 살펴보았다. 그러면 병원재무관리자가 이와 같은 재무의사결정을 실행할 때 지향하는 목표는 무엇일까? 다시 말하면, 병원재무관리자가 구체적으로 투자를 결정하고 자본조달계획을 수립할 때 궁극적으로 추구하는 목표는 무엇일까?

병원은 의료의 업을 하는 의료기관으로서 재화나 일반적 서비스와 매우 다른 의료서비스를 제공하는 것을 주된 기능으로 하는 경영체이다. 병원이 제공하는 의료서비스의 성격이 우리나라에서 1980년대 이후 수요자의 조건에 관계없이 평등하게 보장되어야 하는 공공재(public goods and services)에서 시장거래의 대상인 상품(서비스)으로 변화되었으며, 의료서비스를 상품으로, 환자를 소비자(고객)로, 의료업을 의료산업으로 인식하면서 병원은 공공성을 바탕으로 수익성을 추구하는 경영체로 발전하고 있다.

현재 영리법인을 허용하지 않고 있는 우리나라의 경우 다소 논란의 여지가 있을 수 있으나 병원재무관리에서는 병원가치의 극대화(hospital value maximization)를 보다 타당한 병원의 목표로 받아들일 수 있다. **병원가치**는 병원이 벌어들일 미래 현금흐름을 그 발생시기와 불확실성에 따라 적절하게 할인한 현재가치의 총합을 의미한다.[5]

병원가치 = 미래 병원현금흐름의 총현재가치

병원가치는 병원이 보유하고 있는 총자산가치로서 자기자본가치와 부채가치를 합한 것이라 할 수 있다. 그러므로 본서에서는 앞으로 병원의 목표를 병원가치의 극대화라 가정하고 이론을 전개해 나갈 것이다.

---

5 각 시점 현금흐름을 현재가치 또는 미래가치로 환산하는 방법에 대해서는 제2장에서 자세히 설명된다.

알아두기

미의료기관 재무관리협회(HFMA)

1946년도 소규모의 병원경리담당자들에 의해 미병원경리담당자협회(American Association of Hospital Accountants : AAHA)가 설립되었다.

Medicare 이후 병원수입이 증대되자 병원 경리담당자 수와 그들에게 주어진 업무량의 급격한 증가를 가져왔다. 병원은 복잡하고 다양한 형태의 재무업무를 처리하는 거대조직으로 변모하였다. 병원재무관리는 이제 환자진료비 청구서를 발행하고 비용을 지불하는 단순한 업무가 아니었다. 또한 자선기금 등을 통한 자금조달에서 벗어나 다양화되고 규모가 커진 여러 형태의 자금조달 프로그램을 운용하게 되었고 원가회계와 함께 재무관리는 이제 병원의 지속적인 재무적 생존능력 확보를 위해 중요한 역할을 하게 되었다. 이러한 다양한 업무를 반영하기 위해 병원경리팀도 병원재무부서로 진화되었고, AAHA도 1968년도에 병원재무관리협회(Hospital Financial Management Association : HFMA)로 명칭을 변경하였다.

병원산업은 1970년대 말 계속 성장하였으며 병원을 찾는 환자들은 Medicare와 Medicaid 등 정부보험 혹은 자신이 다니는 회사에서 제공하는 민간보험의 혜택을 받았다. 병원은 더 이상 가난한 환자들에게 자선을 베푸는 곳이 아니며, 늘어난 수요에 대처하고 진일보된 새로운 의료기술을 위해 엄청난 자본이 유입되는 곳으로 변해 갔다. 1980년도 HFMA는 회원수 19,000명의 거대조직으로 변모했다. HFMA의 본부는 시카고에 있었지만 Washington DC에 정부 및 국회에 자신들의 이익을 대변하기 위한 사무소를 개설하였다. 연방정부의 진료비 지불제도 및 의료기관에 대한 정부지원 등 많은 부분에서 HFMA의 의견은 무시할 수 없게 되었다.

1980년대에도 미국 병원산업의 성장은 계속되었으며 이제 병원은 더 이상 의료서비스산업의 유일한 주인이 아니었다. 이에 HFMA는 산업 내 다양한 분야의 요구를 수용하기 위해 명칭을 의료기관재무관리협회(Healthcare Financial Management Association:HFMA)로 변경하였다. 2009년도 기준 HFMA 회원수는 35,377명, 자산 약 300억원($27,348,786)의 거대조직으로 회원들 간 정보공유, 정부정책 제안, 교육 등 다양한 종류의 사업을 진행하고 있다. 회원들의 주요 업무는 진료비 청구 등의 단순업무도 있지만 많은 부분을 본인이 소속된 의료기관의 재무계획 및 예측 등 조직의 전략도출에 깊이 관여하고 있다. 물론 비영리법인의 경우 세금을 내지 않아 자선적 성격의 조직이라 할 수 있으나, 자선 등에 의존하여 병원을 운영하기에는 조직이 너무 커져 의료기관의 재무관리자는 다양한 분야에서 조직의 운명을 결정하는 의사결정과정에서 중요한 역할을 담당하고 있다.

〈Cleverley & Cameron, 2008〉

4 본서의 구성

본서는 투자결정, 자본조달결정 등 병원의 주요 재무의사결정을 모두 4편 13장으로 나누어 다루고 있다.

제1편에서는 병원재무관리의 기초를 설명하였다. 제1장에서 병원의 의의와 특성, 병원재무관리자의 역할, 병원재무관리의 목표 등에 대하여 설명하였다. 제2장에서 화폐의 시간적 가치의 개념, 시간적 가치 계산과정 등에 대하여 설명하였다.

제2편에서는 병원재무제표분석에 대하여 설명하였다. 제3장에서 병원재무의 기초자료인 병원회계를 이해하기 위하여 병원회계에 대해 기술하였으며, 제4장에서는 병원회계의 자료로서 재무상태표, 손익계신서, 기본금변동계산서, 현금흐름표 등에 대하여 설명하였다. 제5장에서는 병원의 재무제표를 이용하여 재무비율분석에 대하여 설명하였다.

제3편에서는 병원투자결정에 대하여 설명하였다. 제6장에서 병원자본예산의 의의와 투자안 평가기법 등에 관하여 설명하였다. 제7장에서는 위험과 수익률의 관계 및 위험투자안 평가방법에 대하여 설명하였다.

제4편에서는 병원성과분석과 자본구조에 대하여 설명하였다. 제8장에서 손익분기점분석의 의의와 의료비용, 손익분기점의 도출, 손익분기점분석의 활용, 손익분기점분석의 확장 및 한계점 등에 대하여 설명하였다. 제9장에서 레버리지분석, 자본비용 등에 대하여 설명하였다. 제10장에서 병원의 자본조달, MM의 자본구조이론, 자본구조의 현실 등에 대하여 설명하였다. 제11장에서 리스의 의의와 유형, 리스의 경제성 평가, 리스의 동기 등을 설명하였다.

제5편에서는 병원의 운전자본관리에 대하여 설명하였다. 제12장에서 병원의 운전자본정책을 기술하였고, 제13장에서 병원의 운전자본관리를 설명하였다.

KEY WORD

주·요·용·어

■ **병원((hospital)**

의료법에서 병원(또는 치과병원, 한방병원)은 '의사(또는 치과의사, 한의사)가 의료를 행하는 곳'으로서 입원환자 30인 이상을 수용할 수 있는 시설과 인력을 갖춘 의료기관(치과는 입원시설 제한 없음)을 말한다.

■ **병원재무관리(hospital financial management)**

병원의 자금조달과 운용을 다루는 학문으로서 그 궁극적인 목표는 병원의 가치를 극대화하는 데 있다.

■ **재무의사결정(financial decision making)**

재무의사결정은 얼마만큼의 자금을 어떤 자산에 투자할 것인가를 결정하는 투자결정(investment decision)과 투자에 필요한 자금을 어떻게 조달할 것인가를 결정하는 자본조달결정(financing decision)을 말한다.

■ **병원가치**

병원이 벌어들일 미래 현금흐름을 그 발생시기와 불확실성에 따라 적절하게 할인한 현재가치의 총합을 의미한다.

EXERCISE

연·습·문·제

1. 병원의 의의와 특성에 대해 설명하라.

2. 병원재무관리자의 역할에 대해 설명하라.

3. 병원재무관리의 목표에 대해 설명하라.

CHAPTER 2

화폐의 시간적 가치

1. 화폐의 시간적 가치와 이자율
2. 미래가치와 현재가치
3. 화폐의 시간적 가치의 응용

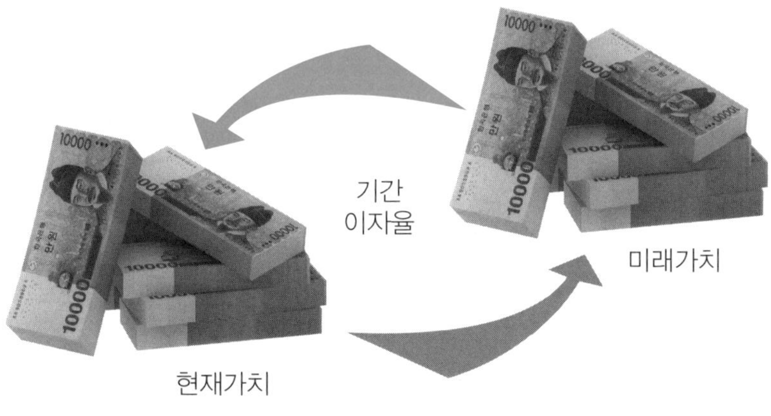

화폐의 시간적 가치 개념을 이용하여 현재의 일정금액을 미래 특정시점의 가치, 즉 미래가치로 환산할 수 있다.

화폐는 동일한 금액이라 하더라도 발생시기에 따라 그 가치가 달라진다. 즉 오늘의 1원과 내일의 1원의 가치는 서로 다르다. 일반적으로 병원의 재무의사결정은 현재시점에서 이루어지나 이로부터 발생되는 현금흐름은 미래시점에서 실현된다. 예를 들어 어떤 병원이 현재 1억원을 투자하여 앞으로 4년 동안 매년 3천만원씩 벌어들일 수 있는 투자안을 고려한다고 하자. 이 병원은 투자안을 채택하여야 하는가? 단순하게 생각하면 투자수익(현금유입) 1억 2천만원(3천만원×4년)은 투자비용(현금유출) 1억원보다 더 많기 때문에 이 투자안을 채택하여야 한다고 생각할지 모른다. 그러나 현금유출 1억원은 현재시점에서 지출하여야 하나, 반면에 현금유입은 4년 동안 매년 3천만원씩 미래에 얻을 수 있는 현금흐름이다. 또한 현재의 현금유출은 확실하나, 미래의 현금유입은 추정된 것으로서 불확실한 것일 수 있다. 그러므로 서로 다른 시점에서 발생되는 현금흐름을 비교하기 위해서는 반드시 오늘의 1원과 내일의 1원 사이의 관계, 즉 화폐의 시간적 가치(time value of money) 개념을 알아야 한다.

그러므로 본장에서는 각 시점에 발생하는 현금흐름을 현재가치(present value : PV) 또는 미래가치(future value : FV)로 전환하는 방법에 대하여 설명하고자 한다.

1 화폐의 시간적 가치와 이자율

일반적으로 사람들은 동일한 금액인 경우 미래의 현금흐름보다는 현재의 현금흐름을 더 선호한다. 즉 오늘의 1원은 내일의 1원보다 더 가치가 있다. 그 이유로는 여러 가지가 있을 수 있으나, 여기서는 다음과 같은 두 가지만 설명하고자 한다.

첫째, 일반적으로 사람들은 미래의 소비보다 현재의 소비를 더 선호하는 **시차선호**(time preference)의 경향을 가지고 있기 때문이다. 시차선호는 사람들의 일반적인 행동적 특성에 기인한 것으로서, 사회 또는 사람에 따라 미래의 소비보다 현재의 소비를 더 선호하는 강도는 달라질 수 있다.

둘째, 사람들은 현재의 현금을 가지고 주어진 생산기회를 이용하여 미래에 그 이상의 가치를 만들어 낼 수 있기 때문이다. 즉 자본화되어 새로운 가치를 창출할 수 있는 현재의 현금흐름을 동일한 금액의 미래 현금흐름보다 더 선호하게 된다. 이는 자본의 생산성(productivity of capital)이라는 기술적 특성에 기인한다.

이상의 이유들에 의해서 사람들은 동일한 금액일 경우 현재의 현금흐름을 미래의 현금흐름보다 더 선호하게 된다.[1] 그러므로 사람들이 선호하는 현재의 현금흐름을 포기하게 하기 위해서는 미래의 현금흐름을 보다 많이 제공해야 하는데, 이와 같이 추가적으로 지불하는 금액(이자)을 현재의 현금흐름(원금)에 대한 일정한 비율로 나타낸 것이 이자율이다. 요약하면 **이자율**(interest rate)은 화폐의 가격으로서 화폐의 시간적 가치를 반영하는 척도라 할 수 있다.

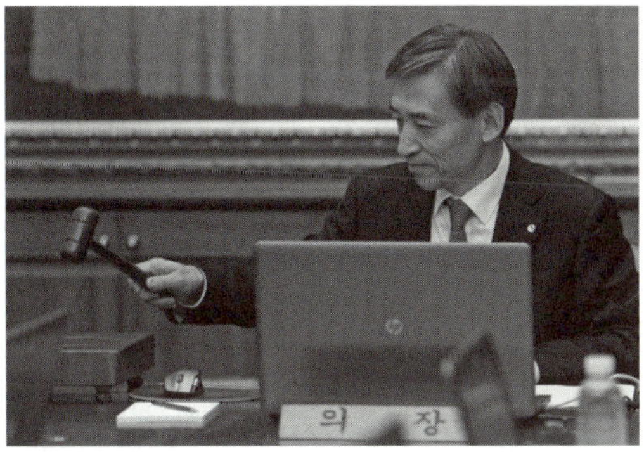

이주열 한국은행 총재가 한국은행에서 열린 기준금리 등을 결정하기 위한 금융통화위원회의에 참석, 회의 시작을 알리는 의사봉을 두드리고 있다.

알아두기

조삼모사에 담긴 화폐의 시간적 가치

조삼모사(朝三暮四)는 아침에 세 개, 저녁에 네 개라는 뜻으로 풀이되는 한자성어이다. 이 말이 담고 있는 속뜻은 잔꾀로 남을 농락한다는 의미를 담고 있는데, 그 유래는 다음과 같다.

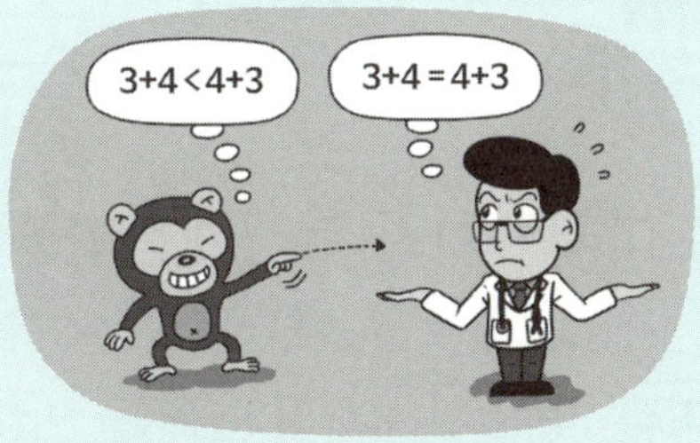

중국 송(宋)나라 시대에 저공(狙公)이라는 사람이 살았는데, 이 사람은 원숭이를 너무 좋아하여 수십 마리를 길렀다. 그런데, 저공

---

1 오늘의 현금흐름을 더 선호하는 또 하나의 중요한 이유는 미래의 불확실성(uncertainty) 때문이다. 사람들은 위험을 싫어하기 때문에 적절한 보상 없이는 불확실한 미래 현금흐름을 선택하지 않을 것이다. 이와 같은 불확실성 또는 위험에 대한 사항은 제5장에서 자세히 설명된다.

의 집안은 가난하여 원숭이 먹이를 조달하는 것조차 쉽지 않았다. 급기야 저공 가족의 식량도 바닥나서 먹을 것이라곤 집안에 도토리밖에 없었다. 그러나 그것마저도 가족과 원숭이들의 끼니를 때우기에 충분하지 않아 원숭이 먹이를 줄여야 할 형편이 되었다.

하지만 저공은 원숭이들에게 무작정 먹이를 줄이겠다고 할 경우 그들의 불평을 살 것을 염려하였다. 저공이 고민을 거듭한 끝에 원숭이들에게 다음과 같이 선언하였다. "앞으로 너희들에게 도토리를 아침에 3개, 저녁에 4개씩 주겠다." 이 말을 들은 원숭이들은 저녁보다 아침에 1개가 적으면 배가 고프다며 불평하였다. 이에 저공이 "그렇다면 아침에 4개, 저녁에 3개씩 주겠다"고 하면서 "아침에 저녁보다 1개를 더 많이 먹는 셈이니 어떠냐?"고 원숭이들에게 물었다. 그러자 원숭이들이 모두 좋다고 기뻐했다.

이와 같이 조삼모사는 하루에 먹는 도토리의 양은 7개로 동일하지만 아침에 한 개를 더 먹을 수 있다는 잔꾀에 농락당한 원숭이의 어리석음을 비웃는 시각을 담고 있다.

한편 조삼모사를 통해 우리는 원숭이들의 지혜도 엿볼 수 있다. 조삼모사에서 원숭이들이 '아침에 3개 저녁에 4개'의 제안(대안 I)보다 '아침에 4개 저녁에 3개'를 받는 제안(대안 Ⅱ)을 선호하였다. 소비의 시차선호 경향만을 감안하더라도 원숭이들은 아침에 도토리 1개를 더 받을 경우 저녁에 적어도 1개보다 더 많은 도토리를 포기할 수 있다. 따라서 원숭이들의 입장에선 대안 I 보다 대안 Ⅱ의 가치가 크다고 판단하였을 것이다. 이러한 점에서 조삼모사는 오늘의 1원이 내일의 1원보다 더 가치가 있다는 화폐의 시간적 가치의 개념을 송나라 때의 원숭이들도 알고 있었다는 얘기가 된다.

2 미래가치와 현재가치

2.1 미래가치와 복리계산과정

미래가치란 현재의 일정금액을 미래의 일정시점의 화폐가치로 환산한 것을 말하며, 미래가치를 구하는 과정을 복리계산과정(compounding process)이라 한다.

예를 들어 어떤 사람이 현재 100원을 연리 10%로 매년 복리계산되는 정기예금에 예금한다면, 그는 1년도 말에 원금 100원과 이자 10원(100원×0.1)을 합한 원리합계 110원을 받을 수 있다. 다시 말하면 현재가치 100원을 1년도 말의 미래가치로 환산하면 110원이 된다는 것이다.

$$FV_1 = PV + PV \times r = PV(1+r)$$
$$= 100원 + 100원 \times 0.1 = 100원(1+0.1) = 110원$$

PV : 원금, 즉 현재가치
FV_1 : 1년도 말의 원리합계, 즉 미래가치
r : 연리

1년도 말에 110원을 회수하지 않고 1년 더 예금한다면, 2년도 말에 받을 수 있는 원리합계, 즉 미래가치 FV_2는 다음과 같다.

$$FV_2 = FV_1 + FV_1 \times r = FV_1(1+r) = PV(1+r)^2$$
$$= 110원 + 110원 \times 0.1 = 110원(1+0.1) = 100원(1+0.1)^2$$
$$= 121원$$

이상과 같은 방법으로 n년도 말의 미래가치 FV_n은 다음과 같이 나타낼 수 있다.

$$FV_n = PV(1+r)^n = PV \times CVIF_{r,\,n} \tag{2-1}$$

식 (2–1)에서 $(1+r)^n$은 현재 1원에 대한 n기간 말에서의 미래가치를 나타내며, 이를 복리이자요소(compound value interest factor : CVIF) 또는 미래가치이자요소(future value interest factor : FVIF)라 한다. 본서의 부록에 제시된 복리표(〈부표 1〉 참조)를 이용하면 이자율 r과 기간 n에 의해 결정되는 복리이자요소 $CVIF_{r,\,n}$을 간편하게 구할 수 있다. 그리고 원금(현재가치)에 복리이자요소를 곱하여 미래가치를 계산할 수 있다.

알아두기

이자계산방법 : 단리와 복리

이자의 계산방법에는 단리(simple interest)와 복리(compound interest)의 두 가지가 있다. 단리에 의해서 이자를 계산하면 원금에 대한 이자만 계산되나, 복리의 경우에는 원금뿐만 아니라 이자에 대한 이자도 계산된다.

예를 들어 어떤 사람이 현재 100원을 연리 10%로 2년간 예금하는 경우 이자를 단리 또는 복리 중 어떤 방법으로 계산하느냐에 따라 2년 후 원리합계는 다음과 같이 달라진다.

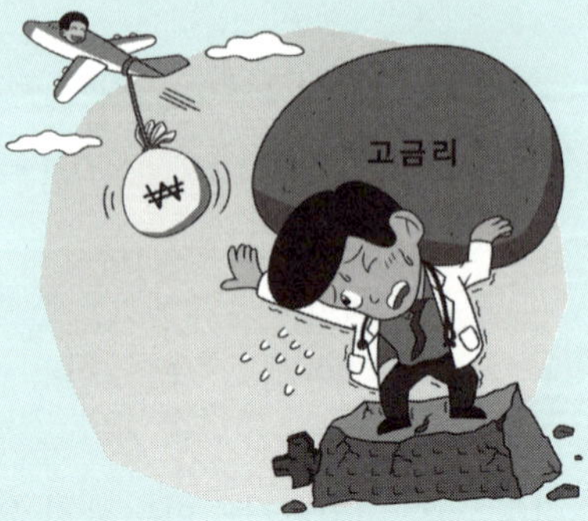

높은 금리로 대출을 받으면 복리로 인해 갚아야 할 원리합계가 기하급수적으로 증가하여 빚에 허덕일 수 있음을 유의해야 한다.

- 단리계산방법 : 2년 후 원리합계

  $= 100원 + (100원 \times 0.1) \times 2$

  $= 100원(1 + 0.1 \times 2) = 120원$

- 복리계산방법 : 2년 후 원리합계

  $= 100원(1 + 0.1)^2 = 121원$

항상 단리보다 복리에 의한 원리합계가 더 크다. 이는 복리의 경우 이자에 대한 이자가 계산되기 때문이다. 일반적으로 금융거래에 있어서 단리에 의한 이자계산방법은 거의 사용되지 않는다. 그러므로 특별한 언급이 없는 한 복리에 의해서 이자가 계산된다고 이해하여야 한다.

예제 2-1 미래가치계산

현금 100만원을 연리 7%로 매년 복리계산되는 정기예금에 예금하는 경우 3년도 말의 미래가치는 얼마인가?

| 해설 |

식 (2-1)을 이용하여 3년도 말의 미래가치 FV_3을 구하면 다음과 같다.

$$FV_3 = 100(1 + 0.07)^3 = 122.5만원$$

또한 본서 뒤에 있는 〈부표 1〉의 복리표를 이용하여도 동일한 결과를 얻을 수 있다.

기간	이자율		
	6%	7%	8%
1	1.0600	1.0700	1.0800
2	1.1236	1.1449	1.1664
3	1.1910	1.2250	1.2597
4	1.2625	1.3108	1.3605

〈부표 1〉의 복리표 중 일부를 나타낸 위의 표에 의하면 연리 7%, 기간 3년인 복리이자요소 $CVIF_{0.07,\ 3}$은 1.2250(표에서 직사각형으로 표시된 값)이다. 그러므로

$$FV_3 = 100 \times CVIF_{0.07,\ 3} = 100 \times 1.2250 = 122.5\text{만원}$$

예제 2-2 이자율의 계산

현재 600만원을 가지고 있는 사람이 3년 후에 A자동차를 구입하려고 한다. 그리고 3년 후의 자동차 구입가격은 777만원으로 예상된다. 이 사람이 현재 가지고 있는 돈을 3년간 정기예금하여 A자동차를 구입할 수 있으려면, 정기예금의 연리는 얼마가 되어야 하는가?

| 해설 |

3년도 말에 A자동차를 구입하기 위해서는 현재 600만원을 3년 동안 정기예금하여 얻을 수 있는 3년도 말의 미래가치가 777만원이 되어야 한다.

$$600(1+r)^3 = 777$$
$$(1+r)^3 = CVIF_{r,\ 3} = 777/600 = 1.2950$$

그러므로 〈부표 1〉의 복리표에 의해서 연리 r을 구하면,

$\therefore\ r = 0.09$ 또는 9%

또는 위 식을 직접 풀어서 구해도 동일한 결과를 얻을 수 있다.

$$r = (1.2950)^{1/3} - 1 = \sqrt[3]{1.2950} = 0.09 \text{ 또는 } 9\%$$

예제 2-3 투자기간의 계산 : 72의 규칙

현금 100만원을 연리 10%로 매년 복리계산되는 정기예금에 예금하는 경우 몇 년 후에 원금의 2배인 200만원이 되겠는가?

| 해설 |

원금의 2배가 되는 기간을 다음과 같이 구할 수 있으며, 이를 72의 규칙(rule of 72)이라 한다.[2]

$$\text{원금의 2배가 되는 기간} = \frac{72}{\text{이자율(\%)}} = \frac{72}{10} = 7.2\text{년}$$

알아두기

복리계산의 효과

원금뿐만 아니라 이자에 대한 이자도 계산되는 복리계산의 효과를 극적으로 보여줄 수 있는 사례를 살펴보자.

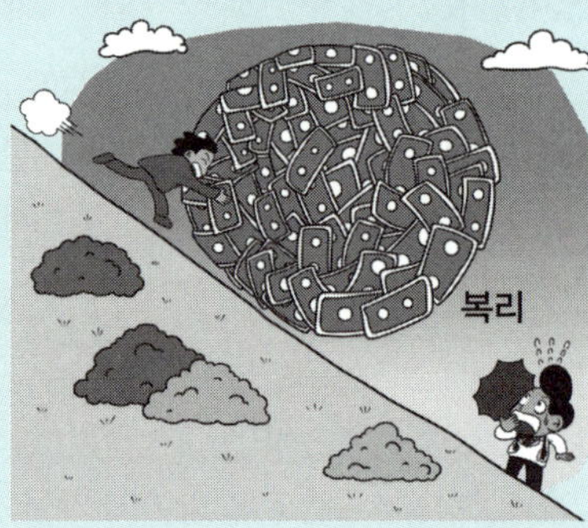

네덜란드 신대륙 식민지의 초대총독이었던 피터 미누이트(Peter Minuit)는 1626년 미국의 뉴욕시에 있는 맨해튼(Manhattan) 섬을 원주민인 인디언들로부터 약 24달러에 해당하는 물건들을 주고 샀다. 인디언들이 맨해튼을 강제로 빼앗긴 것이나 다름없다고 생각할 수 있으나, 복리계산의 효과를 고려하면 오히려 이 거래가 인디언들에게 더 유리한 것일 수도 있다. 24달러를 연리 8%로 매년 복리계산하여 390년이 지난 현재시점(2017년)에서의 가치를 계산하면 약 281조달러[$\$24(1+0.08)^{391}$]가 되어 지금의 맨해튼을 다시 사고도 남을 것이다. 다만 1626년부터 391년 동안 계속해서 연리 8%를 지급하는 곳에 투자하기란 쉽지 않을 것이다.

---

2 원금의 2배가 되는 기간(n)을 보다 정확하게 구하려면 $100(1+0.1)^n=200$, 즉 $(1+0.1)^n=2$를 풀면 된다. 로그함수를 이용하면 $n \times \log1.1 = \log2$이므로 $n = \frac{\log2}{\log1.1} = 7.27$년이 된다. 즉 7.27년을 예금해야 원금의 2배로 만들 수 있음을 알 수 있다. 이는 72의 규칙에 의해 구한 7.2년과 약간의 차이가 있다.

2.2 현재가치와 할인계산과정

현재가치란 미래에 발생할 일정금액을 현재시점의 화폐가치로 환산한 것을 말하며, 현재가치를 구하는 과정을 할인계산과정(discounting process)이라 한다.

연리 10%로 매년 복리계산되는 정기예금에 현재 얼마를 예금하여야 2년도 말에 100원이 되겠는가? 이 물음에 대한 답은 다음의 식에서 찾을 수 있다.

$$PV(1+0.1)^2 = 100\text{원}$$

그러므로

$$PV = \frac{100}{(1+0.1)^2} = 82.64\text{원}$$

즉 오늘 82.64원을 연리 10%로 매년 복리계산되는 정기예금에 예금하면 2년도 말에 100원이 된다. 그러므로 현재의 82.64원과 2년도 말의 100원의 가치는 동일하다고 할 수 있다. 이 경우 2년도 말 100원의 현재가치는 82.64원이다.

n년도 말의 미래가치 FV_n을 현재가치 PV로 환산하는 공식은 앞의 식 (2-1)을 수정하여 다음과 같이 나타낼 수 있다.

$$PV = \frac{FV_n}{(1+r)^n} = FV_n(1+r)^{-n} = FV_n \times PVIF_{r,\,n} \tag{2-2}$$

식 (2-2)에서 $(1+r)^{-n}$은 n기간 말 1원의 현재가치를 나타내며, 이를 현가이자요소(present value interest factor : PVIF)라고 한다. 본서의 부록에 제시된 현가표(〈부표 3〉 참조)를 이용하면 이자율 r과 기간 n에 의해 결정되는 현가이자요소 $PVIF_{r,n}$을 간편하게 구할 수 있다.[3] 그리고 미래 현금흐름(미래가치)에 현

---

3 일반적으로 현재가치를 계산할 때 사용되는 이자율을 할인율(discount rate)이라고 한다.

가이자요소를 곱하여 현재가치를 계산할 수 있다.

이상에서 살펴본 바와 같이 미래가치를 구하는 복리계산과정과 현재가치를 구하는 할인계산과정은 서로 상반되는 개념이며, 현가이자요소는 복리이자요소의 역수라 할 수 있다.

$$PVIF_{r,n} = \frac{1}{CVIF_{r,n}} \tag{2-3}$$

예제 2-4 현재가치의 계산

K씨는 지금으로부터 3년 후에 100만원을 받을 수 있다. 그리고 그는 투자로부터 매년 8%씩 벌 수 있다. 이 경우 K씨가 받을 미래 현금흐름의 현재가치는 얼마인가?

| 해설 |

식 (2−2)를 이용하여 현재가치 *PV*를 구하면 다음과 같다.

$$PV = \frac{100}{(1+0.08)^3} = 79.38\text{만원}$$

또한 본서 뒤에 있는 〈부표 3〉의 현가표를 이용하여도 동일한 결과를 얻을 수 있다.

기간	이자율		
	7%	8%	9%
1	0.9346	0.9259	0.9174
2	0.8734	0.8573	0.8417
3	0.8163	0.7938	0.7722
4	0.7629	0.7350	0.7084

〈부표 3〉의 현가표 중 일부를 나타낸 위의 표에 의하면 이자율 8%, 기간 3년인 현가이자요소 $PVIF_{0.08,3}$은 0.7938(표에서 직사각형으로 표시된 값)이다. 그러므로

$$PV = 100 \times PVIF_{0.08,\,3} = 100 \times 0.7938 = 79.38\text{만원}$$

3 화폐의 시간적 가치의 응용

3.1 영구연금

영구연금(perpetuity)은 매기간 말에 일정금액이 무한히 발생되는 일련의 현금흐름을 의미한다. 이와 같은 영구연금의 대표적인 형태로서 영국정부에 의해서 발행되어 온 영구채권(consols)이 있다. 영구채권을 구입한 투자자는 영국정부로부터 영구적으로 매년 말에 일정금액의 이자를 받을 수 있는 권리를 부여받는다.

매기간 말에 일정금액 C원이 무한히 발생하는 영구연금의 현금흐름유형은 [그림 2-1]과 같다. 이와 같은 경우 영구연금의 현재가치는 다음과 같이 구할 수 있다.[4]

$$PV(\text{영구연금}) = \frac{C}{1+r} + \frac{C}{(1+r)^2} + \frac{C}{(1+r)^3} + \cdots = \frac{C}{r} \qquad (2\text{-}4)$$

식 (2-4)는 항상 1기간 말, 즉 1시점부터 현금흐름이 발생하는 영구연금의 현재가치를 구하는 공식임을 유의하기 바란다.

그림 2-1 | 영구연금의 현금흐름유형

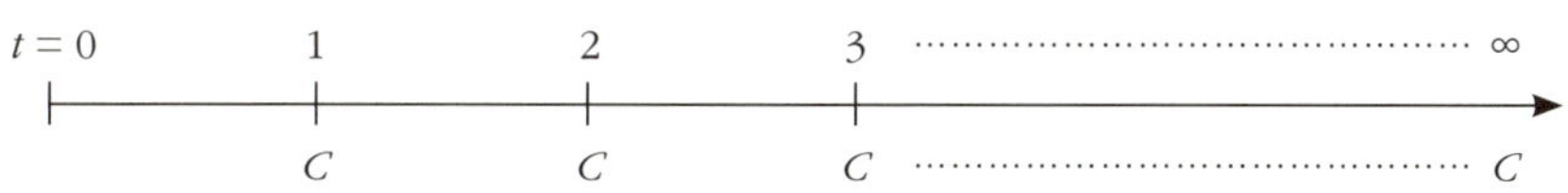

4 영구연금의 현재가치는 무한등비수열의 합을 구하는 공식을 이용하여 다음과 같이 구할 수 있다.

$$PV(\text{영구연금}) = \frac{\text{초항}}{1-\text{공비}} = \frac{\frac{C}{1+r}}{1-\left(\frac{1}{1+r}\right)} = \frac{C}{r}$$

알아두기

영구교환 청바지의 가격

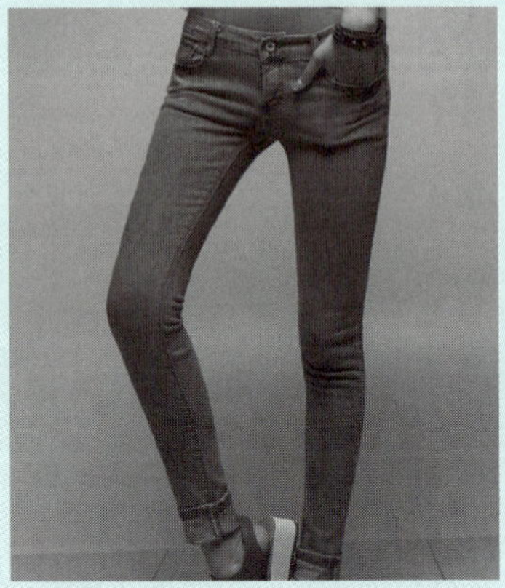

1990년대 중반 국내의 모 청바지회사에서 이색적인 판매광고를 하여 소비자들의 눈길을 끈 적이 있다. 광고의 내용은 10만원 하는 청바지를 100만원에 매입하면 영구적으로 매년 교환해 주겠다는 것이다. 일반인의 경우 10년 동안만 교환해도 본전이라고 단순하게 생각하여 상당히 좋은 판매조건으로 받아들일 수 있다. 그러나 화폐의 시간적 가치 개념을 공부한 독자들은 이 청바지의 가격이 적정한지 엄격히 따져보아야 한다. 청바지를 매입하여 영구적으로 매년 교환하는 경우의 현금흐름은 다음과 같다.

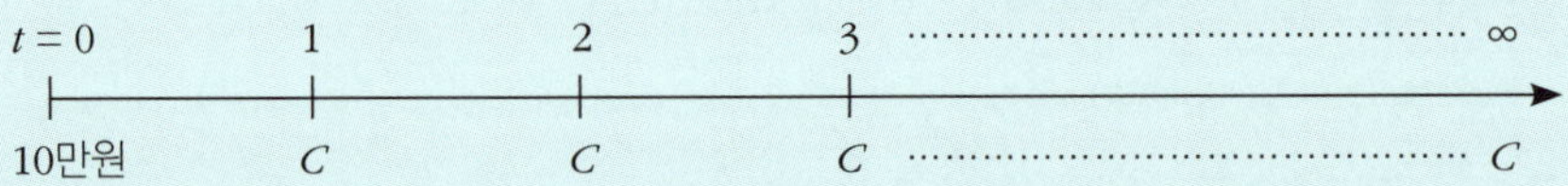

이와 같은 현금흐름의 현재가치, 즉 청바지의 적정가격은 그 당시 실세금리 12%를 반영하여 산출될 수 있다. 그러나 식 (2-4)는 1년도 말부터 현금흐름이 발생되는 영구연금의 가치를 구하는 공식임을 유의해야 한다. 따라서 청바지의 현재가치는 현재의 10만원과 1년도 말부터 영구적으로 10만원씩 발생되는 영구연금의 가치를 합한 것과 같다.

$$PV(\text{청바지}) = 10\text{만원} + \frac{10\text{만원}}{0.12} = 93.33\text{만원}$$

이상의 결과에 의하면 영구교환되는 청바지를 100만원에 매입하는 것은 그 당시에는 현명하지 못한 것으로 판단되었다. 그러나 이자율이 상당히 낮아진 요즘에는 매력적인 판매조건일 수도 있다.

예제 2-5 영구연금의 현재가치

매년 말에 10만원을 영구적으로 지급하는 영구채권의 현재가치를 구하라(단, 연간 이자율은 10%이다).

| 해설 |

$$PV(\text{영구채권}) = \frac{10}{0.1} = 100\text{만원}$$

3.2 연금

연금(annuity)이란 일정기간 동안 일정금액의 현금흐름이 계속적으로 발생되는 일련의 현금흐름을 의미한다.

매기간 말에 일정금액 C원이 n기간 동안 발생하는 연금의 현금흐름유형은 [그림 2-2]와 같다. 이 그림과 같은 연금의 현재가치를 구하는 공식을 도출하기 위하여 다음과 같은 세 가지 유형의 현금흐름을 생각해 보자.

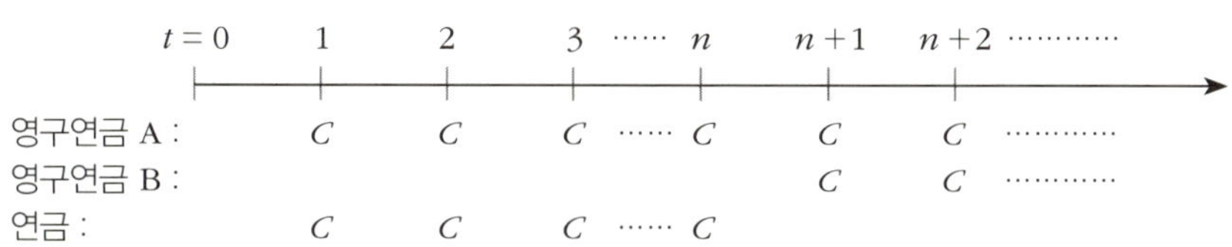

여기서 볼 수 있는 바와 같이 연금은 영구연금 A에서 영구연금 B를 차감한 현금흐름이라 할 수 있다. 그러므로 연금의 현재가치는 영구연금 A의 현재가치에

그림 2-2 | 연금의 현금흐름유형

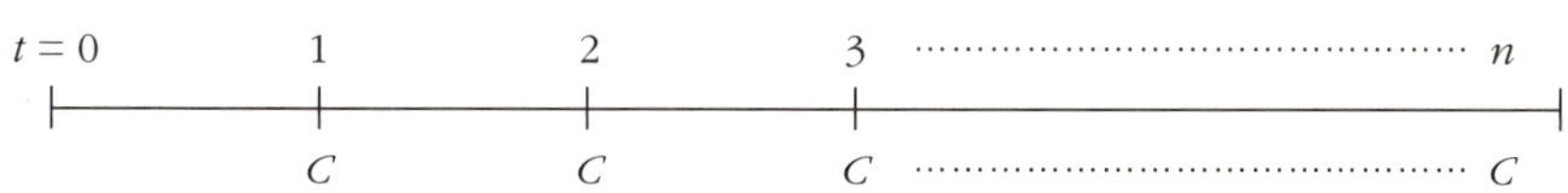

서 영구연금 B의 현재가치를 차감하여 다음과 같이 나타낼 수 있다.[5]

$$\begin{aligned} PV(\text{연금}) &= \frac{C}{1+r} + \frac{C}{(1+r)^2} + \cdots + \frac{C}{(1+r)^n} \\ &= PV(\text{영구연금 A}) - PV(\text{영구연금 B}) \\ &= \frac{C}{r} - \left(\frac{C}{r}\right)\frac{1}{(1+r)^n} \\ &= C\left[\frac{1}{r} - \frac{1}{r(1+r)^n}\right] = C \times PVIFA_{r,\,n} \end{aligned} \tag{2-5}$$

식 (2–5)에서 $\left[\frac{1}{r} - \frac{1}{r(1+r)^n}\right]$은 1기간 말부터 시작하여 n기간 동안 매 기간 말에 1원씩 발생하는 연금의 현재가치를 나타내며, 이를 연금의 현가이자요소(present value interest factor for an annuity : PVIFA)라고 한다. 본서의 부록에 제시된 연금의 현가표(〈부표 4〉 참조)를 이용하면 이자율 r과 기간 n에 의해 결정되는 연금의 현가이자요소 $PVIFA_{r,\,n}$을 간편하게 구할 수 있다. 그리고 일정한 연금액(C)에 연금의 현가이자요소를 곱하여 연금의 현재가치를 계산할 수 있다.

한편 연금의 미래가치는 식 (2–5)에 복리이자요소인 $(1+r)^n$을 곱하여 구할 수 있다.

$$\begin{aligned} FV_n(\text{연금}) &= C(1+r)^{n-1} + C(1+r)^{n-2} + \cdots + C \\ &= PV(\text{연금})(1+r)^n \\ &= C\left[\frac{(1+r)^n}{r} - \frac{1}{r}\right] = C \times CVIFA_{r,\,n} \end{aligned} \tag{2-6}$$

---

5 영구연금 B는 일정금액 C가 $(n+1)$시점부터 시작하여 매기간 무한히 생성되는 현금흐름이다. 먼저 영구연금의 현재가치를 구하는 공식을 이용하여 영구연금 B의 n시점에서의 가치를 구하면 $\left(\frac{C}{r}\right)$가 된다. 따라서 영구연금 B의 현재가치는 n시점에서의 가치를 할인하여 다음과 같이 구할 수 있다.

$$PV(\text{영구연금 B}) = \left(\frac{C}{r}\right)\frac{1}{(1+r)^n}$$

식 (2-6)에서 $\left[\frac{(1+r)^n}{r}-\frac{1}{r}\right]$은 1기간 말부터 시작하여 n기간 동안 매 기간 말에 1원씩 발생하는 연금의 n시점에서의 미래가치를 나타내며, 이를 연금의 복리이자요소(compound value interest factor for an annuity : CVIFA)라고 한다. 본서의 부록에 제시된 연금의 복리표(〈부표 2〉 참조)를 이용하면 이자율 r과 기간 n에 의해 결정되는 연금의 복리이자요소 $CVIFA_{r,\,n}$을 간편하게 구할 수 있다.[6] 그리고 일정한 연금액(C)에 연금의 복리이자요소를 곱하여 연금의 미래가치를 계산할 수 있다.

예제 2-6 연금의 현재가치

1년도 말부터 5년 동안 매년 100만원씩을 지급받을 수 있는 연금의 현재가치는 얼마인가?(단, 연간 이자율은 10%이다)

| 해설 |

연금의 현재가치는 공식을 이용하여 직접 계산하거나, 또는 본서 뒤에 있는 〈부표 4〉 연금의 현가표를 이용하여 계산할 수 있다.

$$PV(\text{연금}) = \frac{100}{1+0.1} + \frac{100}{(1+0.1)^2} + \frac{100}{(1+0.1)^3} + \frac{100}{(1+0.1)^4} + \frac{100}{(1+0.1)^5}$$

$$= 100\left[\frac{1}{0.1} - \frac{1}{0.1(1+0.1)^5}\right] = 100 \times 3.7908 = 379.08\text{만원}$$

또는

$$PV(\text{연금}) = 100 \times PVIFA_{0.1,\,5} = 100 \times 3.7908 = 379.08\text{만원}$$

6 일반적으로 연금(일반연금 : ordinary annuity)은 기간 말에 지급된다. 이러한 이유로 연금의 현가표와 복리표는 그 현금흐름이 1기간 말, 즉 1시점부터 시작된다고 가정하여 작성되었음을 유의하여야 한다. 만약 기초에 연금(선불연금 : annuity due)이 지급되는 경우에는 기말기준으로 계산된 각 값에 $(1+r)$을 곱하여 각각 $PVIFA_{r,\,n}(1+r)$과 $CVIFA_{r,\,n}(1+r)$로 수정하여야 한다.

예제 2-7 연금의 미래가치

1년도 말부터 5년 동안 매년 100만원씩을 지급받아서 연리 10%로 매년 복리계산되는 정기예금에 예금한다면, 연금이 끝나는 5년도 말에 그 총액은 얼마가 되겠는가?

| 해설 |

연금의 미래가치는 공식을 이용하여 직접 계산하거나, 또는 본서 뒤에 있는 〈부표 2〉 연금의 복리표를 이용하여 계산할 수 있다.

$$FV_5(\text{연금}) = 100(1+0.1)^4 + 100(1+0.1)^3 + 100(1+0.1)^2 + 100(1+0.1) + 100$$

$$= 100\left[\frac{(1+0.1)^5}{0.1} - \frac{1}{0.1}\right] = 100 \times 6.1051 = 610.51\text{만원}$$

또는

$$FV_5(\text{연금}) = 100 \times CVIFA_{0.1,5} = 100 \times 6.1051 = 610.51\text{만원}$$

예제 2-8 균등상환채무(amortized loan)

1년도 말부터 3년 동안 매년 일정한 금액을 상환할 조건으로 1,000만원을 차입하였다. 시장이자율이 연 6%일 경우 매년도 말 균등상환액은?

| 해설 |

매년도 말 균등상환액(C)은 연금개념을 이용하여 구할 수 있다.

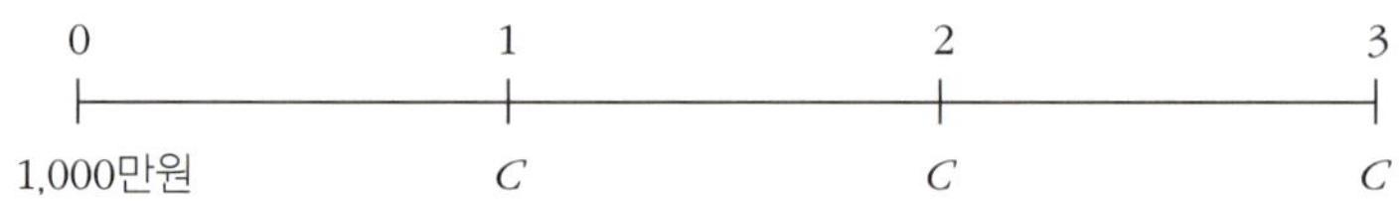

$$1{,}000\text{만원} = C\left[\frac{1}{0.06} - \frac{1}{0.1(1+0.1)^3}\right] = C \times 2.6730$$

그러므로

$$C = \frac{1{,}000\text{만원}}{2.6730} = 374.11\text{만원}$$

시사포커스

英 100년 채권 발행

영국 정부가 100년 만기 초장기 채권과 영구채를 동시에 발행할 계획이다. 현재의 저금리를 이용해 저렴하게 자금을 조달하고 재정건전성을 높이기 위한 조치다. 현재 영국의 10년 만기 국채이자율은 2% 수준으로 19세기 이후 가장 낮다. 가디언은 조지 오즈번 영국 재무장관이 21일 내년 예산안을 발표하면서 영국 국가채무관리기구(DMO)를 통해 최대 만기 100년인 채권과 영구채를 동시에 발행하는 방안을 공개할 것이라고 13일 보도했다.

만기 100년짜리 채권은 오즈번 장관 이름을 따 일명 '오즈번 채권'으로 불릴 예정이다. 영구채는 원금을 갚지 않고 영구적으로 이자만 지급하는 채권으로, 영국 정부는 1932년 제1차 세계대전 배상금을 마련하기 위해 영구채인 '전쟁채권(war bond)'을 발행한 바 있다. 오즈번 장관은 "저금리를 이용한 이번 국채 발행은 영국 정부 재정정책에 대한 시장 신뢰를 반영한다"고 강조했다.

〈매일경제, 2012. 3. 14〉

알아두기

Excel의 활용 : 화폐의 시간적 가치 계산

마이크로소프트사의 엑셀(Microsoft Excel™)에서 이용할 수 있는 재무함수 중 미래가치, 이자율, 투자기간, 현재가치, 정기적립액을 구하는 함수식은 다음과 같다.

계산하고자 하는 값	함수식
미래가치	= FV(rate, nper, pmt, pv, type)
이자율(할인율)	= RATE(nper, pmt, pv, fv, type)
투자기간(적립기간)	= NPER(rate, pmt, pv, fv, type)
현재가치	= PV(rate, nper, pmt, fv, type)
정기적립액(연금수령액, 균등상환액)	= PMT(rate, nper, pv, fv, type)

주) 1. pmt, pv, fv는 각각 정기적립액, 현재가치, 미래가치를 나타냄(지출되는 금액은 음수(−)로 표시하고, 받을 금액은 양수(+)로 표시함).
2. rate, nper는 각각 기간당 이자율, 투자기간을 나타냄(이자율은 투자기간 단위와 일치해야 함. 예를 들어 투자기간 단위가 월이라면 이자율은 월간 이자율을 사용해야 함).
3. type은 정기적립액이 있는 경우 적립시점(기말 : 0, 기초 : 1)을 나타내며, type을 생략하면 0으로 간주됨(현금흐름이 기말에 발생되는 것으로 간주됨).

	A	B	C	D	E	F	G	H
1	<예제 2-1 > 미래가치				<예제 2-6> 연금의 현재가치			
2		=FV(7%, 3, 0, -100)				=PV(10%, 5, -100)		
3	122.5				379.08			
4								
5	<예제 2-2> 이자율				<예제 2-7> 연금의 미래가치			
6		=RATE(3, 0, -600, 777)				=FV(10%, 5, -100)		
7	9%				610.51			
8								
9	<예제 2-3> 투자기간				<예제 2-8> 균등상환액			
10		=NPER(10%, 0, -100, 200)				=PMT(6%, 3, -1000)		
11	7.27				374.11			
12								
13	<예제 2-4> 현재가치							
14		=PV(8%, 3, 0, -100)						
15	79.38							
16								

※ [예제 2-6], [예제 2-7], [예제 2-8]의 함수식에서 네 번째 인수(pv 또는 fv)가 0인 경우 생략할 수 있음(단, 다섯 번째 인수인 type도 0이어야 함).

알아두기

스마트폰에서 활용 가능한 재무계산기 애플리케이션

최근 스마트폰에서 화폐의 시간적 가치를 손쉽게 계산할 수 있는 애플리케이션이 제공되어 인기를 누리고 있다. 대표적인 애플리케이션으로는 'Financial Calculators'의 재무계산기를 들 수 있다. 이 애플리케이션을 스마트폰에 설치한 뒤 구동하면 [그림 1]과 같은 화면이 나타나는데, 여기서 화폐의 시간적 가치 계산에 사용되는 TVM calculator를 선택한다.

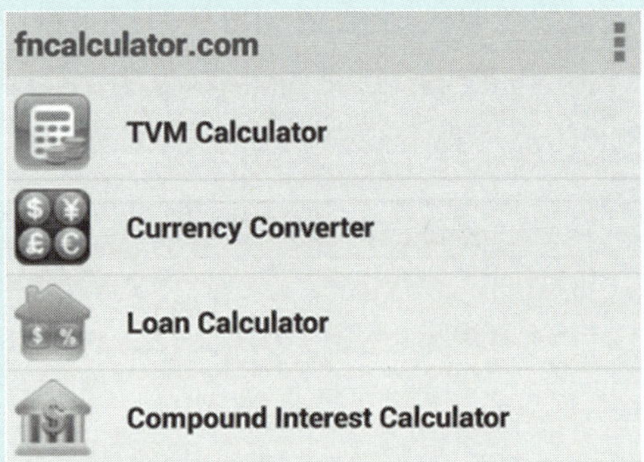

[그림 1] Financial Calculators

TVM Calculator를 클릭하면 [그림 2]의 화면이 나타난다. 여기서 'PV'는 현재가치, 'PMT'는 정기적립액(연금), 'FV'는 미래가치, 'Rate'는 연간 이자율(% 단위), 'Period'는 복리기간 또는 할인기간의 수를 의미한다. 각 공란에 화폐의 시간적 가치를 계산하는 데 필요한 기초자료를 입력한 뒤, 최종 구하고자 하는 값의 아이콘을 클릭하면 공란에 그 결과값이 조회된다. 한편 PV, FV, PMT 등의 기초자료 입력 시 현금유입은 양수(+)로, 현금유출은 음수(–)로 기입한다.

추가로 이 애플리케이션 이용 시 유의할 점은 화폐의 시간적 가치 계산에 필요한 기초자료의 값을 입력하기 전에 먼저 복리계산기간 및 현금흐름이 기초 또는 기말에 발생하는 것인지에 대한 옵션을 먼저 지정하여야 한다. 'Compounding'은 복리계산기간의 단위를 선택할 때 사용한다. 예를 들어 연복리이면 Annually를, 월복리이면 Monthly를 선택한다. 'Mode'는 기말 현금흐름(End)과 기초 현금흐름(Beginning) 중 어느 하나를 선택할 때 사용하는 옵션이다. 매기간 말에 현금흐름이 발생하는 경우의 화폐의 시간적 가치를 계산하는 경우엔 End를 선택하면 된다. 'Decimal Digit'는 계산 결과를 소수점 아래 몇째 자리까지 나타낼 것인가를 지정하는 옵션이다.

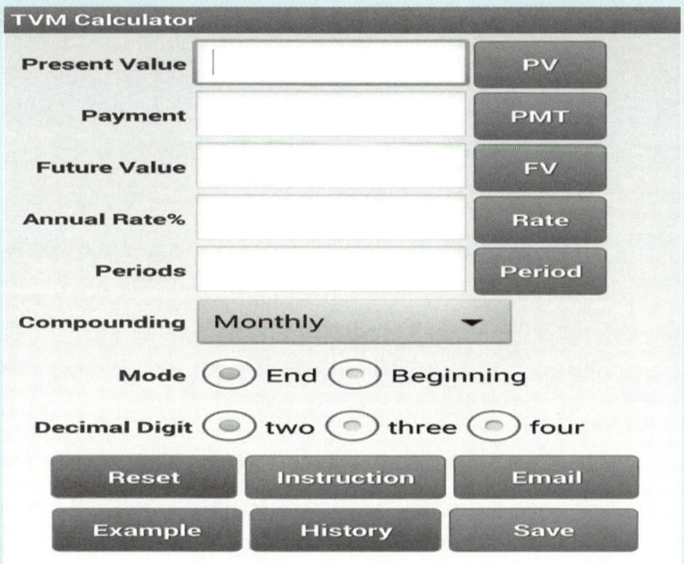

[그림 2] TVM Calculator

시사포커스

신용 불량자가 되는 3大 금융습관

조선일보가 신용회복위원회의 채무조정을 신청한 신용불량자 150명, A은행의 은행원 110명, 제조업 · IT · 컨설팅분야 기업체 3곳 회사원 115명을 대상으로 '금융이해도 설문조사'를 실시한 결과 평범한 서민 및 중산층이 은행원 및 회사원과 다르게 신용불량자로 전락한 이유는 '3무(無)'에서 비롯됐다. 이자가 눈덩이처럼 불어나 나중에는 '이자폭탄'이 된다는 위험성을 모르고, 은행 대출을 받으려는 노력 없이 편하게 대부업체 · 일수 대출을 이용했으며, 돈만 빌릴 줄 알았지 돈을 갚으려는 계획이 없었기 때문이다.

① 10만원이 400만원으로 불어나는 '이자폭탄' 모른다

"한 달에 갚아야 할 이자가 10만원에서 20만원이 되고, 20만원이 50만원 되고, 50만원이 100만원, 200만원이 될 때까지도 '내가 버는 금액보다 적다'고 스스로 안심시켰어요." 기자와 만난 학원강사 최모(60) 씨는 이렇게 말하며 고개를 절레절레 흔들었다. 그는 20년 전 카드 8장을 만들어 매달 300만~500만원씩 연 30%대 금리로 카드론 돌려막기를 했다. 매달 250만원을 벌지만 지출이 더 많았기 때문이다. 그러다 덜컥 암에 걸렸다. 수천만원의 진료비와 매달 이자부터 갚아야 하는 그는 선택의 기로에 섰다. 5억원 상당의 단독주택을 팔아 진료비를 마련하든가 아니면 이를 담보로 싼 금리의 대출을 받는 것이었다. 그러나 그는 "집이 아내 명의로 되어 있는 데다 사람이 궁지에 몰리니까 주택에 손을 댈 생각도 못했다"고 말했다. 그는 연 100%대 금리로 사채 1,000만원, 39%로 대부업체에서 4,000만원을 빌렸다. 최씨는 "20년 전 10만원씩 갚던 매달 이자가 40배 이상 늘어날 줄 몰랐다"며 "신용회복위원회에 채무조정을 최근 신청했는데, 10년이 지난 70세가 돼서야 신용불량자 신세에서 탈출할 수 있을 것"이라고 했다.

금융이해도 측정조사에서 '이자가 눈덩이처럼 불어날 수 있다는 사실을 아는가?'라는 질문에 신불자들은 39.3%만 '그렇다'고 대답했다. 같은 질문에 대해 은행원들은 91.8%, 회사원의 71.3%가 이자위험을 잘 알고 있다고 대답했다. 천규승 한국개발연구원 박사는 "신불자들은 저축이나 투자에선 고금리 이자를 얻길 원하지만 대출의 고금리 이자는 따져보지 않는 습관을 갖고 있다"고 말했다.

② 무작정 대부업 · 일수 대출

보험설계사 이모(52) 씨는 자녀 둘 대학등록금 마련을 위해 은행을 찾았다가 신용등급 7등급이란 이유로 대출을 거절당했다. 마침 은행을 나오는데 '신용불량자만 아니면 모두 대출 가능!'이라 쓰인 대부업체 광고에 이끌려 전화를 걸었다. 캐피털과 대부업체 10곳에서 5,000만원 가량을 연평균 30%로 빌린 이듬해 그는 매달 125만원의 이자부담을 감당하지 못해 신용불량자로 전락했다. 이씨는 당장 급전이 필요하다는 생각에 정부에서 제공하는 학자금 대출 상품도 제대로 알아보지 않고, 햇살론 등 8~9% 금리로 저축은행 등에서 대출받을 수 있는 서민금융 상품도 찾아보지 않았다. 그는 "처음에 은행에서 대출을 거절당했을 때 어떻게 하면 신용등급을 높여 은행대출을 받을 수 있는지, 다른 대안은 없는지 물어보질 않았다"고 말했다.

신불자의 27.3%는 '은행에서 대출을 거절당했을 경우 대부업체나 일수 대출을 이용했다'고 대답했다. 반면 은행원들이 대부업체와 일수 대출에 손을 벌린 경우는 3.6%, 회사원은 5.2%에 불과했다. 대신 은행원과 회사원 10명 중 4명은 은행 대출조건을 맞추기 위해 노력해 은행에서 받았다고 말했다. 신불자 중에서 노력을 기울어 은행 대출을 받으려는 사람은 28%에 불과했다. 이민환 인하대 교수는 "신불자들은 금융 전문가들을 만나봤자 도움을 받지 못한다는 그릇된 피해의식이 있다"며 "본인 인증을 위한 복잡한 대출서류들에 대해 귀찮다고 느낀다"고 말했다.

③ 돈 갚을 계획을 안 세운다

신불자들의 40.6%는 돈만 구해 쓰는 데 급급하지 갚을 노력은 거의 하지 않았다. 반면 회사원과 은행원은 각각 76.5%, 61.8%가 대출 만기 때 갚아야 할 돈을 별도로 관리했다. 대출받기 전에 미리 원금상환 계획부터 세운다는 것이다. 한때 월 500만원을 벌던 레스토랑 대표 김모(40) 씨. 그러나 카드빚으로 매달 600만원 이상 쓰면서 레스토랑 경영이 어려워졌다. 가게 문을 닫고 월 250만원을 버는 레스토랑 주방장이 됐지만 대출 습관은 여전했다. 8,000만원짜리 외제 차와 자식 사교육에 쓰느라 현금서비스, 카드론, 대부업체 대출 등으로 4,000만원을 빌렸다. 그는 "'신용카드 대출을 많이 쓰면 신용이 좋아지지 않을까?'라는 막연한 생각이 내 대출 습관을 좌우했다"고 했다. 신불자가 되니 카드가 정지됐고, 빚더미에 앉은 그의 집엔 채권 추심업자들이 들이닥쳤다. 김씨는 결국 이혼하고 노숙자로 전락했다. "얼마를 벌면 얼마를 저축하고, 대출금을 상환하는 계획이 전혀 없었어요. 외제 차를 팔았어야 하는데…. 그건 제 마지막 자존심 때문에 팔지 못한 거예요. 돈이 무서운 줄 모르고 말입니다."

〈조선일보, 2015. 3. 12 수정〉

KEY WORD

주 · 요 · 용 · 어

- **시차선호(time preference)**

  미래의 소비보다 현재의 소비를 더 선호하는 것으로서, 이는 사람들의 일반적인 행동적 특성에 기인하며 사회 또는 사람에 따라 그 강도가 달라질 수 있다.

- **이자율(interest rate)**

  화폐의 가격으로서 화폐의 시간적 가치를 반영하는 척도라 할 수 있다.

- **미래가치(future value)**

  현재의 일정금액을 미래의 일정시점의 화폐가치로 환산한 것을 말하며, 미래가치를 구하는 과정을 복리계산과정(compounding process)이라 한다.

$$FV_n = PV(1+r)^n = PV \times CVIF_{r,\,n}$$

- **현재가치(present value)**

  미래에 발생할 일정금액을 현재시점의 화폐가치로 환산한 것을 말하며, 현재가치를 구하는 과정을 할인계산과정(discounting process)이라 한다.

$$PV = \frac{FV_n}{(1+r)^n} = FV_n \times PVIF_{r,\,n}$$

- **영구연금(perpetuity)**

  매기간 말에 일정금액이 무한히 발생되는 일련의 현금흐름을 의미하며, 대표적인 형태로서 영국정부에 의해서 발행되어 온 영구채권(consols)이 있다.

$$PV(\text{영구연금}) = \frac{C}{r}$$

- **연금(annuity)**

  일정기간 동안 일정금액의 현금흐름이 계속적으로 발생되는 일련의 현금흐름을 의미한다.

$$PV(\text{연금}) = C\left[\frac{1}{r} - \frac{1}{r(1+r)^n}\right] = C \times PVIFA_{r,\,n}$$

$$FV_n(\text{연금}) = C\left[\frac{(1+r)^n}{r} - \frac{1}{r}\right] = C \times CVIFA_{r,\,n}$$

EXERCISE

연·습·문·제

1. 일반적으로 사람들은 동일한 금액인 경우 미래의 현금흐름보다는 현재의 현금흐름을 더 선호하는데, 그 이유를 설명하라.

2. **미래가치와 현재가치**
   (1) 현금 1,000만원을 연리 12%로 매년 복리계산되는 정기예금에 예금하는 경우 5년도 말의 미래가치는 얼마인가?
   (2) 연리 10%로 매년 복리계산되는 정기예금에 얼마를 예금하여야 3년도 말에 1,000만원을 마련할 수 있는가?

3. **현재가치 비교**
   병원재무관리 교과서를 저술한 K씨는 4개의 출판사로부터 각각 다음과 같은 저작료를 제시받았다.

   - 출판사 1 : 5년도 말에 1,800만원을 지급한다.
   - 출판사 2 : 매년 말에 120만원씩 영구히 지급한다.
   - 출판사 3 : 매년 말에 190만원씩 10년간 지급한다.
   - 출판사 4 : 1년도 말에 60만원을 지급하고, 그 후 매년 말에 130만원씩 영구 지급한다.

   연간 할인율이 12%일 경우, K씨는 어느 출판사를 선택하여야 가장 유리하겠는가?

4. **연금의 현재가치**
   K씨는 매년 말 450만원씩 5년 동안 지급되는 연금을 받고 있다. 연간 이자율이 12%일 때, 연금의 현재가치는 얼마인가?

5. **연금의 현재가치**
   K씨는 6년도 말부터 시작하여 4년 동안 매년 100만원씩 연금을 받을 수 있다. 연간 이자율이 10%일 경우, K씨가 가지고 있는 연금의 현재가치는 얼마인가?

6. 연금의 미래가치

1년도 말부터 5년 동안 매년 200만원씩 연금을 지급받아서 연리 10%로 매년 복리 계산되는 정기예금에 예금한다면, 연금지급이 끝나는 5년도 말에 그 총액은 얼마가 되겠는가?

7. 연금적립액의 산출

앞으로 10년 후 당신은 1억원의 현금이 필요하게 되므로, 이에 대비하여 향후 10년간 일정금액을 매년 적립하려고 한다. 당신은 매년 말에 얼마씩 적립하여야 하는가? (단, 연간 이자율이 10%이다)

8. 대출이자율의 계산

K씨는 집을 담보로 하여 은행으로부터 20,000,000원을 융자받고, 그 돈을 매년 말 2,980,582원씩 10년에 걸쳐 분할상환하기로 하였다. 이 경우 K씨가 부담하는 연간 이자율은 얼마인가?

PART 2

병원 재무제표분석

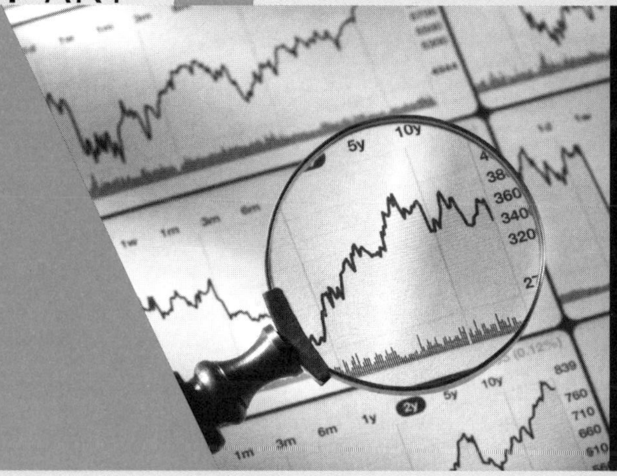

HOSPITAL FINANCIAL MANAGEMENT

CHAPTER 3

병원회계의 기초

1. 회계의 의의
2. 재무회계 기초
3. 병원회계의 의의
4. 병원재무제표의 구조
5. 회계거래의 기록

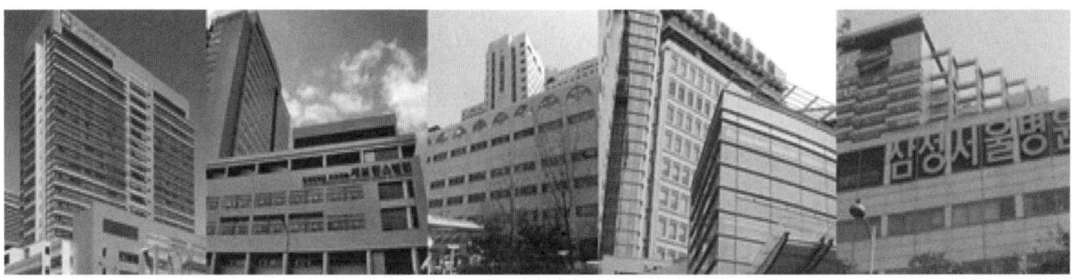

2017년부터 병원회계 공개를 의무화한다. 병원회계가 공개가 되면 의료기관들도 회계기준을 엄밀히 준수해 작성하는 등 회계 투명성을 확보하게 될 것이다.

과거와 현재의 병원실체를 파악하기 위하여 먼저 회계의 기초적 이론과 병원재무제표의 구조, 병원회계의 특성 등을 이해할 필요가 있다. 본 장에서는 병원회계를 이해하기 위한 회계이론의 기초와 병원회계의 특성, 회계기록 등을 기술하고 있다.

1 회계의 의의

1.1 회계의 정의

미국공인회계사회(American Institute of Certificated Public Accountants : AICPA)는 회계란 '재무적 성격을 가진 거래나 사상을 의미 있는 방법으로 화폐단위에 의해 기록 · 분류 · 요약하고 해독하는 기술'이라고 정의하여 회계의 부기라는 기술적 측면을 강조하였다. 그러나 1960년대 후반 이후 미국회계학회(American Accounting Association : AAA)는 회계란 '정보이용자가 사정을 알고서 판단이나 의사결정을 할 수 있도록 경제적 정보를 식별하고 측정하여 전달하는 과정'이라고 정의하여 회계시스템이라는 관점에서 회계를 인식하였다. 결국 **회계**(Accounting)는 경제활동의 주체인 정보이용자가 합리적인 의사결정을 할 수 있도록 필요한 정보를 기록 · 처리하고 전달하는 정보시스템이다. 여기서

그림 3-1 | 회계시스템

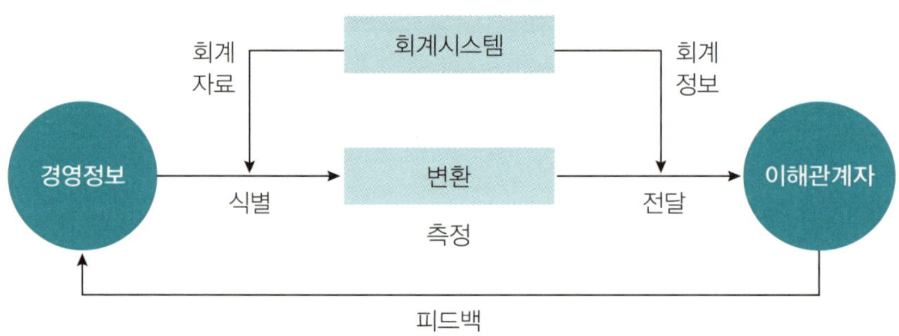

시스템의 의미는 정보를 기록하고 가공하여 경제주체의 내부와 외부에 전달해주는 유기체적 구조를 표현한다([그림 3-1]).

1.2 회계의 목적과 기능

회계의 기본목적은 정보이용자에게 합리적인 의사결정을 하는 데 필요한 정보를 제공하는 것이다. 이러한 목적을 달성하기 위해 회계시스템은 회계자료의 인식 및 측정기능, 회계자료를 유용한 정보로 변환시키는 자료의 회계처리기능, 산출된 정보를 보고 또는 전달하는 기능을 갖는다. 회계자료를 인식한다는 것은 곧 회계기록의 대상이 되는 활동(거래)을 기록하는 것이며, 회계자료의 처리는 회계자료를 유용한 자료로 분류하고 요약하는 것을 말한다. 마지막으로 전달은 회계정보시스템을 통하여 산출된 회계정보를 정보이용자에게 효과적으로 전달하는 것을 의미한다.

1.3 회계의 분류

회계시스템은 회계정보이용자의 정보이용 목적에 따라 재무회계, 관리회계, 세무회계 등으로 분류된다([그림 3-2]).

재무회계

재무회계(financial accounting)는 기업 외부에 존재하는 다양한 이해관계자(투자자, 채권자, 공급자, 종업원, 소비자 등)들이 합리적 의사결정을 하는 데 필요한 유용한 정보를 측정 · 보고할 목적으로 하는 회계를 말한다. 외부 이용자들에게 제공되는 재무회계정보는 요약된 형태로 보고되는데, 이 재무보고서를 재무제표라고 한다. 재무제표는 재무상태표, 손익계산서, 현금흐름표 등으로 구성

그림 3-2 | 회계시스템과 정보이용자

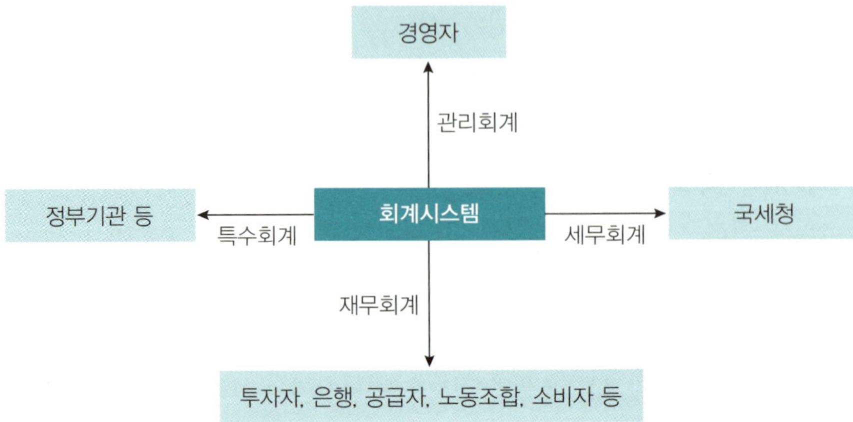

된다.

관리회계

관리회계(managerial accounting)는 경영자의 의사결정에 유용한 정보를 제공하는 것을 목적으로 하는 회계이다. 관리회계 정보는 대부분 기업 내부 경영자들이 이용하는 정보를 산출하는 회계이므로 특별한 재무보고서는 없다. 관리목적에 이용되는 정보 중 대표적인 것이 원가정보이다.

세무회계

세무회계(tax accounting)는 외부 정보이용자 중에서 국세청에 정보를 제공하는 것을 목적으로 하는 것으로서 재무회계를 기초로 국세청의 과세소득을 계산하기 위한 회계이다. 당기순이익을 기초로 관련 세법의 규정에 따라 세무조정사항을 가감하여 세무회계상의 과세소득을 계산하는 절차를 세무조정이라 한다.

2 재무회계의 기초

2.1 재무회계의 기본가정

회계정보가 외부정보이용자들에게 경제적으로 유용한 정보가 되기 위해서는 재무회계에 대한 기본가정이 필요하다. 재무회계의 기본가정이란 회계정보에 관한 사건(거래)을 재무제표에 인식(기록)하기 위해서 전제되어야 할 가정으로 회계공준(postulate)이라고도 한다.

기업실체의 가정

기업실체(business entity)의 가정이란 소유주나 경영자와 별개로 독립된 기업실체가 존재하며 이 실체는 독자적으로 자산을 소유할 수도 있고 부채를 부담할 수 있다는 가정이다. 따라서 이 가정을 바탕으로 재무제표 작성 시 기업실체를 회계단위로 간주하고 그 회계단위 관점에서 재무회계정보를 측정하고 보고하여야 한다.

계속기업의 가정

계속기업(going concern)의 가정이란 기업실체가 그 목적과 의무를 이행하기에 충분한 기간 동안 존속한다는 가정이다. 따라서 기업은 상당기간 존속하며 이 기간 동안 재무회계정보를 인식하고 보고하여야 한다.

기간별 보고의 가정

기간별 보고의 가정이란 기업실체의 존속기간을 일정한 회계기간 단위로 구분하여 보고한다는 가정이다. 계속기업은 장기간 영속적으로 존재하는 것이기 때문에 정보이용자들에게 유용한 정보를 제공하기 위해서 일정한 기간단위를 기준으로 회계정보를 보고하여야 한다. 다시 말해 각 기간단위를 기준으로 재무제표를 작성하는 것을 말하며, 여기서 말하는 기간단위를 회계연도라고 한다.

2.2 재무회계정보의 속성

재무회계정보의 속성이란 정보이용자의 의사결정에 유용한 정보를 제공하기 위하여 재무정보로서 갖추어야 할 속성을 말한다. 주요 속성으로 이해가능성, 목적적합성, 신뢰성, 비교가능성이 있다.

이해가능성

재무회계정보가 갖추어야 할 속성으로 정보이용자가 그 정보를 쉽게 이해 가능하여야 한다. 재무회계정보가 다수의 이용자의 경제적 의사결정에 적합하지만 그 정보의 내용이 복잡하다는 이유로 제외되어서는 아니 된다.

목적적합성

재무회계정보는 정보이용자의 의사결정목적에 적합해야 한다. 목적적합한 정보란 정보이용자가 과거, 현재, 미래의 재무적 사건을 평가하는 데 도움을 주어 경제적 의사결정에 영향을 미치는 정보를 의미한다.

신뢰성

재무회계정보가 유용한 정보가 되기 위해서는 신뢰성이 있어야 한다. 재무회계정보가 나타내고자 하거나 나타낼 것으로 기대되는 사건(거래)을 충실하게 표현하고 있다고 믿을 수 있어야 한다.

비교가능성

재무회계정보 이용자의 재무회계정보에 대한 기간별, 병원 간 비교가 가능하여야 한다. 이를 위해서는 일관된 회계처리방법을 적용하여야 한다.

2.3 재무회계기준

회계실무와 재무제표 작성을 지도하는 회계원칙으로서 '일반적으로 인정된 회계원칙(generally accepted accounting principles : GAAP)'은 한국회계기준원에서 공식적으로 제정하고 있다. 이 회계원칙을 재무회계기준 또는 회계기준이라고 한다. 재무회계기준은 일반기업회계기준과 한국채택국제회계기준(Korean International Financial Reporting Standards : K-IFRS)으로 이원화하고 있는데, 일반기업회계기준은 비상장기업들이 따라야 할 회계기준이고, 한국채택국제회계기준은 상장기업을 비롯한 대부분의 기업들이 따라야 할 회계기준이다. 재무회계기준을 정하는 원칙으로 수익 · 비용 발생주의 기준, 수익의 실현주의 기준, 수익 · 비용 대응의 기준이 있다.

수익 · 비용 발생주의 기준

수익 · 비용 발생주의 기준(accrual basis)이란 일정기간의 수익 · 비용 발생시점을 기준으로 인식한다는 것이다. 즉 수익은 실현된 시점에서 인식하고 비용은 발생된 시점에서 인식한다는 원칙이다. 따라서 현금의 수입이나 지출과는 관계없이 발생 여부를 기준으로 당기의 수익과 비용을 확정한다. 반면 현금주의는 영업활동에서 현금수입이 있으면 수익으로 보고 현금지출이 있으면 비용으로 보아 경영성과를 계산한다.

수익의 실현주의 기준

수익의 실현주의(realization principle)란 수익을 실현하는 시점(기간)에서 인식한다는 원칙이다. 발생주의 기준(accural basis)에 따라 수익이 확정되었다고 하여도 수익이 실현된 시점에서 수익을 인식한다. 수익이 실현되었다는 것은 수익의 획득과정상 가장 결정적인 사건이 완료되었고 동시에 수익금액을 합리적으로 측정가능하다는 것이다.

수익 · 비용 대응의 기준

수익 · 비용 대응의 기준이란 일정한 기간 발생한 수익과 이를 획득하는 데 소요된 비용을 대비시키는 것을 말한다. 즉 비용은 수익이 기록되는 기간과 동일한 기간에 기록되어 당기순이익을 산출하여야 한다는 원칙이다.

3 병원회계의 의의

3.1 병원조직

병원은 의료법 제3조에 '의료기관은 의료인이 공중 또는 특정 다수인을 위하여 의료 · 조산의 업을 행하는 곳'으로 규정되고 있다. 개인병원을 제외한 모든 병원조직은 상법이 아닌 특별법에 근거하여 설립된 비영리기관이다. 그러나 병원조직은 비영리기관임에도 불구하고 의료업이라는 수익사업을 행하고 있으므로 수익사업에 한해서 법인세법의 적용을 받고 있다(다만 국립병원은 제외). 따라서 병원조직은 비영리기관이지만 수익사업을 행하고 법인세를 부담하고 있기 때문에 기업회계를 적용하고 있다.

3.2 병원회계의 목적과 특성

병원회계의 목적

회계의 기본목적은 정보이용자에게 합리적인 의사결정을 하는 데 필요한 정보를 제공하는 것이다. 병원회계도 병원 내 · 외부 이해관계자에게 적합한 정보를 제공함으로써 정보이용자가 합리적인 의사결정을 하도록 하는 데 그 목적이 있다. 병원 정보이용자는 병원 내부이용자와 외부이용자로 구분할 수 있는데 병원 내부이용자는 병원설립자, 경영자, 기금출연자이며, 병원 외부이용자는 보건복지부, 건강보험공단, 국세청, 종업원, 공급자, 채권자, 환자, 지역사회 등으로 구성된다. 병원경영자는 국민 건강 증진 도모와 아울러 병원의 합리적 경영을 위해서 재무회계정보가 요구되며, 보건복지부는 의료정책 결정, 건강보험공단은 의료보험수가와 보험료 결정, 종업원은 임금수준과 난체교십결징, 공급자는 원재료 가격과 신용도 평가, 채권자는 부채의 상환능력 평가, 국세청은 각종 세금의 부과 및 징수, 지역사회는 지역주민의 건강 증진을 위한 공공보건과 예방활동 감

그림 3-3 | **재무회계정보이용자**

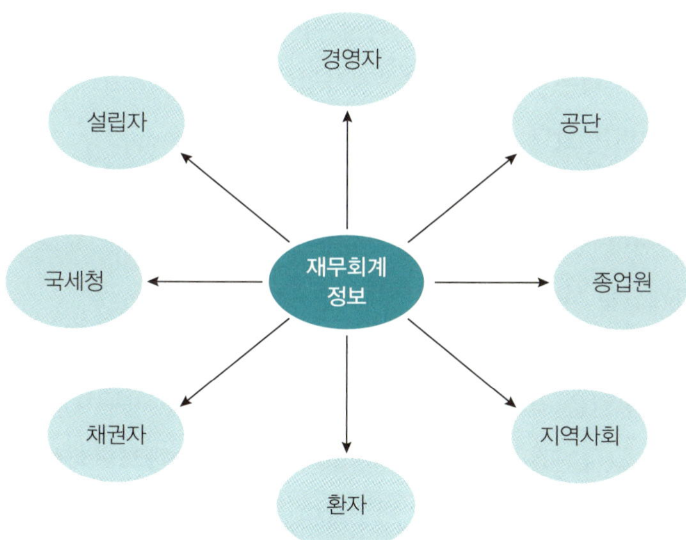

시를 위해 재무회계정보가 이용된다([그림 3-3]).

병원회계의 일반적 기능을 정리하면 다음과 같다.

첫째, 병원경영에 일어나는 활동을 인식하여 가치를 부여 · 측정하고 복식부기의 원리에 따라 계정 양식에 의거, 기록하는 측정기능이 있다.

둘째, 앞에서 측정된 경영활동의 결과를 정보이용자가 의사결정을 하는 데 이용할 수 있도록 일정한 양식(재무제표)에 의해 보고하는 보고기능이 있다.

마지막으로 재무회계정보(재무제표)는 정보이용자의 목적에 따라 의사결정을 할 수 있도록 분석하고 해석하는 기능이 있다.

병원회계의 특성

병원은 일반기업과 달리 비영리기관으로서 비영리기관의 회계 특성과 수익사업을 병행하는 수익사업체로서 갖는 회계의 특성, 그리고 제3자 진료비 지불방식으로 보험자단체를 통한 의료미수금 청구 · 정산에 관한 회계처리가 이루어지는 특성이 있다.

병원은 비영리기관으로서 영리 추구가 금지되어 기본재산, 기금, 지분에 대한 개인 소유권을 불인정함에 따라 이익배당이 불가능하고 법인세 지급을 제외하고 이익을 외부에 유출할 수가 없다. 따라서 이익잉여금처분회계가 불필요하다. 병원에서 창출된 이익은 병원의 고유목적사업에 충당되므로 고유목적사업준비금에 대한 회계처리를 한다.

그리고 병원은 무형의 의료서비스를 생산하는 조직이므로 원재료를 제외한 재공품 · 재고자산이 없기 때문에 원가계산을 통해 평가해야 할 재고자산이 없다. 따라서 원가계산을 하지 않고도 재무제표를 작성할 수 있다.

[그림 3-4]에서 보듯이 병원과 제조기업은 손익계산서 양식상에 차이가 있다.

마지막으로 병원은 각 환자유형(의료보험, 산재보험, 자동차보험, 의료급여)별로 보험자단체(국민건강보험공단, 근로복지공단, 손해보험회사, 지방자치단체)에 진료비를 청구하는 과정에서 미수금이 발생하며 이에 대한 회계처리(대금

그림 3-4 | 제조기업과 병원의 손익계산서 비교

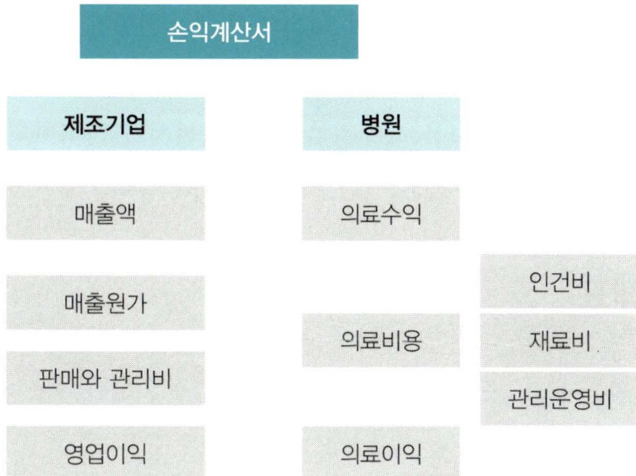

회수, 삭감, 감면, 대손 등)를 한다.

4 병원재무제표의 구조

병원은 인력, 시설, 물자, 자금 등 제 자원을 투입하여 환자에게 의료서비스를 생산하는 조직이다. 병원은 의료서비스를 생산하기 위해 환자 및 진료비관리, 물자관리, 인력관리, 회계 및 재무관리시스템으로 구성되어 있다. 병원회계는 이러한 의료경영시스템을 통하여 발생한 수익과 비용, 자금, 물자를 측정 · 기록 · 분류 · 요약하는 과정이다.

병원은 의료서비스를 환자에게 제공하기 위하여 인력, 시설, 물자, 자금 등 경영 제 자원을 투입함으로써 인건비, 재료비, 관리운영비 등 비용을 지출하고 의료서비스를 제공한 대가로 의료수익이 발생한다. 이러한 과정에서 발생하는 거래를 회계적으로 처리하여 재무제표를 작성하게 된다. 의료기관회계기준규칙에

정하고 있는 재무제표는 재무상태표, 손익계산서, 기본금변동계산서, 현금흐름표이다. 병원은 이익잉여금처분계산서 대신에 기본금변동계산서를 작성하고 있는데, 의료법인은 배당을 할 수 없게 되어 있어 이익잉여금처분계산서를 작성할 필요가 없고 단지 법인세 신고용으로 기본금변동계산서를 작성하고 있다.

4.1 재무상태표

재무상태표 구조와 형식

재무상태표(statement of financial position)는 일정시점(결산기 말)에서 병원의 자산, 부채, 자본에 관한 정보를 제공하는 재무보고서로서 대차대조표(balance sheet)라고도 한다. [그림 3-5]와 같이 T자 모형의 보고서 양식으로 만든 재무상태표는 왼편에 투자된 자산, 오른편에 자금조달원천별로 부채, 기본재산 또는 자본으로 구분하여 표시하며, 자산의 합계액과 부채 및 기본재산(자본)의 합계액은 같다. 그리고 재무상태표 작성 시, 재무상태표라는 명칭, 병원명, 재무상태표 작성날짜를 표시하여야 한다.

그림 3-5 | 재무상태표의 구조

차변	대변
자산	부채
	기본재산(자본)
자산합계	부채 및 자본합계

재무상태표의 구성요소인 자산, 부채, 자본의 상호관계를 회계등식으로 표현하면 다음의 식과 같다.

자산 = 부채 + 자본

자산

자산(assets)은 과거 거래의 결과로 발생되고 통제되는 미래의 경제적 효익이라고 정의하고 있다. 미래의 경제적 효익이란 미래의 순현금흐름을 가져올 수 있는 경제적 자원이며 과거의 거래에 의해 화폐금액으로 발생된다. 미래의 경제적 효익이 병원에 유입될 가능성이 매우 높고 신뢰성 있게 측정될 때 자산으로 인식하여 재무상태표에 기록한다. 이때 재무상태표에 표시된 자산은 재무상태표 작성시점에 그 자산을 취득할 당시 지급한 화폐액으로 표시한 것이며, 이는 원가주의에 입각하여 표시한 것이므로 그 자산의 진실한 가치를 표시한 것은 아니다.

부채

부채(liabilities)란 현금으로 갚거나 상품을 인도하거나 용역을 제공해 주어야 할 경제적 의무이다. 즉 과거의 거래나 사건의 결과로 현재 병원이 부담하고 있고 미래에 자원의 유출(사용)이 예상되는 의무이다. 현재 의무의 이행에 따라 경제적 효익이 내재된 자원의 유출가능성이 높고 신뢰성 있게 측정될 때 부채로 인식하고 재무상태표에 기록한다.

자본

자본(equity)은 자산에서 부채를 차감한 잔여지분(지분)으로 소유주의 청구권을 말한다. 부채는 채권자의 청구권으로, 자산은 소유주의 청구권과 채권자의 청구권을 합한 것이다. 따라서 소유주의 청구권은 자산에서 채권자의 청구권을 차감한 잔액으로 볼 수 있다.

4.2 손익계산서

손익계산서 구조와 형식

손익계산서(income statement)는 일정기간 동안 병원의 진료활동 결과 발생한 수익과 비용을 대응시켜 당해기간의 손익을 표시한 보고서로서 병원의 종합적인 경영성과를 나타내는 재무제표이다. [그림 3-6]과 같이 T자형의 보고서 양식으로 만든 손익계산서 왼쪽에 비용과 이익을, 오른쪽에 수익을 기록한다. 수익은 재무상태표의 대변 항목인 자본과 마찬가지로 내부에 현금이 유입(자본증가)되므로 대변에, 비용은 재무상태표의 자산투자와 같이 현금이 유출(자본감소)되므로 차변에 기록한다. 손익계산서의 차변합계와 대변합계가 같으므로 이를 일치시켜 주기 위해서 수익이 비용보다 크면 이익으로 차변에, 수익이 비용보다 작으면 대변에 기록한다.

비용 + 당기순이익 = 수익, 비용 = 수익 + 당기순손실

수익

수익(income)은 일정기간 동안 경영활동을 통해 벌어들인 자산(현금 또는 현금을 받을 권리)이며 이는 자본의 증가를 가져온다. 수익은 자산의 증가나 부채의 감소에 의해 미래의 경제적 효익이 증가하고 이를 신뢰성 있게 측정할 수 있

그림 3-6 | **손익계산서의 구조**

차변	대변
비용	수익
당기순이익	
차변합계	대변합계

을 때 손익계산서에 기록(인식)한다. 이는 수익의 인식으로, 자산의 증가와 자본의 증가(부채의 감소)에 대한 인식이 동시에 일어난다. 예를 들어 병원에서 의료수익이 증가하면 현금이나 미수금이 증가한다. 그리고 일정기간 의료수익의 증가는 의료서비스 제공으로부터 발생한 현금과 미수금의 합과 같다. 즉 기간 중의 총수익은 곧 동 기간의 순자산증가액과 같다. 따라서 수익의 증가는 곧 자본의 증가를 의미한다. 여기서 자본의 증가는 타인자본(부채)을 제외하면 지분의 증가와 같다.

비용

비용(expense)은 병원이 수익을 얻기 위해 일정기간 동안 소비된 자산(상품 또는 현금의 지급, 현금을 지불할 의무)이며 자본을 감소시킨다. 구체적으로 비용은 수익을 얻기 위해 소비된 재화나 용역의 원가를 말한다. 비용은 자산의 감소나 부채의 증가와 관련하여 미래의 경제적 효익이 감소하고 이를 신뢰성 있게 측정할 수 있을 때 손익계산서상에 인식한다. 이는 비용의 인식으로, 자산의 감소 또는 부채의 증가에 대한 인식이 동시에 일어난다. 예를 들어 직원에 대한 급여를 지급한 경우, 인건비라는 비용이 발생하고 동시에 현금이라는 자산이 감소하거나 미지급인건비라는 부채가 증가한다. 결과적으로 비용은 순자산을 감소시킨다.

5 회계거래의 기록

5.1 회계의 순환과정

회계기간 중에 거래가 발생하면 이를 분석하여 분개장에 기록하고 계정별 원

그림 3-7 | 회계의 순환과정

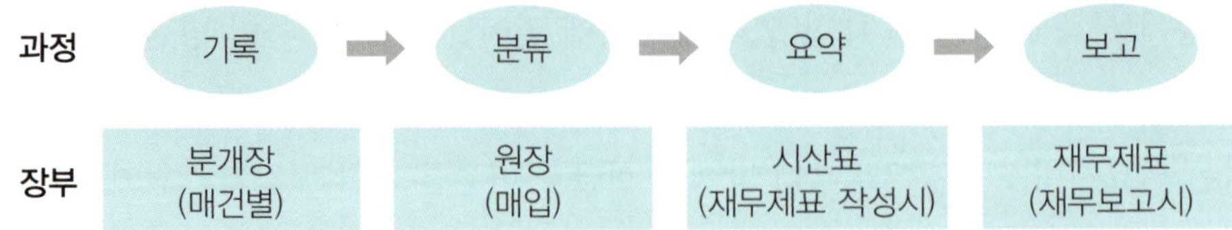

장에 전기한다. 기말에 가서 총계정원장 내의 각 계정의 차변과 대변에 기록된 금액의 정확성을 기하기 위하여 수정전시산표를 작성한다. 마지막으로 수정분개를 통하여 재무제표를 작성하여 회계정보이용자에게 보고한다. 이러한 일련의 과정은 [그림 3-7]과 같으며 이를 회계의 순환과정이라고 한다.

5.2 계정

계정(account)이란 자산, 부채, 자본, 수익, 비용에 속하는 여러 항목들을 각기 구분하여 기록하는 장소를 말한다. 계정은 T자 형식으로 T계정이라고 하며 왼쪽을 차변(debit : dr), 오른쪽을 대변(credit : cr)이라 부른다([그림 3-8]).

모든 계정과목은 T계정의 차변이나 대변에 기록하게 되는데, 거래를 분석하여 해당 계정에 기입할 때 계정기입의 규칙이 있다. 이를 좀 더 구체적으로 이해하기 위하여 재무상태표와 손익계산서 형식을 상기하여 보자.

재무상태표에서 자산의 증가는 투자로 인한 현금유출이므로 차변에, 부채 및 자본의 증가는 현금유입이므로 재무상태표 대변에 기입한다. 같은 논리로 손익계산서 비용의 증가는 자본(잉여금)의 감소 또는 현금유출이므로 차변에, 수익의

그림 3-8 | T계정

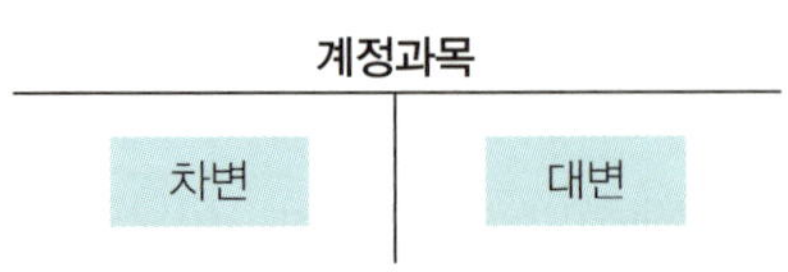

그림 3-9 | 재무상태표와 손익계산서

재무상태표

자산	부채
	자본

손익계산서

비용	수익
당기순이익	

증가는 자본(잉여금)의 증가 또는 현금유입이므로 대변에 기입한다. 당기순이익과 당기순손실은 수익과 비용의 차이를 발생시키는 계정에 함께 기입한다. 예를 들어 수익이 크면 비용 쪽으로 균형을 맞추고 비용이 수익보다 크면 수익 쪽으로 균형을 맞추면 된다.

[그림 3-9]에서 재무상태표와 손익계산서상 현 위치에 있으면 증가, 그 반대 위치는 감소를 나타낸다. 자산이 증가하면 현 위치, 즉 차변, 자산이 감소하면 그 반대 위치는 감소, 부채가 증가하면 현 위치인 대변, 부채가 감소하면 그 반대 위치인 차변, 자본이 증가하면 현 위치인 대변, 감소하면 반대 위치인 차변에 기록한다. 그리고 비용이 증가하면 현 위치인 차변, 감소하면 그 반대 위치인 대변, 수익이 증가하면 현 위치인 대변, 감소하면 그 반대 위치인 차변에 각각 기록한다.

[그림 3-10]에서 자산계정 항목은 증가 시 차변, 감소 시 대변, 잔액은 차변

그림 3-10 | 자산, 부채, 자본의 대차평균

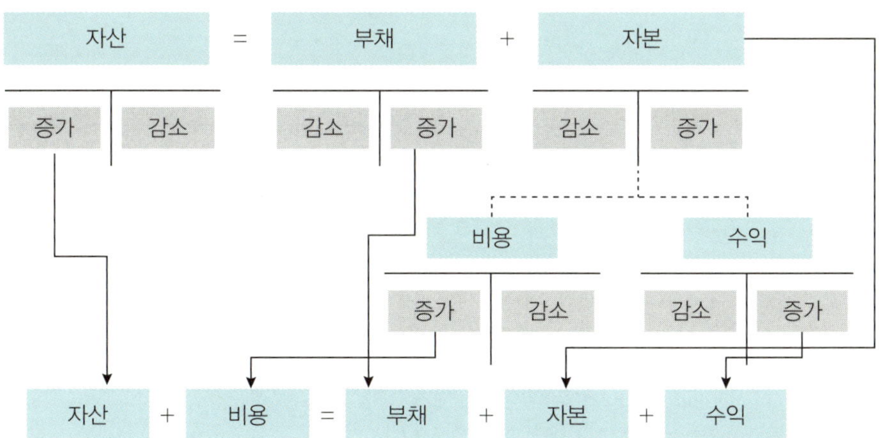

에, 부채계정 항목은 증가 시 대변, 감소 시 차변, 잔액은 대변에, 자본계정 항목은 증가 시 대변, 감소 시 차변, 잔액은 대변에, 그리고 비용계정 항목은 증가 시 차변, 감소 시 대변, 잔액은 차변에, 수익계정 항목은 증가 시 대변, 감소 시 차변, 잔액은 대변에 남는다.

이와 같이 차변과 대변을 이용한 회계시스템에서 회계거래가 발생하여 계정에 기록할 때 반드시 한 개 이상의 차변기입과 이에 대응하는 한 개 이상의 대변기입, 즉 적어도 상호 대응되는 두 개의 기입이 동시에 이루어진다. 이때 한 회계거래에 대하여 기록된 차변금액의 합계와 대변금액의 합계는 항상 일치한다. 이와 같은 장부기록법을 복식부기시스템이라고 한다.

다음과 같은 거래에 대해 계정기입과 분개를 하여 보자.

한국병원의 대표가 1,000,000원을 현금으로 출연하였다. 먼저 이 거래에 대한 계정과목과 금액을 정한다. 즉 이 거래의 계정과목은 자본금과 현금이 적절하며 금액은 1,000,000원이다. 이 계정과목이 재무상태표의 자산, 부채, 자본 또는 손익계산서의 수익, 비용 중 어디에 속하는지를 판단한다. 출연금은 재무상태표의 자본, 현금은 재무상태표의 자산에 속한다. 마지막으로 T계정의 왼편과 오른편을 결정한다. 즉 출연금은 자본이 증가하였기 때문에 자본금계정 원래의 위치인 오른편 대변에 금액 1,000,000원을 기록한다. 그리고 현금, 즉 자산이 증가하였기 때문에 현금계정에서 재무상태표 원래의 위치인 차변에 1,000,000원을 기록한다.

현금	
① 1,000,000	

자본금	
	① 1,000,000

이 거래를 다음과 같이 분개한다.

(차변) 현금 1,000,000 (대변) 자본금 1,000,000

5.3 회계거래와 회계등식

회계거래의 의의

회계거래(transaction)라 함은 병원의 자산, 부채 및 자본의 변동을 가져오는 경제적 사건을 화폐액으로 측정하는 것을 말한다. 회계거래는 수익 · 비용과 관련하여 교환거래, 손익거래, 혼합거래로 분류할 수 있다.

교환거래는 병원의 수익이나 비용을 직접적으로 발생시키지 않는 거래로 자산 간의 교환, 자본금의 출자, 부채의 조달과 상환 등의 거래를 말한다. 현금으로 의료장비를 구입하거나 현금을 출자한 경우가 교환거래의 예이다. 손익거래는 병원의 수익과 비용을 직접적으로 변동시켜 순자산에 영향을 미치는 거래로 인건비 지급, 수익발생으로 인한 현금증가 등을 손익거래로 볼 수 있다. 혼합거래는 한 거래 내에 교환거래와 손익거래가 동시에 발생하는 거래로 원금과 이자를 포함한 차입금 상환, 의료장비의 처분에 따른 손실 발생 등을 혼합거래의 예로 볼 수 있다.

회계거래의 기록

병원의 자산, 부채 및 자본에 변화를 가져오면서 그 변화의 크기를 금액으로 측정할 수 있는 사건을 기록하는 것을 회계거래의 기록이라고 한다. 회계거래를 장부상에 기록하는 방법으로 복식부기방법이 있다. 복식부기는 하나의 거래를 차변과 대변에 기록해 가는 방법으로 회계등식을 이용하여 회계거래를 기록한다.

회계등식 : 자산 + 비용 = 부채 + 자본 + 수익

[그림 3-11]에서 보듯이 회계거래로 기록되면 거래발생 전 회계등식과 거래발생 후 회계등식이 균형을 유지하면서 등식 내의 개별적인 자산, 부채, 자본의

그림 3-11 | 회계거래와 회계등식

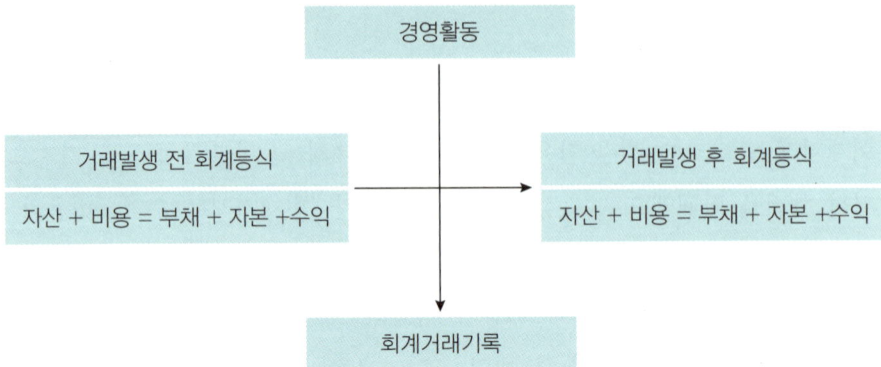

금액이 달라진다. 예를 들어 의료장비를 1,000,000원 현금으로 구입하는 경우 회계등식은 다음과 같다.

자산(의료장비 1,000,000 − 현금 1,000,000) + 비용(0)
= 부채(0) + 자본(0) + 수익(0)

이 거래는 의료장비는 자산이고 증가하였으므로 자산계정 원래 위치인 차변에, 동시에 현금인 자산이 감소하였으므로 자산계정 원래 위치의 반대편 대변에 기록한다.

(차변) 의료장비 1,000,000 (대변) 현금 1,000,000

또한 은행으로부터 이자를 100,000원 현금으로 받은 경우 회계등식은 다음과 같다.

자산(현금 100,000) + 비용(0)
= 부채(0) + 자본(0) + 수익(이자수익 100,000)

이 거래는 이자수익은 수익계정이고 증가하였으므로 수익계정 원래 위치인 대변에, 현금은 자산계정이고 증가하였으므로 원래 위치인 차변에 기록한다.

(차변) 현금 100,000 (대변) 이자수익 100,000

반대로 은행에 이자를 100,000원 현금으로 지급한 경우 회계등식은 다음과 같다.

자산(−100,000) + 비용(100,000) = 부채(0) + 자본(0) + 수익(0)

이 거래에서 현금은 자산이고 감소하였으므로 자산계정 원래 위치의 반대편, 즉 대변에, 이자는 비용이고 증가하였으므로 비용계정 원래 위치인 차변에 기록한다.

(차변) 지급이자비용 100,000 (대변) 현금 100,000

5.4 분개와 계정기입

회계거래가 발생하면 앞에서 설명한 바와 같이 회계등식의 원리에 따라 차변요소와 대변요소로 나누고 그 금액을 확정하여 회계장부에 기록하게 된다. 이때 차변요소와 대변요소로 나누는 행위, 즉 거래에 내재된 원인과 결과를 구분하여 차변과 대변에 따로따로 기록하는 행위를 **분개**(journalizing)라고 하고 분개를 기록하는 장부를 분개장(journal)이라고 한다.

분개방법을 이해하기 위해 앞에서 의료장비를 현금 1,000,000원에 구입한 거래의 결합관계를 살펴보자.

(차변) 자산의 증가 1,00,000 (대변) 자산의 감소 1,000,000

위의 결합관계에서 분개 시 자산이라는 포괄적인 명칭 대신 의료장비라는 구체적인 명칭을 부여한다. 또한 의료장비라는 자산이 차변에 기록되면 그 자체가 의료장비 자산의 증가를 의미한다. 마찬가지로 현금이라는 자산이 대변에 기록되면 그 자체가 현금의 감소를 의미한다. 따라서 위의 기록에서 구체적인 계정명칭을 사용하고 증가 또는 감소라는 말을 제거하면 다음과 같은 분개가 완성된다.

(차변) 의료장비 1,000,000 (대변) 현금 1,000,000

위의 분개를 보고 거꾸로 어떤 거래가 발생하였는지를 추론할 수 있다. 즉 '(차변) 의료장비 1,000,000'은 의료장비 1,000,000원 증가를 뜻하며, '(대변) 현금 1,000,000'은 현금 1,000,000원 감소를 뜻한다. 이 둘을 연결하면 '의료장비 1,000,000원어치를 현금으로 구입하다'라는 거래가 된다. 이와 같은 분개를 하기 위해서는 자산, 부채, 자본, 수익, 비용의 어떤 계정과목에 기록할 것인가, 얼마의 금액으로 기록할 것인가, 차변과 대변 중 어디에 기록할 것인가를 판단하여야 한다.

다음 자료는 20×1년도 4월 1일부터 4월 30일까지 1개월간의 한국병원의 영업에 관한 자료이다. 이 자료를 이용하여 거래를 분석하고 분개하여 각 계정에 기입하여 보자.

- 거래 1 : **20×1년 4월 1일 현금 10,000,000원을 출연하여 법인병원(한국병원)을 설립하였다.**

[거래분석]

현금(자산)이 10,000,000원 증가하였으므로 현금계정 차변에 기입하고 기본금(출연금)은 자본으로 증가하였으므로 기본금계정 대변에 기입한다.

[분개]

① (차변) 현금 10,000,000 (대변) 기본금 10,000,000

[계정기입]

현금	
① 10,000,000	

기본금	
	① 10,000,000

■ 거래 2 : 20×1년 4월 2일 병원건물 일부를 편의점에 임대하고 연간 임대료 600,000원을 현금으로 받다.

[거래분석]

미리 받은 임대료로서 선수임대료 600,000원이 증가하였으므로 선수임대료계정 대변에 기입하고 현금(자산)은 증가하였으므로 현금계정 차변에 기입한다.

[분개]

② (차변) 현금 600,000 (대변) 선수임대료 600,000

[계정기입]

현금	
② 600,000	

선수임대료	
	② 600,000

■ 거래 3 : 20×1년 4월 3일 갑 의료기기회사로부터 의료장비를 외상으로 1,200,000원에 구입하다.

[거래분석]

의료장비(자산)가 1,200,000원 증가하였으므로 의료장비계정 차변에 기입하고, 외상매입금(부채)이 1,200,000원 증가하였으므로 외상매입금계정 대변에 기입한다.

[분개]

③ (차변) 의료장비 1,200,000 (대변) 외상매입금 1,200,000

[계정기입]

의료장비	
③ 1,200,000	

외상매입금	
	③ 1,200,000

■ 거래 4 : 20×1년 4월 15일 사무용비품을 현금 500,000원에 구입하고 대금은 어음으로 지급하다.

[거래분석]

사무용비품(자산)이 500,000원 증가하였으므로 비품계정 차변에 기입하고 어음으로 대금을 지급하여 지급어음(부채)이 500,000원 증가하였으므로 지급어음계정 대변에 기입한다.

[분개]

④ (차변) 비품 500,000 (대변) 지급어음 500,000

[계정기입]

비품	
④ 500,000	

지급어음	
	④ 500,000

■ 거래 5 : 20×1년 4월 17일 당월의 진료비 2,000,000원에서 본인부담금인 1,000,000원을 현금으로 수령하고 나머지는 공단에 진료비를 청구하다.

[거래분석]

진료비는 의료수익이고 2,000,000원 증가하였으므로 의료수익계정 대변에 기입하고, 현금(자산)이 1,000,000원 증가하였으므로 현금계정 차변에, 그리고 나머지 미수금(자산)이 증가하였으므로 의료미수금계정 차변에 기입한다.

[분개]

⑤ (차변) 현금	1,000,000	(대변) 의료수익	2,000,000
의료미수금	1,000,000		

[계정기입]

현금	
⑤ 1,000,000	

의료수익	
	⑤ 2,000,000

의료미수금	
⑤ 1,000,000	

■ 거래 6 : 20×1년 4월 18일 보험료 1년분 240,000원을 현금으로 납부하다.

[거래분석]

보험료를 미리 선급하였으므로 선급보험료(자산)가 240,000원 증가하였으므로 선급보험료계정 차변에 기입하고, 현금(자산)이 240,000원 감소하였으므로 현금계정 대변에 기입한다.

[분개]

⑥ (차변) 선급보험료 240,000 (대변) 현금 240,000

[계정기입]

선급보험료		현금	
⑥ 240,000			⑥ 240,000

■ 거래 7 : 20×1년 4월 20일 은행으로부터 1,000,000원을 차입하다.

[거래분석]

은행차입금은 부채이고 1,000,000원 증가하였으므로 차입금계정 대변에 기입하고, 현금(자산)이 1,000,000원 증가하였으므로 현금계정 차변에 기입한다.

[분개]

⑦ (차변) 현금 1,000,000 (대변) 은행차입금 1,000,000

[계정기입]

현금		차입금	
⑦ 1,000,000			⑦ 1,000,000

■ 거래 8 : 20×1년 4월 25일 직원급료 400,000원을 지불하다.

[거래분석]

직원급료는 400,000원이 증가하였으므로 급여(비용)계정 차변에 기입하고, 현금으로 지급되었으므로 현금계정 대변에 400,000원을 기입한다.

[분개]

⑧ (차변) 급여 400,000 (대변) 현금 400,000

[계정기입]

급여	
⑧ 400,000	

현금	
	⑧ 400,000

■ 거래 9 : 20×1년 4월 26일 '을' 제약회사로부터 약품 300,000원을 구입하고 대금 중 200,000원은 현금으로 지급하고 잔액은 외상으로 하다.

[거래분석]

약품(자산)이 300,000원 증가하였으므로 약품계정 차변에 기입하고, 현금(자산) 200,000원은 지급(감소)되었으므로 현금계정 대변에 기입한다. 잔액은 외상으로 구매하였으므로 외상매입금(부채)이 증가하여 외상매입금계정 대변에 100,000원을 기입한다.

[분개]

⑨ (차변) 약품 300,000 (대변) 현금 200,000
외상매입금 100,000

[계정기입]

약품	
⑨ 300,000	

현금	
	⑨ 200,000

외상매입금	
	⑨ 100,000

■ 거래 10 : 20×1년 4월 30일 월말에 4월분 약품대금 100,000원과 사무실임차료 50,000원을 현금으로 지급하다.

[거래분석]

약품대금은 재료비로서 비용이 100,000원 증가하였으므로 재료비계정 차변에 기입하고, 현금(자산)으로 지급(감소)되었으므로 현금계정 대변에 기입한다. 또한 사무실임차료도 비용이고 50,000원 증가하였으므로 임차료계정 차변에, 현금으로 지출되었으므로 현금계정 대변에 기입한다.

[분개]

⑩ (차변)	재료비	100,000	(대변) 현금	150,000
	임차료	50,000		

[계정기입]

재료비

차변	대변
⑩ 100,000	

현금

차변	대변
	⑩ 150,000

임차료

차변	대변
⑩ 50,000	

■ 거래 11 : 20×1년 4월 31일 월말에 전기수도료 50,000원과 재산세 50,000원을 현금으로 지급하다.

[거래분석]

전기수도료와 재산세는 모두 비용이고 각각 50,000원씩 증가하였으므로 비용계정 차변에 기입하고, 현금으로 지급되었으므로 현금계정 대변에 기입한다.

[분개]

⑪	(차변) 전기수도료	50,000	(대변) 현금	100,000
	세금과 공과금	50,000		

[계정기입]

전기수도료	
⑪ 50,000	

현금	
	⑪ 100,000

세금공과금	
⑪ 50,000	

5.5 분개장

앞에서 간편 분개법으로 분개한 거래내역을 분개장에 기록하게 되는데, 이때 거래를 발생 순으로 기입한다. 분개장 기입순서는 다음과 같다.

첫째, 거래의 '발생일자'를 첫 난에 기록한다.

둘째, 각 거래에서 차변에 기입되는 계정과목의 이름을 '적요'란의 첫 항목에 기입하고 금액은 차변란에 기입한다.

셋째, 대변에 기입되는 계정과목은 차변의 계정과목 밑줄에 쓰되 몇 칸을 왼쪽으로 띈다. 그리고 금액은 대변란에 기입한다.

넷째, 원면은 원장의 계정번호로, 분개장에 원장의 계정번호[1]를 기입한다.

앞에서 분개한 내역을 분개장에 옮기면 〈표 3-1〉과 같다.

1 원장의 계정번호 또는 계정과목번호는 자산, 부채, 자본, 수익, 비용 순으로 되어 있다. 물론 병원별로 고유한 번호를 부여하고 있는데, 보통 자산 1××, 부채 2××, 자본 3××, 수익 4××, 비용 5×× 순으로 나간다.

| 표 3-1 | 분개장

(단위 : 원)

일자		적요	원면	차변	대변
		현금	101	10,000,000	
4월	1일	기본금	301		10,000,000
		현금을 출연하여 법인병원 설립			
		현금	101	600,000	
4월	2일	선수임대료	202		600,000
		건물임대료 1년분 미리 받음			
		의료장비	111	1,200,000	
	3일	외상매입금	205		1,200,000
		의료장비 구입			
		비품	115	500,000	
	15일	지급어음	203		500,000
		비품구입			
		제좌*			
		현금	101	1,000,000	
	17일	의료미수금	104	1,000,000	
		의료수익	401		2,000,000
		진료비수입 입금			
		선급보험료	106	240,000	
4월	18일	현금	101		240,000
		보험료 선지급			
		현금	101	1,000,000	
	20일	차입금	201		1,000,000
		은행차입			
		급여	501	400,000	
	25일	현금	101		400,000
		직원급료 지불			
		약품	112	300,000	
		제좌			
	26일	현금	102		200,000
		외상매입금	205		100,000
		약품비 지불			
		제좌			
		재료비	502	100,000	
	30일	임차료	504	50,000	
		현금	101		150,000
		재료비, 임차료 지불			

	31일	제좌 전기수도료 세금과 공과금 현금 수도료, 공과금 지불	 505 506 101	 50,000 50,000	 100,000
합계				16,490,000	16,490,000

* 두 개 이상의 계정을 동시에 기록할 때 계정 위에 제좌라고 표시함.

5.6 원장

분개가 완료되고 분개장에 기록이 되면 분개장의 차변에 기입된 내용은 원장 해당 계정의 차변에 옮기고 대변에 기입된 내용은 원장의 대변에 옮긴다. 이러한 과정을 원장으로의 **전기**(posting)라고 한다. 이 원장을 총계정원장이라고도 한다. 앞의 거래 1에서 11을 원장에 전기하면 〈표 3-2〉와 같다.

| 표 3-2 | 총계정원장

기본금 301	
	① 10,000,000

선수임대료 202	
	② 600,000

의료장비 111	
③ 1,200,000	

비품 115	
④ 500,000	

지급어음 203	
	④ 500,000

외상매입금 205	
	③ 1,200,000 ⑨ 100,000

의료수익 401	
	⑤ 2,000,000

의료미수금 104	
⑤ 1,000,000	

선급보험료	106
⑥ 240,000	

차입금	201
	⑦ 1,000,000

급여	501
⑧ 400,000	

약품	112
⑨ 300,000	

재료비	502
⑩ 50,000	

임차료	504
⑩ 50,000	

전기수도료	505
⑪ 50,000	

세금과 공과금	506
⑪ 50,000	

	현금계정	101
	① 10,000,000	⑥ 240,000
	② 600,000	⑧ 400,000
	⑤ 1,000,000	⑨ 200,000
	⑦ 1,000,000	⑩ 150,000
		⑪ 100,000
계	12,600,000	1,090,000
차이	11,510,000	

5.7 시산표 작성

복식부기에서는 모든 거래를 차변과 대변으로 나누어 동일한 금액을 차변과 대변에 분개한 다음, 차변에 분개된 금액은 총계정원장의 차변에 전기하고 대변에 분개된 금액은 총계정원장 대변에 전기한다. 따라서 총계정원장의 차변금액과 대변금액은 대차평균의 원리에 따라 같아지게 된다. **시산표**(trial balance)는 총계정원장에 있는 모든 계정과목을 모아놓은 표이며 회계등식에 따라 시산표 등식이 성립한다.

시산표는 모든 계정의 과목을 집계하는 곳으로 각 계정의 차변합계액과 대변

그림 3-12 | 시산표 등식 : 자산 + 비용 = 부채 + 자본 + 수익

차변	대변
자산	부채
	자본
비용	수익

합계액을 모아서 작성한 합계시산표, 각 계정의 잔액만 모아서 작성한 잔액시산표, 이 두 시산표를 합친 합계잔액시산표가 있다. 시산표 작성은 자산, 부채, 자본, 수익, 비용 순으로 작성한다. 그리고 이 시산표는 결산수정분개가 이루어지기 전에 작성되므로 수정 전 시산표라고 한다. 앞에서 정리된 총계정원장을 중심으로 시산표를 작성하면 〈표 3-3〉과 같다.

| **표 3-3** | **수정전시산표**

한국병원 (20×1년 4월 30일 현재) (단위 : 원)

차변		계정과목	대변	
잔액	합계		합계	잔액
11,510,000	12,600,000	현금	1,090,000	
1,200,000	1,200,000	의료장비		
500,000	500,000	비품		
1,000,000	1,000,000	의료미수금		
300,000	300,000	약품		
240,000	240,000	선급보험료		
		차입금	1,000,000	1,000,000
		외상매입금	1,300,000	1,300,000
		지급어음	500,000	500,000
		선수임대료	600,000	600,000
		기본금	10,000,000	10,000,000
		의료수익	2,000,000	2,000,000
400,000	400,000	급여		
100,000	100,000	재료비		
50,000	50,000	임차료		
50,000	50,000	전기수도료		
50,000	50,000	세금과 공과금		
15,400,000	16,490,000	합계	16,490,000	15,400,000

5.8 결산

결산(closing)이란 회계기간 말에 회계장부(분개장, 총계정원장)를 마감하고 필요한 결산수정(수정분개 및 전기)을 한 다음, 시산표(수정 후 시산표)를 작성하고 이를 기초로 정산표와 재무제표를 작성하고 계정을 마감하는 일련의 절차를 말한다.

앞에서 시산표 작성을 통해 계정 잔액에 오류가 없는 것으로 판단되면 장부상 기록되지 않았거나 추가로 기록하여야 할 결산수정사항을 파악하고 기록하여 원장의 계정 잔액수정이라는 작업이 이루어진다. 결산시점에서 이러한 결산수정사항을 수정기입하는 것을 결산수정분개라고 한다.

결산수정분개

수정분개의 대상항목의 유형에는 크게 발생항목과 이연항목이 있다. 발생항목은 이미 발생하였으나 아직 장부상에 기록되지 않은 항목을 말한다. 대표적인 항목으로 미수수익과 미지급비용이 있다. 미수수익(유동자산)은 발생하였으나 아직 현금으로 회수되지 않은 수익으로 미수이자, 미수임대료 등이 있다. 미지급비용(유동부채)은 이미 발생하였으나 현금으로 지급되지 않은 비용으로 미지급이

그림 3-13 | **결산절차**

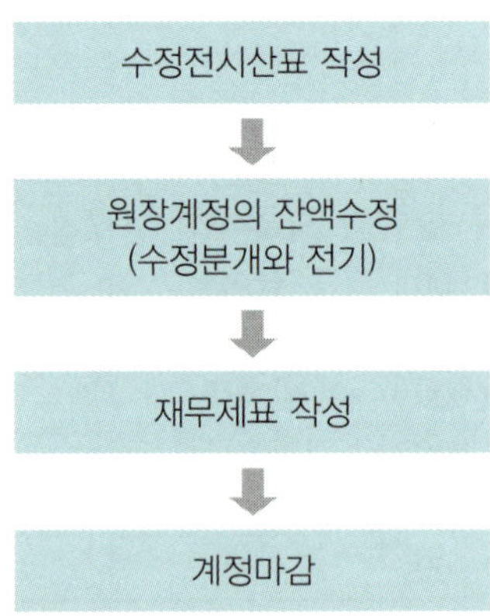

자, 미지급급여, 미지급임차료 등이 있다.

이연항목은 현금의 지급이나 수취는 있었으나 이번 연도의 수익과 비용이 아니기 때문에 다음 연도의 수익과 비용으로 연기시키는 항목을 말한다. 대표적인 항목으로 선수수익과 선급비용(유동부채)이 있다. 선수수익은 수익이 발생되기 전에 현금을 받아 부채로 기록된 미실현수익을 말하며 선수임대료, 선수이자 등이 있다. 선급비용(유동자산)은 현금은 이미 지급되었지만 이번 연도 비용이 아니어서 그 지출을 이연시켜 자산으로 계상하는 항목으로 선급보험료, 선급임차료 등이 있다.

앞에서 예시한 한국병원의 경우 20×1년 4월 30일 현재 다음과 같은 수정사항이 발견되었다고 하자.

〈미수수익〉

① 은행예금에 대한 월이자 100,000원이 발생하였으나 아직 받지 못하였다. 수정분개를 하면 다음과 같다.

(차변) 미수수익 100,000 (대변) 이자수익 100,000

위의 수정분개를 원장에 전기한 결과는 다음과 같다.

미수수익		402	
4/30	100,000		

이자수익		405	
		4/30	100,000

〈미지급비용〉

② 장부상에 직원의 급여가 400,000원 지급되었으나 4월 특근수당을 지급하지 않아 4월 말 현재 100,000원이 미지급 상태에 있다. 이에 대한 수정분개는 다음과 같다.

(차변) 급여 100,000 (대변) 미지급금 100,000

위의 수정분개를 원장에 전기한 결과는 다음과 같다.

급여	501
⑧ 400,000	
4/30 100,000	

미지급금	221
	4/30 100,000

③ 1월분 이자비용 100,000원을 아직 지급하지 않았다. 수정분개는 다음과 같다.

(차변) 이자비용 100,000 (대변) 미지급금 100,000

위의 수정분개를 원장에 전기하면 다음과 같다.

이자비용	511
4/30 100,000	

미지급금	221
	4/30 100,000

〈선수수익〉

④ 4월 2일 병원건물을 일부 임대하고 1년분 임대료 600,000원을 받았으며 이 중 4월 한 달 실현된 수익은 50,000원이다. 수정분개는 다음과 같다.

(차변) 선수수익 50,000 (대변) 임대료수익 50,000

위의 수정분개를 원장에 전기하면 다음과 같다.

선수수익	202		
4/30	50,000	②	600,000

임대료수익	411		
		4/30	50,000

〈선급비용〉

⑤ 한국병원은 1년분 보험료 240,000원을 선납하였다. 그런데 매월 비용화되는 보험료는 10,000원이므로 다음과 같이 수정분개를 한다.

(차변) 보험료	10,000	(대변) 선급보험료	10,000

위의 수정분개를 원장에 전기하면 다음과 같다.

보험료	503		
4/30	10,000		

선급보험료	106		
⑥	240,000	4/30	10,000

〈재고자산〉

⑥ 20×1년 4월 26일 약품 300,000원을 구입하여 결산일 현재 창고조사를 해보니 미사용분이 150,000원이었다. 이에 대한 수정분개는 다음과 같다.

(차변) 재료비	150,000	(대변) 약품	150,000

위의 수정분개를 원장에 전기하면 다음과 같다.

재료비	503		
4/30	150,000		

약품	112		
⑨	300,000	4/30	150,000

〈감가상각비〉

⑦ 한국병원은 4월 3일 의료장비를 1,200,000원에 구입하였는데, 이 기기의 내용연수는 10년이고 잔존가치는 없는 것으로 추정하였을 경우 감가상각비를 계상해 주어야 한다. 이때 감가상각방법은 정액법으로 한다. 따라서 감가상각비는 월 10,000원$\left(= \frac{1,200,000원}{120개월}\right)$이 되며 수정분개는 다음과 같다.

(차변) 감가상각비 10,000 (대변) 의료장비감가상각누계액 10,000

위의 수정분개를 원장에 전기하면 다음과 같다.

감가상각비	503
4/30 10,000	

의료장비감가상각누계액	207
	4/30 10,000

⑧ 한국병원은 4월 15일 비품을 360,000원에 구입하였는데, 이 비품의 내용연수는 3년이고 잔존가치는 없는 것으로 가정하는 경우 이 비품의 감가상각비를 계상하여야 한다. 이때 감가상각법으로 정액법을 적용할 때, 월 감가상각비는 10,000원이다. 수정분개는 다음과 같다.

(차변) 감가상각비 10,000 (대변) 비품감가상각누계액 10,000

위의 수정분개를 원장에 전기하면 다음과 같다.

감가상각비	504
4/30 10,000	

비품감가상각누계액	208
	4/30 10,000

수정후잔액시산표 작성

수정분개를 원장에 전기한 후 분개장과 총계정원장을 바탕으로 수정 후 잔액시산표를 작성하면 〈표 3-4〉와 같다.

| 표 3-4 | **수정후시산표**

한국병원 (20×1년 4월 30일 현재) (단위 : 원)

차변		계정과목	대변	
잔액	합계		합계	잔액
11,510,000	12,600,000	현금	1,090,000	
1,200,000	1,200,000	의료장비감가누계액	10,000	10,000
500,000	500,000	비품		
		비품감가누계액	10,000	10,000
1,000,000	1,000,000	의료미수금		
150,000	300,000	약품	150,000	
100,000	100,000	미수수익		
230,000	240,000	선급보험료	10,000	
		차입금	1,000,000	1,000,000
		외상매입금	1,300,000	1,300,000
		미지급금	200,000	200,000
		지급어음	500,000	500,000
	50,000	선수수익	600,000	550,000
		기본금	10,000,000	10,000,000
		의료수익	2,000,000	2,000,000
		임대료수익	50,000	50,000
		이자수익	100,000	100,000
500,000	500,000	급여		
250,000	250,000	재료비		
50,000	50,000	임차료		
20,000	20,000	감가상각비		
10,000	10,000	보험료		
50,000	50,000	전기수도료		
50,000	50,000	세금과 공과금		
100,000	100,000	이자비용		
15,720,000	17,020,000	합계	17,020,000	15,720,000

재무제표 작성

결산이란 회계기간 말에 회계장부(분개장, 총계정원장)를 마감하고 필요한 결산수정사항을 분개장과 원장에 기입한 후, 최종적으로 원장을 마감하고 잔액시산표란의 금액과 결산수정분개란의 금액을 통합하여 수정후잔액시산표를 작성

| 표 3-5 | 재무상태표와 손익계산서

재무상태표

(20×1년 4월 30일 현재)

한국병원 (단위 : 원)

자산		부채 및 자본	
현금	11,510,000	외상매입금	1,300,000
의료미수금	1,000,000	미지급어음	500,000
선급보험료	230,000	선수수익	550,000
미수수익	100,000	미지급금	200,000
약품	150,000	차입금	1,000,000
의료장비	1,200,000	자본금(출연금)	10,000,000
비품	500,000		
감가상각비누계액	(20,000)	당기순이익	1,120,000
자산합계	14,670,000	부채 및 자본합계	14,670,000

손익계산서

(20×1년 4월 30일 현재)

한국병원 (단위 : 원)

비용		수익	
급여	500,000	의료수익	2,000,000
재료비	250,000	임대료수익	50,000
전기수도료	50,000	이자수익	100,000
세금과 공과금	50,000		
보험료	10,000		
임차료	50,000		
감가상각비	20,000		
이자비용	100,000		
당기순이익	1,120,000		
합계	2,150,000	합계	2,150,000

한다. 그리고 수정후잔액시산표에 있는 계정 중 수익 · 비용계정은 손익계산서란에 옮겨 손익계산서 차변의 비용금액과 대변의 수익금액을 합계하고 그 차이를 당기순이익 또는 당기순손실로 기록한다. 또한 수정후잔액시산표에 있는 계정 중 자산, 부채, 자본계정을 재무상태표란에 옮겨 차변의 자산금액을 합계하고 대변의 부채 및 자본금액을 합계하여 각각 합계란에 기록한다. 이때 양변의 차이를 당기순이익 또는 당기순손실로 기록하여 손익계산서란의 당기순이익 또는 당기순손실과 일치하는지를 확인한다.

계정마감

계정마감이란 회계기말의 분개장과 총계정원장 등의 장부를 다음 연도에 기록할 수 있도록 잔액을 정리하는 절차를 말한다. 총계정원장에는 손익계산서의 손익계정, 즉 수익계정과 비용계정이 있고 재무상태표의 자산, 부채, 자본계정이 있다. 이 중 손익계정을 임시계정이라 하고 재무상태표의 계정을 영구계정이라 하며 이들의 마감절차는 다음과 같다.

손익계정마감

손익계정을 마감하기 위하여 임시계정인 **집합손익계정**을 설정한다. 이 계정은 잔액을 0으로 만들기 위해 모든 수익과 비용을 집합시킨다. 먼저 수익계정을 집합손익계정에 대체시키기(모으기) 위하여 수익의 대변잔액을 차변으로 기입하고 집합손익계정 대변에 기입한다.

(차변) ○○○수익 ××× (대변) 집합손익 ×××

그리고 비용계정을 집합손익계정에 대체시키기(모으기) 위하여 비용의 차변잔액을 대변으로 기입하고 집합손익계정 차변에 기입한다.

(차변) 집합손익 ××× (대변) ○○○비용 ×××

그림 3-14 | 계정마감의 절차

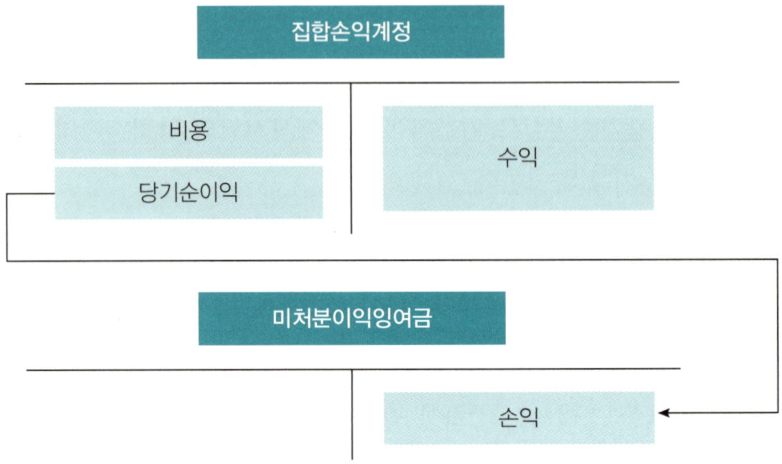

따라서 수익계정과 비용계정이 집합손익계정으로 대체되어 0이 되고 계정은 마감된다.

앞에서 수익계정과 비용계정을 모은 집합계정은 대변에 모든 수익, 차변에 모든 비용이 집계된다. 수익이 비용보다 크면 집합손익계정 대변에 잔액이 남게 된다(당기순이익 발생). 이 대변잔액이 미처분이익잉여금계정 차변에 대체되면서 집합손익계정이 마감된다.

(차변) 집합손익 ××× (대변) 미처분이익잉여금 ×××

한국병원의 수익의 대변잔액을 집합손익계정 차변으로 대체한다.

(차변)		(대변)	
의료수익	2,000,000	집합손익	2,150,000
임대료수익	50,000		
이자수익	100,000		

한국병원의 비용의 차변잔액을 집합손익계정 대변으로 대체한다.

(차변) 집합손익	1,030,000	(대변) 급여	500,000
		재료비	250,000
		전기수도료	50,000
		세금과 공과금	50,000
		보험료	10,000
		임차료	50,000
		감가상각비	20,000
		이자비용	100,000

위위 한국병원의 손익계정 마감을 위한 분개를 하면 다음과 같다.

(차변) 집합손익	1,120,000	(대변) 미처분이익잉여금	1,120,000

영구계정마감

영구계정은 실재하는 계정으로 재무상태표의 자산, 부채, 자본계정을 말하며 영구계정을 마감하는 방법은 다음과 같다.

첫째, 자산계정의 차변잔액은 대변에 차기이월로 기록하여 차변합계와 대변합계를 일치시킨다. 다음 회계기간 개시일에 이월된 금액을 대변에 전기이월로 표시한다.

둘째, 부채와 자본계정의 잔액은 동일한 금액을 차변에 차기이월로 기록하며 차변과 대변의 합계액을 일치시킨다. 다음 회계기간 개시일에 이월된 금액을 대변에 전기이월로 표시한다.

KEY WORD

주·요·용·어

■ **회계(accounting)**

정보이용자가 의사결정을 할 수 있도록 필요한 정보를 기록 · 처리하고 전달하는 정보시스템을 말한다.

■ **재무회계(financial accounting)**

기업 외부에 존재하는 다양한 이해관계자(투자자, 채권자, 종업원, 외부공급자, 정부, 소비자 등)들이 합리적 의사결정을 하는 데 필요한 유용한 정보를 측정 · 보고할 목적으로 하는 회계를 말한다.

■ **관리회계(managerial accounting)**

경영자의 의사결정에 유용한 정보를 제공하는 것을 목적으로 하는 회계이다.

■ **세무회계(tax accounting)**

외부 정보이용자 중에서 국세청에 정보를 제공하는 것을 목적으로 하는 것으로서 재무회계를 기초로 국세청의 과세소득을 계산하기 위한 회계이다. .

■ **재무상태표(statement of financial position)**

일정시점(결산기 말)에서 병원의 자산, 부채, 자본에 관한 정보를 제공하는 재무보고서로서 대차대조표(balance sheet)라고도 한다.

■ **자산(assets)**

과거 거래의 결과로 발생되고 통제되는 미래의 경제적 효익이라고 정의한다. 미래의 경제적 효익이란 미래의 순현금흐름을 가져올 수 있는 경제적 자원이며 과거의 거래에 의해 화폐금액으로 발생된다.

■ **부채(liabilities)**

현금으로 갚거나 상품을 인도하거나 용역을 제공해 주어야 할 경제적 의무이다. 현재 의무의 이행에 따라 경제적 효익이 내재된 자원의 유출가능성이 높고 신뢰성 있게 측정될 때 부채로 인식하고 재무상태표에 기록한다.

- **자본(equity)**

  자산에서 부채를 차감한 잔여지분(지분)으로 소유주의 청구권을 말한다. 소유주의 청구권은 자산에서 채권자의 청구권을 차감한 잔액이다.

- **손익계산서(income statement)**

  일정기간 동안 병원의 진료활동 결과 발생한 수익과 비용을 대응시켜 당해기간의 손익을 표시한 보고서로서 병원의 종합적인 경영성과를 나타내는 재무보고서이다.

- **수익(revenues)**

  일정기간 동안 경영활동을 통해 벌어들인 자산(현금 또는 현금을 받을 권리)이다.

- **비용(expenses)**

  기업이 수익을 얻기 위해 일정기간 동안 소비된 자산(상품 또는 현금의 지급, 현금을 지불할 의무)이며 자본을 감소시킨다.

- **계정(account)**

  자산, 부채, 자본, 수익, 비용에 속하는 여러 항목들을 각기 구분하여 기록하는 장소를 말한다. 계정은 T자 형식으로 T계정이라고 하며 T계정 왼쪽을 차변(debit), 오른쪽을 대변(credit)이라 부른다.

- **분개(journalizing)**

  회계거래가 발생하면 회계등식의 원리에 따라 차변요소와 대변요소로 나누고 그 금액을 확정하여 회계장부에 기록하게 된다. 이때 차변요소와 대변요소로 나누는 행위, 즉 거래에 내재된 원인과 결과를 구분하여 차변과 대변에 따로 따로 기록하는 행위를 분개(journalizing)라고 한다.

- **전기(posting)**

  분개가 완료되고 분개장에 기록이 되면 분개장의 차변에 기입된 내용은 원장 해당 계정의 차변에 옮기고 대변에 기입된 내용은 원장의 대변에 옮긴다. 이러한 과정을 원장으로의 전기라고 한다

- **시산표(trial balance)**

  모든 계정의 과목을 집계하는 곳으로 각 계정의 차변합계액과 대변합계액을 모아서 작성한 합계시산표, 각 계정의 잔액만 모아서 작성한 잔액시산표, 이 두 시산표를 합친 합계잔액시산표가 있다.

- **결산(closing)**

  회계기간 말에 회계장부(분개장, 총계정원장)를 마감하고 필요한 결산수정(수정분개 및 전기)을 한 다음, 시산표(수정후시산표)를 작성하고 이를 기초로 정산표와 재무제표를 작성하고 계정을 마감하는 일련의 절차를 말한다.

EXERCISE

연·습·문·제

1. 자산, 부채, 및 자본의 개념을 설명하라.

2. 회계의 순환과정을 설명하라.

3. 손익계산서와 재무상태표의 구조 및 형식에 대해 설명하라.

4. 계정마감을 설명하라.

5. 다음거래를 분개하시오
   (1) 진료비 300,000원을, 현금 200,000원과 우리은행 발행 당좌수표 100,000원으로 받다.
   (2) 우리은행과 낭좌자월한도를 10,000,000원으로 당좌차월계약을 체결하다. 현대약품으로부터 외상매입금 10,000,000원을 갚기 위하여 당좌수표를 발행하다. 당좌예금잔액은 1,000,000원이다.
   (3) 김해동의 퇴원미수금 1,000,000원 중에서 500,000원을 받았으나 나머지 500,000원은 지불능력이 없어 회수불명으로 판명되었다.
   (4) 한국병원의 20×1년 12월 31일 의료미수금 잔액은 1,000,000원이다. 이 중 회수불능인 미수금은 300,000원이 있으며, 나머지 700,000원 중 대손예상액은 70,000원이다. 이 병원은 지금까지 대손금충당금을 설정하지 아니 하였다.
   (5) 당월에 A약품 500,000원을 구입하고, 대금 500,000원을 지불하고 나머지는 외상으로 하다.
   (6) 지난달 전기료 100,000원을 미지급한 상태에 있다.
   (7) A의료장비를 구입하기 위해 계약금 1,000,000원을 현금으로 지급하다.
   (8) 부산약품으로부터 외상매입한 약품대금 500,000원을 현금지불하고 50,000원을 할인받다.
   (9) A회사로부터 단체 건강진단을 한 대가로 약속어음 100,000원을 받다.
   (10) 한국병원에서 중간예납으로 300,000원의 법인세를 납부하다.

6. 다음은 한국병원의 20×1년도 10월 말 수정전잔액시산표이다. 결산수정사항에 의해 수정분개를 하고 수정후잔액시산표, 재무상태표, 손익계산서를 작성하시오.

합계잔액시산표(수정전)

(20×1년 10월 30일)

잔액	합계	계정과목	합계	잔액
2,000,000	3,000,000	현금	1,000,000	
200,000	200,000	약품		
100,000	100,000	공기구비품		
1,000,000	1,000,000	임차보증금		
	100,000	외상매입금	200,000	100,000
		단기차입금	1,000,000	1,000,000
		기본금	2,000,000	2,000,000
		의료수익	300,000	300,000
100,000	100,000	인건비		
3,400,000	4,500,000	합계	4,500,000	3,400,000

〈월말수정사항〉

① 10월분 임차료 10,000원을 미지급한 상태에 있다.

② 10월분 차입금이자 20,000원을 미지급한 상태에 있다.

③ 약품재고는 20,000원이다.

CHAPTER 4

병원재무제표의 이해

1. 재무상태표
2. 손익계산서
3. 기본금변동계산서
4. 현금흐름표
5. 재무제표 간 상관관계

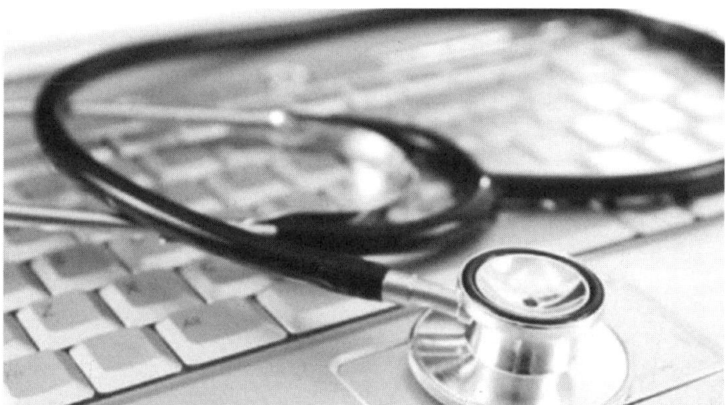

병원재무제표를 분석하여 병원의 경영상태와 경영성과를 진단한다.

병원경영분석에서 주로 이용되는 재무제표는 병원의 이해관계자에게 재무정보를 제공하기 위해 작성되는 회계보고서로서 재무상태에 대한 정보를 제공하는 재무상태표, 경영성과에 대한 정보를 제공하는 손익계산서, 그리고 현금흐름에 대한 정보를 제공하는 현금흐름표 등으로 구성된다. 기업재무제표에는 재무상태표, 손익계산서, 현금흐름표, 이익잉여금처분계산서, 자본변동표 및 주석이 있는 반면, 병원재무제표에서는 의료기관회계기준규칙(보건복지부령 제257호)과 재무제표세부작성방법고시(보건복지부고시 제2015-384호)에 따른 재무상태표, 손익계산서, 기본금변동계산서, 현금흐름표 및 주기와 주석이 있으며, 2015년 의료기관 「재무제표세부작성방법」고시 개정안에 따라 변경된 내용을 수정한 재무제표를 활용하였다. 본 장에서는 병원경영분석의 기초자료인 재무상태표, 손익계산서, 기본금변동계산서, 현금흐름표 등을 중심으로 자료의 구성과 내용에 대해 살펴보고자 한다.

1 재무상태표

재무상태표(statement of financial position)는 일정시점(결산기 말)에서 병원의 자산, 부채, 자본에 관한 정보를 제공하는 재무보고서이다. 재무상태표는 작성방법에 따라 계정식과 보고식 재무상태표가 있다. 계정식 재무상태표에서는 차변과 대변으로 구분하여 각각 자산과 부채 및 자본을 기재하며, 보고식 재무상태표에서는 위에서 아래 방향으로 자산, 부채, 자본의 순서로 기재한다. 보고식으로 작성된 재무상태표 양식은 〈표 4-1〉과 같다.

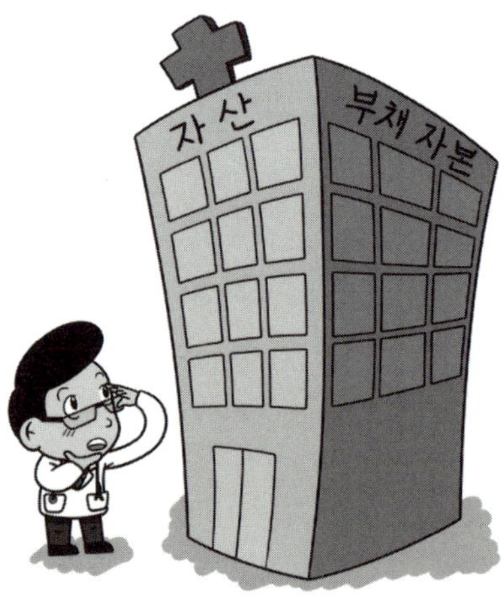

재무상태표는 결산기 말에서 병원의 자산, 부채와 자본에 관한 정보를 제공한다.

재무상태표를 통하여 자금운용(자산)과 조달원천(부채와 자본)의 관계를 파악할 수 있다. 재무상태표의 자산항목은 병원이 조달한 자금의 운용(투자활동)을 나타내며, 부채와 자본항목은 자금의 조달(자본구조)을 나타낸다. 재무상태표는 일정한 시점에서 병원의 투자활동과 자금조달활동의 결과를 정리한 보고서라고 할 수 있다.

| 표 4-1 | 재무상태표

계정과목	당기	전기
	금액	금액
자　　산		
Ⅰ. 유동자산	×××	×××
(1) 당좌자산	×××	×××
1. 현금및현금성자산	×××	×××
2. 단기금융상품	×××	×××
:	:	:
(2) 재고자산	×××	×××
1. 약품	×××	×××
2. 진료재료	×××	×××
:	:	:
Ⅱ. 비유동자산	×××	×××
(1) 투자자산	×××	×××
1. 장기금융상품	×××	×××
2. 투자유가증권	×××	×××
:	:	:
(2) 유형자산	×××	×××
1. 토지	×××	×××
2. 건물	×××	×××
:	:	:
(3) 무형자산	×××	×××
1. 영업권	×××	×××
2. 창업비	×××	×××
:	:	:
(자산총계)	×××	×××
부　　채		
Ⅰ. 유동부채	×××	×××
1. 매입채무	×××	×××
2. 단기차입금	×××	×××

:	:	:
Ⅱ. 비유동부채	×××	×××
1. 장기차입금	×××	×××
2. 외화장기차입금	×××	×××
Ⅲ. 고유목적사업준비금	×××	×××
Ⅳ. 의료발전준비금	×××	×××
(부채총계)	×××	×××
자 본		
Ⅰ. 기본금(기본재산)	×××	×××
1. 법인기본금	×××	×××
2. 기타기본금	×××	×××
Ⅱ. 자본잉여금	×××	×××
1. 자산재평가적립금	×××	×××
2. 기타자본잉여금	×××	×××
Ⅲ. 포괄손익누계액	×××	×××
Ⅳ. 이익잉여금(결손금)	×××	×××
1. 차기이월이익잉여금(결손금)	×××	×××
2. 당기순이익(순손실)	×××	×××
:	:	:
(자본총계)	×××	×××
(부채와 자본총계)	×××	×××

1.1 자산

재무상태표상의 자산항목은 유동성이 높은 순서에 따라 배열함을 원칙으로 한다. 유동성(liquidity)은 자산의 현금 전환 정도를 의미하며 현금화가 용이한 자산을 유동성이 높은 자산이라고 한다. 자산은 유동자산과 비유동자산으로 구분하고 유동자산, 비유동자산 순으로 배열한다.

유동자산은 유동화의 정도에 따라 현금 및 현금성자산, 단기금융상품, 유가증권(단기매매증권, 단기매도가능증권 등), 의료미수금과 재고자산의 순으로 배열되어 있으며, 비유동자산(또는 고정자산)은 투자자산, 유형자산과 무형자산의 순으로 배열되어 있다. 유동자산은 유동성이 높은 자산부터 낮은 순서로 배열하는 것을 원칙으로 하나, 비유동자산 중에서 유형자산의 구분표시는 이와 반대로 유동성이 낮은 자산부터 높은 순으로 배열하는 고정성 배열법이 적용되는데, 이는 중요성의 원칙과 회계 관행에 따라 정해진 것이다.

유동자산

유동자산(current assets)은 재무상태표의 작성일로부터 1년 이내에 현금으로 전환되거나 전환이 예상되는 자산을 말하며, 현금화의 정도에 따라 당좌자산과 재고자산, 기타유동자산으로 구분하고 있다.

당좌자산(quick assets)은 유동자산 중에서 환금성이 가장 높은 자산으로 단기간에 현금화시킬 수 있는 현금및현금성자산, 단기금융자산, 의료미수금(재원미수금, 퇴원미수금, 외래미수금, 기타미수금), 미수금(의료미수금을 제외한 미수채권), 단기대여금 등이 포함된다.[1] 한편 재고자산(inventories)은 병원이 정상적인 의료활동과정에서 소비할 목적으로 보유하고 있는 자산을 말하며 소비과정을 거쳐야만 현금화시킬 수 있는 자산으로서 당좌자산에 비하여 유동성이 낮은 자산이다. 재고자산에는 약품, 진료재료, 급식재료, 일반저장품, 의료소모품, 미착재료 등이 포함된다.

비유동자산

비유동자산(non-current assets)은 정상적인 의료서비스 활동에 투자되어 운용되고 있는 자산으로서 현금화하는 데 1년 이상이 소요되고 사용형태가 급격하게 변하지 않는 자산을 말한다. 비유동자산은 투자자산, 유형자산과 무형자산 그리고 기타비유동자산으로 분류되며, 토지를 제외한 대부분의 유 · 무형자산은 감가상각이라는 절차를 통해 장기간에 걸쳐 비용으로 처리된다.

투자자산(long-term investments)은 장기적인 투자수익을 목적으로 보유하

---

1 현금성자산은 큰 거래비용 없이 현금전환이 용이하고 이자율 변동에 따른 가치변동위험이 중요하지 않은 유가증권 및 단기금융상품으로서 취득 당시 만기가 3월 내에 도래하는 것을 말한다.

는 채권 및 주식 등의 금융자산, 영업활동에 사용되지 않는 투자부동산(토지 및 건물), 특정목적(퇴직금 지급, 설비확장, 채무상환 등)의 장기성 예금, 그리고 다른 기업에 대한 중대한 영향력 행사나 지배를 목적으로 장기간 보유하는 주식(관계기업투자주식)이 포함된다. 투자자산은 병원의 고유한 영업목적에 사용되지 않는다는 점에서 유형자산과 구분되며, 장기적으로 보유하고 있다는 점에서 단기투자목적의 유동자산과 구분된다. 투자자산에는 장기금융상품, 장기투자증권(매도가능증권과 만기보유증권), 장기대여금, 퇴직보험예치금, 보증금, 이연법인세차, 기타의 투자자산 등이 포함된다.

유형자산(tangible assets)은 병원의 정상적인 의료활동과정에서 장기간(1년 이상) 사용하기 위하여 소유하고 있는 유형의 자산을 말하며, 토지, 건물, 구축물, 기계장치, 의료장비, 차량운반구, 공기구비품, 기타유형자산, 건설 중인 자산 등을 포함한다.

무형자산(intangible assets)은 물리적 형태는 없으나 병원의 수익창출에 기여할 것으로 예상되는 자산으로 영업권, 산업재산권(특허권, 의장권, 상표권, 저작권 등) 등을 포함한다.

1.2 부채와 자본

부채

부채(debt)는 상환만기가 빠른 순으로 기록되며, 상환기간을 기준으로 하여 1년 이내에 상환해야 하는 부채는 유동부채로 분류하며, 적어도 1년이 경과해야만 상환되는 부채를 비유동부채로 분류하고 있다.

유동부채(current liabilities)는 일상적인 상거래에서 발생하는 영업상의 채무와 만기가 1년 이내인 지급채무로 구성된다. 유동부채에는 매입채무, 단기차입금, 미지급금, 선수금, 예수금, 미지급비용, 유동성장기부채, 선수수익, 예수보증금, 단기부채성충당금, 임직원단기차입금 등이 속한다. 한편 **비유동부채**(non-current liabilities)는 만기가 1년 이상인 장기성 부채로서 장기차입금, 외화장기차입금, 금융리스미지급금, 장기성매입채무, 퇴직급여충당금, 이연법인세대, 임대보증금 등이 비유동부채에 속한다. 그 외 부채항목으로 고유목적사업준비금이 있다.[2]

자본

자본(equity)은 기업의 소유자인 주주에게 귀속되는 소유자지분을 의미한다. 자본은 자산총액에서 부채총액을 차감한 잔여지분, 즉 자본금, 자본잉여금, 이익잉여금과 자본조정으로 분류된다. 병원은 기업과 달리 자본을 기본금, 자본잉여금, 기타포괄손익누계액, 이익잉여금으로 분류한다. 여기서 기본금은 병원 설립자가 출연한 출연금으로 법인기본금과 기타기본금을 포함한다. 자본잉여금(capital surplus)은 자본거래(증자, 감자 등)에서 발생된 잉여금으로 주식발행초과금, 감자차익과 기타자본잉여금 등이 포함되나, 병원은 재평가적립금을 제외하고는 자본거래로부터 발생하는 잉여금이 거의 없다. 기타포괄손익누계액은 재평가잉여금과 해외사업환산손익으로 구분한다. 이익잉여금은 차기이월이익잉여금과 당기순이익을 포함한다.

1.3 재무상태표의 한계

재무상태표는 일정한 시점에서 자금의 운용결과와 조달원천을 나타내는 보고서이기 때문에 병원의 재무상태를 평가하는 데 유용한 자료로 이용되고 있다. 특히 재무상태표의 정보는 병원의 유동성(단기채무지급능력), 부채상환능력과 이익창출능력 등을 평가하는 데 유용하게 이용될 수 있다.[3]

---

2 고유목적사업준비금을 결산서에서 인식하는 경우 해당고유목적사업준비금은 유동부채 및 비유동부채와 별도로 구분하여 표시한다.

3 재무적 탄력성은 현금흐름의 금액과 시기를 효과적으로 조절할 수 있어서 예상하지 않은 자금수요 또는 투자기회에 대처할 수 있는 병원의 능력을 의미한다.

그러나 재무상태표는 다음과 같은 몇 가지 한계점을 가지고 있다.[4]

첫째, 재무상태표는 역사적 원가주의(historical cost principle)에 입각하여 작성되기 때문에 현행 시장가치(current market value)를 나타내지 못한다는 점이다. 따라서 재무상태표상의 자산가치와 경제적 실질가치 사이에 차이가 있을 수 있다. 또한 물가변동으로 인한 화폐성 자산 · 부채의 구매력손익과 비화폐성 자산 · 부채의 보유손익이 재무상태표에 반영되지 않는다. 어떤 자원들은 아예 공시조차 되지 않기 때문에 재무상태표상의 순자산액이 공정한 시장가치를 나타낸다고 볼 수 없다.

둘째, 재무상태표에는 많은 질적 정보 또는 비계량적 정보가 반영되어 있지 않다는 점이다. 모든 회계처리가 실제로 발생한 거래를 기준으로 이루어지기 때문에 어떤 자원은 미래의 현금흐름을 창출하기 위해 사용되었음에도 불구하고 그 자원이 재무상태표에 기재되지 않는 경우가 있다. 예로서 인적자원을 들 수 있다. 경영능력이 탁월한 경영집단은 병원의 미래 현금흐름을 증가시키는 중요한 인적자원임에도 불구하고 재무상태표에는 이러한 가치가 기재되지 않는다.

셋째, 대체적 회계처리방법이 지나치게 많이 인정되고 있다는 점이다. 기업회계기준에서 인정하고 있는 여러 회계처리방법 중에서 하나를 선택하여 회계처리를 할 수 있기 때문에 여러 병원의 재무상태표를 비교 · 분석하는 것이 어려울 뿐만 아니라 동일 병원이라 하더라도 회계처리방법을 변경하는 경우에는 재무상태표를 기간별로 비교하는 것도 현실적으로 어려운 일이다.

넷째, 재무상태표를 작성하는 데 주관적인 판단이 많이 개입된다는 점이다. 예를 들어 병원의 재무구조가 부실한 경우 이를 은폐하기 위하여 자산을 가공하거나 부채를 미계상하는 분식회계의 가능성이 있다.

다섯째, 일반적으로 인정된 회계원칙하에서는 부외금융(off-balance sheet financing)현상이 발생할 가능성이 있다는 점이다. 예를 들어 비유동자산을 구입하지 않고 리스를 이용하는 경우에 리스이용자(임차인)가 운용리스로 회계처리하면, 리스이용자는 리스의무를 재무상태표에 부채로 계상하지 않고도 비유동

4 권수영 · 이재경, 중급 재무회계, 박영사, 2005, pp.116~117.

자산의 구입대금을 조달한 것과 동일한 경제적 효과를 얻게 된다.

이상과 같은 한계로 인하여 재무상태표는 특정시점에서의 재무상태, 즉 자산과 부채 및 소유주지분을 실질적으로 평가하여 작성하는 것이 아니라, 단순히 정해진 회계처리방법에 따른 회계기록의 결과로 차기에 이월될 잔액의 나열에 불과하고 회계실체의 정확한 경제적 상태를 나타내 주지 못한다는 비판을 받고 있다. 그러므로 재무상태표를 분석하는 경우에는 재무상태표상에 나타나지 않지만 재무상태를 파악하는 데 중요한 정보를 보완적으로 이용하여야 한다.

2 손익계산서

손익계산서(income statement : I/S)는 일정기간 동안 병원에서 발생한 수익과 비용을 대응시켜 당해기간의 손익을 표시한 보고서로서 병원의 종합적인 경영성과를 나타내는 재무제표이다.

의료기관회계기준규칙에서는 이익항목을 의료이익, 법인세비용차감전순이익, 당기순이익으로 구분·표시하도록 규정하고 있다. 이에 따라 본서는 의료이익, 법인세차감전순이익, 당기순이익으로 구분·표시한다. 병원의 손익계산서 양식은 〈표 4-2〉와 같다.[5]

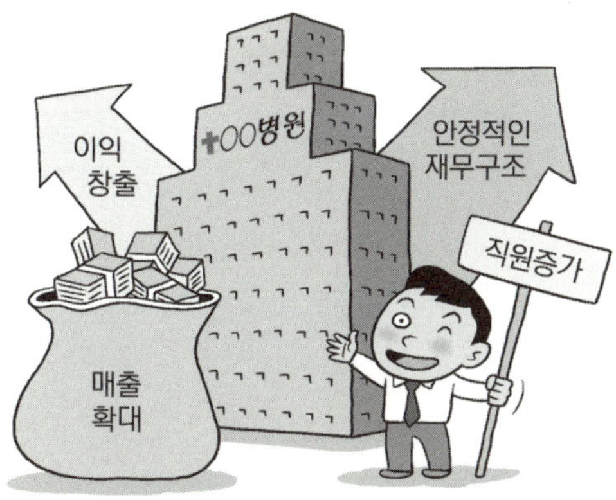

손익계산서는 병원의 종합적인 경영성과를
나타내는 재무제표이다.

---

5 한국채택국제회계기준(K-IFRS)에서 손익계산서는 법인세차감전순손익에서 법인세를 차감하고 중단영업손실을 차감한 후 당기순손익을 도출하지만 병원에서는 중단영업손익이 발생하지 않으므로 법인세를 차감한 후 바로 당기순손익으로 표시한다. 한편 한국채택국제회계기준에서 포괄손익계산서는 당기순이익과 기타포괄손익(해외사업장환산차익, 매도가능금융자산, 부동산재평가이익 등)을 구분·표시하도록 되어 있다.

| 표 4-2 | 손익계산서

계정과목	당기	전기
	금액	금액
Ⅰ. 의료수익		
1. 입원수익	×××	×××
2. 외래수익	×××	×××
⋮	⋮	⋮
(의료수익계)	×××	×××
Ⅱ. 의료비용		
(1) 인건비	×××	×××
1. 급여	×××	×××
2. 퇴직급여	×××	×××
⋮	⋮	⋮
(2) 재료비	×××	×××
1. 약품비	×××	×××
2. 진료재료비	×××	×××
⋮	⋮	⋮
(2) 관리운영비	×××	×××
1. 복리후생비	×××	×××
2. 여비교통비	×××	×××
⋮	⋮	⋮
(의료비용계)	×××	×××
Ⅲ. 의료이익(손실)	×××	×××
Ⅳ. 의료외수익	×××	×××
1. 의료부대수익	×××	×××
2. 이자수익	×××	×××
3. 자산수증이익	×××	×××
4. 채무변제이익	×××	×××
⋮	⋮	⋮
Ⅴ. 의료외비용	×××	×××
1. 의료부대비용	×××	×××
2. 이자비용	×××	×××
3. 재해손실	×××	×××
⋮	⋮	⋮
Ⅵ. 법인세차감전순이익(순손실)	×××	×××
Ⅶ. 법인세비용	×××	×××
Ⅷ. 고유목적사업준비금설정전당기순이익	×××	×××
Ⅸ. 고유목적사업준비금전입액	×××	×××
Ⅹ. 고유목적사업준비금환입액	×××	×××
Ⅺ. 당기순이익(순손실)	×××	×××

2.1 손익계산서의 내용

의료이익

의료수익(medical revenue)은 의료활동을 통하여 의료서비스를 제공한 대가로 얻어지는 수익으로 입원수익, 외래수익, 기타의료수익으로 구분된다. 의료비용(medical expense)은 의료서비스를 제공하는 과정에서 소비된 비용으로 인건비(급여, 제수당, 퇴직급여), 재료비(약품비, 진료재료비, 급식재료비), 관리운영비(복리후생비, 여비교통비, 통신비, 전기수도료, 세금과 공과금 등)로 구분된다.

의료이익(medical income)은 의료수익에서 의료비용을 차감한 이익으로 의료활동의 효율성을 측정하는 근거가 된다.

법인세비용차감전순이익

법인세비용차감전순이익(income before income tax expenses)은 의료이익에서 의료외손익을 가감하고 고유목적사업준비금전입액을 차감시켜 측정된다.[6]

그리고 의료외손익은 의료수익을 창출하기 위한 의료활동 이외의 보조적 또는 부수적인 활동에서 발생하는 손익이다. 의료외수익(non-medical income)에 의료부대수익(주차장직영수익, 매점직영수익, 일반식당직영수익, 영안실수익 등), 이자수익, 배당금수익, 임대료수익(영안실임대수익, 매점임대수익), 연구수익, 단기매매증권처분이익, 외환차익, 외화환산이익, 투자자산처분이익, 유형자산처분이익, 대손충당금환입, 기부금수익, 자산수증이익, 채무면제이익 및 보험차익 등이 포함된다. 그리고 의료외비용(non-medical expenses)에는 의료부대비용(주차장직영비용, 매점직영비용, 일반식당직영비용, 영안실직영비용 등), 기부금, 이자비용, 기타의 대손상각비, 연구비용, 단기매매증권처분손실, 외환차손, 외화환산손실, 투자자산처분손실, 유형자산처분손실, 재고자산감모손, 재해손실

---

6 학교법인, 국립대학병원, 서울대학병원, 의료법인 등에서 이익금의 일부 또는 전부를 고유목적사업준비금으로 편입하기 위해 결산서에 반영하는 경우 해당 금액을 고유목적사업준비금전입액으로 처리한다.

등이 포함된다.

당기순이익

법인세는 사업활동을 수행함에 따라 발생된 소득에 대하여 법인세법의 규정에 따라 부과되는 조세이다. 법인 형태의 의료기관은 법인세 비과세 수익사업에 포함되지 않기 때문에 일반 영리법인과 마찬가지로 15~27%의 법인세가 과세된다.

당기순이익(net income)은 최종적인 경영활동의 결과로서 발생되는 이익이며, 법인세비용차감전순이익에서 회계이익에 근거한 법인세를 차감하여 측정된다. 그러므로 당기순이익은 자기자본의 투자성과를 측정하는 척도가 된다.

2.2 손익계산서의 한계

손익계산서는 일정한 기간 동안에 발생한 수익과 비용을 대응시켜 작성되는 재무제표로서 병원의 경영성과를 평가하는 데 유용한 자료이다. 그러나 재무상태표에서와 마찬가지로, 수익과 비용의 측정 및 표시방법의 차이로 인하여 다음과 같은 한계점을 지니고 있다.

첫째, 회계이익이 병원의 현금동원능력을 의미하지 않는다. 회계이익은 모든 수익과 비용을 실현주의와 발생주의에 기초하여 인식하는 한편 기간적으로 대응시켜 측정되는 이익의 개념이기 때문에, 모든 수익과 비용을 실현주의에 기초하여 측정되는 현금흐름과 상당한 차이가 있다. 예를 들어 회계이익을 산출할 때 의료활동에 필요한 시설의 구입대금을 자본적 지출로 인식하여 구입대금의 일부만을 당기의 비용으로 처리하지만, 현금흐름에서는 구입대금을 모두 당기의 현금유출로 처리하고 있다.

둘째, 재무상태표와 마찬가지로 손익계산서를 작성하는 작성자의 주관이 개입될 가능성이 높다는 점이다. 예를 들어 원가배분 또는 대손율 추정 등에서 개인의 주관이 작용할 수 있다.

셋째, 수익은 당해연도 초에 정해진 의료수가에 의하여 측정되는 반면에 비용은 역사적 원가에 의하여 측정된다는 점이다. 따라서 인플레이션이 심할 때 회계이익에 근거하여 병원의 경영성과를 평가하는 경우 그릇된 판단을 가져올 수 있다는 점이다.

넷째, 여러 가지 회계처리방법 중에서 하나의 방법을 이용하여 회계처리를 할 수 있기 때문에 병원 간 비교가 어려울 뿐만 아니라 동일병원에서도 회계처리방법을 변경할 수 있기 때문에 기간별 비교가 어려우며, 회계방법 및 추정의 변경으로 이익조작의 문제가 발생될 수 있다는 점이다.

다섯째, 회계이익에는 병원출연자의 기회비용이 반영되어 있지 않다는 점이다. 순이익은 채권자들에 대한 금융비용을 공제한 후 계산되지만, 출연자의 자본비용(기회비용)인 자기자본비용이 반영되어 있지 않다.

여섯째, 손익계산서에는 포함되지 않지만 병원의 경영성과에 중대한 영향을 미치는 요인으로 계량화할 수 없는 질적인 요소가 많다는 점이다. 예를 들어 의료진의 숙련도, 기술수준, 병원의 브랜드와 평판 등과 같은 요인은 손익계산서에 반영되어 있지 않다.

3 기본금변동계산서

이익잉여금은 배당금 등으로 사외에 유출되지 않고 사내에 유보된 이익으로서 회계연도 말까지 누적된 잉여금을 말한다. 이익잉여금은 손익계산서와 재무상태표를 연결시키는 중요한 항목으로서 이익잉여금의 변동내역은 주주, 채권자 및 기타 이해관계자에게 매우 중요하기 때문에 이익잉여금의 변동에 관한 정보를 제공할 수 있는 재무제표가 필요한 것이다. 이와 같은 필요성에서 작성되는 재무제표가 바로 이익잉여금처분계산서이다.

그러나 병원에서는 이익잉여금처분계산서 대신 **기본금변동계산서**를 작성한다. 그 이유로 병원은 주주가 없고 배당을 하지 않으므로 이익잉여금에 대한 처분내용을 자세하게 알릴 필요가 없기 때문이다. 병원에서 작성하는 기본금변동계산서는 기본금, 자본잉여금, 이익잉여금, 기타포괄손익누계액, 이익잉여금처분액, 차기이월이익잉여금으로 구분하여 표시하며, 의료기관회계기준규칙에 따른 기본변동계산서 양식은 〈표 4-3〉과 같다.

| 표 4-3 | 기본금변동계산서

계정과목	당기	전기
	금액	금액
Ⅰ. 기본금	×××	×××
1. 법인기본금	×××	×××
2. 기타기본금	×××	×××
:	:	:
Ⅱ. 자본잉여금	×××	×××
1. 자산재평가적립금	×××	×××
:	:	:
Ⅲ. 기타포괄손익누계액	×××	×××
1. 재평가잉여금	×××	×××
2. 해외사업환산손익	×××	×××
:	:	:
Ⅳ. 이익잉여금	×××	×××
1. 전기이월이익잉여금(결손금)	×××	×××
2. 회계변경의 누적효과	×××	×××
:	:	:
Ⅴ. 이익잉여금처분액	×××	×××
1. 기본금대체액	×××	×××
:	:	:
Ⅵ. 차기이월이익잉여금	×××	×××

4 현금흐름표

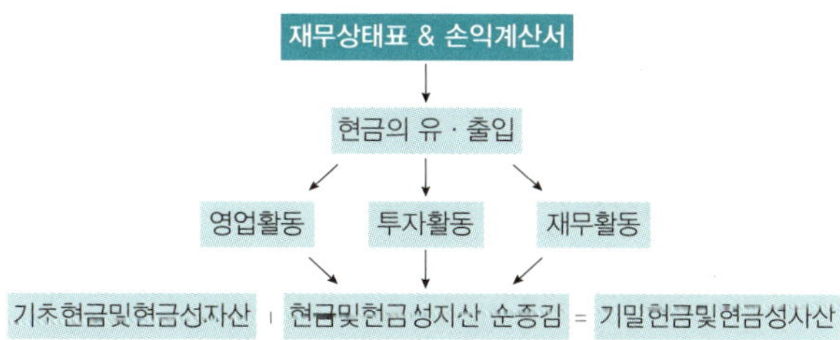

현금흐름표는 일정한 기간에서 병원이 조성한 현금과 사용한 현금의 내역을 정리한 보고서이다.

현금흐름표(statement of cash flows)는 일정 기간 병원이 조성한 현금과 사용한 현금의 내역을 정리한 보고서를 말한다. 현금흐름표에서는 현금의 변동내용을 명확하게 보고하기 위하여 당해 회계기간에 속하는 현금유입과 현금유출의 내용을 의료활동, 투자활동과 재무활동 등 세 가지 활동부문으로 구분하여 표시하고 있다. 따라서 현금흐름표를 통하여 일정기간 동안에 일어난 현금흐름의 변동원인, 미래의 현금흐름창출능력 및 현금결제능력 등에 관한 유용한 정보를 얻을 수 있다.

현금흐름표에서 의료활동으로 인한 현금흐름은 당기순이익에 현금유입이 없는 수익은 차감하고 현금유출이 없는 비용은 가산한 후 의료활동으로 인한 자산 · 부채의 변동을 포함시켜 측정한다. 투자활동을 통한 현금흐름은 자산을 취득하거나 처분하여 발생하는 현금흐름으로 유형자산이나 투자자산을 매입함으로써 현금유출이 발생하게 되고 유형자산이나 투자자산을 매각함으로써 현금유입이 발생된다. 이러한 비유동자산이나 투자자산의 매입 또는 매각에 의해 발생하는 현금흐름은 투자활동을 통한 현금흐름이다. 재무활동을 통한 현금흐름은 병원경영활동에 필요한 부채와 자본을 조달하거나 상환하는 것과 관련된 현금흐름이다. 이때 부채 중 유동부채의 변화에 따른 현금흐름은 의료(영업)활동에 관련된 현금흐름에 포함시키며, 비유동부채의 변화분만 재무활동에 따른 현금흐름에 포함시킨다. 재무활동에 따른 현금흐름은 장기부채를 상환(차입)하거나 자본금을 증자 또는 감자하는 것과 관련된 현금흐름이다. 의료기관회계기준규칙에 따른 현금현름표 양식은 〈표 4-4〉와 같다.

| 표 4-4 | 현금흐름표

계정과목	당기	전기
	금액	금액
Ⅰ. 의료활동으로 인한 현금흐름	×××	×××
(1) 당기순이익(순손실)	×××	×××
(2) 현금의 유출이 없는 비용 등의 가산	×××	×××
1. 감가상각비	×××	×××
2. 퇴직급여	×××	×××
:	:	:
(3) 현금의 유입이 없는 수익 등의 차감	×××	×××
1. 채무변제이익	×××	×××
2. 외화환산이익	×××	×××
:	:	:
(4) 의료활동으로 인한 자산 · 부채의 변동	×××	×××
1. 재고자산의 감소(증가)	×××	×××
2. 매출채권의 감소(증가)	×××	×××
:	:	:
Ⅱ. 투자활동으로 인한 현금흐름	×××	×××
(1) 투자활동으로 인한 현금유입액	×××	×××
1. 단기금융상품의 처분	×××	×××
2. 토지의 처분	×××	×××
:	:	:
(2) 투자활동으로 인한 현금유출액	×××	×××
1. 현금의 단기대여	×××	×××
2. 토지의 취득	×××	×××
:	:	:
Ⅲ. 재무활동으로 인한 현금흐름	×××	×××
(1) 재무활동으로 인한 현금유입액	×××	×××
1. 단기차입금의 차입	×××	×××
:	:	:
(2) 재무활동으로 인한 현금유출액	×××	×××
1. 단기차입금의 상환	×××	×××
:	:	:
Ⅳ. 현금의 증가(감소)(Ⅰ+Ⅱ+Ⅲ)	×××	×××
Ⅴ. 기초의 현금	×××	×××
Ⅵ. 기말의 현금	×××	×××

알아두기

의료기관회계기준규칙

제1조(목적) 이 규칙은 「의료법」 제62조에 따라 의료기관의 개설자가 준수하여야 하는 의료기관 회계기준을 정함으로써 의료기관 회계의 투명성을 확보함을 목적으로 한다.

제2조(의료기관 회계기준의 준수대상) ① 「의료법」 제62조제2항에 따라 의료기관 회계기준을 준수하여야 하는 의료기관의 개설자는 100병상 이상의 종합병원(이하 '병원'이라 한다)의 개설자를 말한다.

② 제1항에 따른 병상 수는 해당 병원의 직전 회계연도의 종료일을 기준으로 산정한다.

제3조(회계의 구분) ① 병원의 개설자인 법인(이하 '법인'이라 한다)의 회계와 병원의 회계는 이를 구분하여야 한다.

② 법인이 2 이상의 병원을 설치 · 운영하는 경우에는 각 병원마다 회계를 구분하여야 한다.

제4조(재무제표) ① 병원의 재무상태와 운영성과를 나타내기 위하여 작성하여야 하는 재무제표는 다음 각호와 같다.

1. 재무상태표
2. 손익계산서
3. 기본금변동계산서(병원의 개설자가 개인인 경우를 제외한다)
4. 현금흐름표

② 제1항의 규정에 의한 재무제표의 세부작성방법은 보건복지부장관이 정하여 고시한다.

제5조(회계연도) 병원의 회계연도는 정부의 회계연도에 따른다. 다만, 「사립학교법」에 따라 설립된 학교법인이 개설자인 병원의 회계연도는 동법 제30조의 규정에 의한 사립학교의 학년도에 따른다.

제6조(계정과목의 표시) 제4조의 규정에 의한 재무제표는 이 규칙에서 정한 계정과목을 사용하여야 한다. 다만, 계정과목을 정하지 아니한 것은 그 성질이나 금액이 유사한 계정과목으로 통합하여 사용하거나 그 내용을 나타낼 수 있는 적절한 계정과목을 신설하여 사용할 수 있다.

제7조(재무상태표) ① 재무상태표는 재무상태표 작성일 현재의 자산 · 부채 및 자본에 관한 항목을 객관적인 자료에 따라 작성하여야 한다.

② 제1항에 따른 재무상태표는 별지 제1호서식에 따른다.

제8조(손익계산서) ① 손익계산서는 회계기간에 속하는 모든 수익과 이에 대응하는 모든 비용을 객관적인 자료에 따라 작성하여야 한다.

② 제1항의 규정에 의한 손익계산서는 별지 제2호서식에 의한다.

제9조(기본금변동계산서) ① 기본금변동계산서는 기본금과 이익잉여금의 변동 및 수정에 관한 사항을 객관적인 자료에 따라 작성하여야 한다.

② 제1항의 규정에 의한 기본금변동계산서는 별지 제3호서식에 의한다.

제10조(현금흐름표) ① 현금흐름표는 당해 회계기간에 속하는 현금의 유입과 유출내용을 객관적인 자료에 따라 작성하여야 한다. 다만, 병원의 개설자가 「사립학교법」에 따라 설립된 학교법인 또는 「지방공기업법」에 따라 설립된 지방공사인 경우에는 자금수지계산서로 이를 갈음할 수 있다.

② 제1항의 규정에 의한 현금흐름표는 별지 제4호서식에 의한다.

제11조(결산서의 제출 및 공시) ① 병원의 장은 매 회계연도 종료일부터 3월 이내에 다음 각 호의 서류를 첨부한 결산서를 보건복지부장관에게 제출하여야 한다.

1. 재무상태표와 그 부속명세서
2. 손익계산서와 그 부속명세서
3. 기본금변동계산서(병원의 개설자가 개인인 경우를 제외한다)
4. 현금흐름표

② 법인은 제1항제1호 및 제2호에 따른 병원의 재무상태표와 손익계산서를 보건복지부장관이 정하는 인터넷 사이트에 공시하여야 한다.

제12조(규제의 재검토) 보건복지부장관은 제11조에 따른 결산서의 내용에 대하여 2015년 1월 1일을 기준으로 매 2년이 되는 시점(매 2년이 되는 해의 1월 1일 전까지를 말한다)마다 그 타당성을 검토하여 개선 등의 조치를 하여야 한다.

5 재무제표 간의 상관관계

이상에서 설명한 재무상태표, 손익계산서, 기본금변동계산서와 현금흐름표는 서로 유기적으로 연결되어 있다. 재무상태표는 이익잉여금을 통하여 손익계산서 및 기본금변동계산서와 연계되어 있다. 그리고 현금흐름표는 당기순이익, 현금유출 또는 현금유입이 없는 비용이나 수익 등을 통해 손익계산서와 연계되어 있으며, 자산 · 부채 및 자본의 변동을 통하여 재무상태표와 연계되어 있다. 이와 같은 재무제표 간의 상관관계를 그림으로 나타내면 [그림 4-1]과 같다.

그림 4-1 | 재무제표 간의 상관관계

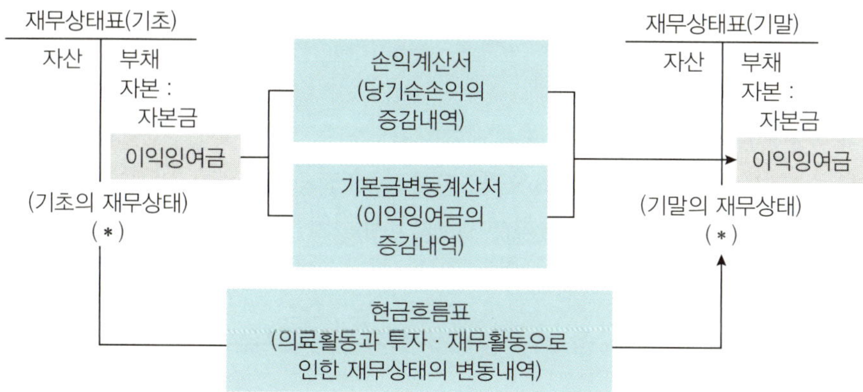

자료 : 송인만 · 윤순석, 중급재무회계, 신영사, 2000, p.878.

KEY WORD

주·요·용·어

■ **재무상태표(statement of financial position)**

대차대조표(balance sheet : B/S)라고도 한다. 일정시점(결산기 말)에서 병원의 자산, 부채, 자본에 관한 정보를 제공하는 재무보고서를 말한다.

■ **유동성(liquidity)**

자산의 현금화 전환 정도를 의미하며 현금화가 용이한 자산을 유동성이 높은 자산이라고 한다.

■ **유동자산(current assets)**

재무상태표의 작성일로부터 1년 이내에 현금으로 전환되거나 전환이 예상되는 자산을 말하며, 현금화의 정도에 따라 당좌자산과 재고자산으로 구분한다.

■ **비유동자산(non-current assets)**

정상적인 의료서비스활동에 투자되어 운용되고 있는 자산으로서 현금화하는 데 1년 이상이 소요되고 사용형태가 급격하게 변하지 않는 자산을 말한다. 비유동자산은 투자자산, 유형자산과 무형자산 그리고 기타비유동자산으로 분류되며, 토지를 제외한 대부분의 유·무형자산은 감가상각이라는 절차를 통해 장기간에 걸쳐 비용으로 처리된다.

■ **유동부채(current liabilities)**

일상적인 상거래에서 발생하는 영업상의 채무와 만기가 1년 이내인 지급채무를 말한다.

■ **비유동부채(non-current liabilities)**

만기가 1년 이상인 장기성 부채를 말한다.

■ **자본(equity)**

병원에서 자본은 자산총액에서 부채총액을 차감한 잔여지분으로서 기본금, 자본잉여금, 기타포괄손익누계액, 이익잉여금으로 분류한다. 기본금은 병원설립자가 출연한 출연금으로 법인기본금과 기타기본금을 포함한다.

- **손익계산서(income statement : I/S)**

일정기간 동안 병원에서 발생한 수익과 비용을 대응시켜 당해 기간의 손익을 표시한 보고서로서 병원의 종합적인 경영성과를 나타내는 채무보고서이다. 의료기관회계준칙에서 이익항목을 의료이익, 법인세비용차감전순이익, 당기순이익으로 구분 · 표시하도록 규정하고 있다.

- **의료이익(medical income)**

의료수익에서 의료비용을 차감한 이익으로 의료활동의 효율성을 측정한다.

- **법인세비용차감전순이익(income before income tax expenses)**

의료이익에서 의료외손익을 가감하여 측정된다. 의료외수익과 의료외비용은 이자수익이나 이자비용 등을 포함하는 재무활동의 결과이므로 재무효율성을 측정하는 근거가 된다.

- **당기순이익(net income)**

최종적인 경영활동의 결과로서 발생되는 이익이며, 법인세비용차감전순이익에서 회계이익에 근거한 법인세를 차감하여 측정된다. 당기순이익은 자기자본의 투자성과를 측정하는 척도가 된다.

- **기본금변동계산서**

병원에서는 이익잉여금처분계산서 대신 기본금변동계산서를 작성한다. 그 이유는 병원은 주주가 없고 배당을 하지 않으므로 이익잉여금에 대한 처분내용을 자세하게 알릴 필요가 없기 때문이다. 병원에서 작성하는 기본금변동계산서는 기본금, 자본잉여금, 이익잉여금, 기타포괄손익누계액, 이익잉여금처분액 및 차기이월이익잉여금으로 구분하여 표시한다.

- **현금흐름표(statement of cash flows)**

일정기간 병원이 조성한 현금과 사용한 현금의 내역을 정리한 보고서를 말한다. 현금흐름표에서는 현금의 변동내용을 명확하게 보고하기 위하여 당해 회계기간에 속하는 현금유입과 현금유출의 내용을 의료활동, 투자활동과 재무활동 등 세 가지 활동부문으로 구분하여 표시한다.

EXERCISE

연 · 습 · 문 · 제

1. 재무상태표와 손익계산서를 비교 · 설명하라.

2. 재무상태표와 손익계산서의 한계점을 설명하라.

3. 기본금변동계산서를 설명하라.

4. 현금흐름표에 대해 설명하라.

5. 재무제표 상호관계를 설명하라.

보론 병원재무제표 과목분류 및 해설

1. 재무상태표 과목분류와 내용해설

■ 자산과목

계정과목	해설
Ⅰ. 유동자산	1년 이내에 현금화할 수 있는 자산
(1) 당좌자산	현금과 비교적 단기간 내에 현금화할 수 있는 유동자산
1. 현금및현금성자산	가. 현금 및 타인발행수표 등 통화대용증권과 당좌예금·보통예금 및 현금성자산을 포괄 나. 현금성자산은 큰 거래비용 없이 현금전환이 용이하고 이자율 변동에 따른 가치변동위험이 중요하지 않은 유가증권 및 단기금융상품으로서 취득 당시 만기가 3월 내에 도래하는 것
2. 단기금융상품	금융기관이 취급하는 정기예금·정기적금·사용이 제한된 예금 및 기타 정형화된 상품 등으로 단기자금운용목적으로 소유 또는 기한이 1년 내 도래하는 것
3. 단기매매증권	시장성 있는 회사채·국공채 등과 같은 유가증권으로 단기자금운용목적으로 소유한 것
4. 의료미수금	가. 진료행위로 인하여 발생된 의료미수금, 받을어음, 부도어음 등 나. 의료미수금은 입원 중 발생하여 계상되는 재원미수금, 퇴원환자진료비·외래환자진료비·기타의료수익 중 미회수금액(청구분 및 본인부담금) 다. 재원미수금, 퇴원미수금, 외래미수금은 환자종류에 따라 보험, 급여(보호), 자보, 산재, 일반, 건강진단 등으로 분류
5. 미수금	의료미수금을 제외한 미수채권
6. 단기대여금	회수기간이 1년 이내 도래하는 대여금(임직원에게 대여한 1년 이내 회수가능한 채권 등)
7. 대손충당금	매출채권의 징수불능에 대비하여 설정한 평가성충당금
8. 미수수익	이자, 임대료 등 당기에 속하는 수익 중 미수액
9. 선급금	의료장비 등의 발주를 위해 선급한 금액 ※ 병원을 둘 이상 운영하는 법인이 본원과 분원 간에 전도해 준 전도금(선급금)은 결산 시 정산하여 해당금액으로 처리

10. 선급비용	선급된 비용 중 1년 내에 비용으로 되는 것으로서 선급보험료 · 선급이자 · 선급리스료 등
11. 선급제세	의료수익이나 이자수입 중 원천징수된 세금과 중간예납한 세금 등
12. 기타의 당좌자산	기타 다른 계정에 속하지 아니하는 당좌자산
(2) 재고자산	진료나 병원운영을 위해 보관 중인 유형의 자산
1. 약품	가. 진료목적으로 보유하고 있는 일반약품, 주사약품, 마취약품, 마약, 소독약품, 약국재료 등 나. 약품매입 시 또는 대금결재 시의 에누리 · 할인 · 할증 · 판매장려금 등은 약품매입액에서 차감하여 계상 다. 약국재료는 조제를 위한 약포장지 · 약병 · 연고튜브 · 약조제기기 · 실험정보실재료 등 간접재료
2. 진료재료	가. 진료목적으로 보유하고 있는 각종 재료와 진료용구로서 1년 이내에 사용되는 재료 나. 진료재료는 방사선재료, 검사재료, 수술재료, 치과재료, 의료소모품, 혈액, 동위원소재료 등으로 분류 – 방사선재료 : 진단방사선과의 방사선필름 · 현상약품 · 조영제 · 필름봉투 등 – 검사재료 : 임상검사과 · 병리과 · 기능검사실 등의 시약 · 초자류 등 – 수술재료 : 수술 시 환자 체내에 삽입되는 심장판막 · 인공수정체 · 인공관절 등 – 치과재료 : 치과에서 치료 시 사용하는 금 · 지경 · 석고 · 은 · 질렉스 · 징크세멘 · 수은 등 – 의료소모품 : 중앙공급실에서 공급하는 수술이나 처치용 소모품(붕대 · 거즈 등) 및 내구성 의료용소도구(청진기, 혈압계, 감자류 등) – 동위원소재료 : 핵의학과의 동위원소(1년 내 사용분) · 필름 · 시약 · 장갑 · 컵 등
3. 급식재료	급식을 위한 채소류 · 육류 · 생선류 · 미곡류 등의 재료와 급식용구(접시, 수저 등)
4. 저장품	가. 약품, 진료재료 및 급식재료 이외의 사무 · 수선 · 청소 · 냉난방을 위한 저장품 나. 사무용 · 관리용 사무용품(장부 · 각종서식 · 인쇄물 · 문방구류), 기계부품 등 수선용부품, 냉난방을 위한 유류, 인쇄물, 청소용구 · 청소용품 등 환경용품, 직원복리를 위한 제복 · 포상용 상품 등의 저장품으로 구분
5. 의료부대물품	의료부대수익을 위하여 보유하고 있는 장의용품, 매점용품 등
Ⅱ. 비유동자산(고정자산)	현금화시키는 데 1년 이상 소요되는 자산

(1) 투자자산	투자목적으로 보유하는 자산
1. 장기금융상품	유동자산에 속하지 않는 자산으로서 금융상품 중 만기일이 1년 후에 도래하는 자산
2. 투자유가증권	투자목적으로 보유하는 유동자산에 속하지 않는 자산
3. 장기대여금	회수기간이 1년을 초과하는 장기성대여금
4. 장기대여금대손충당금	장기대여금의 징수불능에 대비하여 설정한 평가성충당금
5. 퇴직보험예치금	퇴직보험료로 납부한 금액에서 보험회사의 사업비충당금액을 차감한 금액
6. 보증금	전세보증금 · 전신전화가입보증금 · 영업보증금 등
7. 이연법인세차	일시적 차이로 인하여 법인세법 등의 법령에 의해 납부할 세금이 법인세비용을 초과하는 경우 초과금액
8. 기타 투자자산	콘도회원권 · 골프회원권 · 임차자산개량비 등의 투자자산
(2) 유형자산	병원의 의료활동과정에서 장기간(1년 이상) 사용하기 위하여 소유하고 있는 실체가 있는 자산
1. 토지	병원이 보유하는 업무용 · 비업무용 토지
2. 건물	병원이 보유하는 병동 · 관리동 · 직원숙소와 같은 일체의 건물과 전기 · 기관 · 난방 · 승강기 · 급배수 · 위생 · 기송관 등의 부속설비
3. 구축물	굴뚝 · 문 · 울타리 · 옹벽 · 도로 · 정원 등과 같이 건물 및 부속설비 이외의 공작물이나 토목설비로서 토지에 고정되어 있는 시설
4. 기계장치	전기설비 · 기계설비 · 냉동설비 · 주방설비(싱크대, 전기밥솥 등) · 세탁설비 등의 기계장치
5. 의료장비	환자진료를 위해 사용되는 의료기구나 용구(병실침대 포함)
6. 차량운반구	승용차, 구급차와 기타의 육상운반구
7. 공기구비품	내용연수가 1년 이상이고 구입가액이 상당액 이상인 일반가구류 · 전기가구류 · 사무용비품 · 병실용비품(상두대) · 공구류 · 집기류 · 전자계산기 등
8. 기타 유형자산	도서, 예술품(그림 등) 등 기타 유형자산에 속하지 아니하는 자산
9. 건설중인 자산	유형자산의 건설을 위해 투입된 재료비, 인건비, 경비, 도급금 등
10. 감가상각누계액	유형자산에 대한 감가상각비의 누계액을 기재하며 당해자산에서 차감형식으로 기재
(3) 무형자산	
1. 영업권	합병, 영업양수 및 전세권 취득 등의 경우 유상으로 취득한 권리
2. 산업재산권	특허권, 의장권, 상표권 등의 재산권

■ 부채과목

계정과목	해설
Ⅰ. 유동부채	상환기일이 1년 이내에 도래하는 부채
1. 매입채무	약품 등 재고자산매입대금의 미지급금
2. 단기차입금	금융기관으로부터 차입한 1년 이내에 상환할 부채
3. 미지급금	일반적 상거래 이외의 거래에서 발생한 1년 이내에 지급할 금액
4. 선수금	일반적 상거래에서 발생한 선수금
5. 예수금	거래상대방 또는 병원직원으로부터 원천징수하여 납부시까지 예수하고 있는 제세와 예수금
6. 미지급비용	발생된 비용 중 미지급한 금액(미지급급여 · 미지급집세 · 미지급이자 등)
7. 미지급제세	당기소득에 대해 납부할 법인세 등 기타 제세의 미지급액
8. 유동성장기부채	장기부채 중 1년 이내에 상환할 부채
9. 선수수익	현금으로 수령하였으나 차기 이후에 속하는 것(선수임차료 · 선수이자 · 선수수수료 등)
10. 예수보증금	업무상 일시적으로 보관하는 보증금(입원보증금 · 하자보증금 등)
11. 단기부채성 충당금	1년 이내에 사용되는 부채성충당금(임직원의 상여금지급충당금 · 연월차수당충당금 등)
12. 임직원단기차입금	임원이나 직원으로부터 일시적으로 차입한 금액(가수금)
13. 기타의 유동부채	기타 다른 계정에 속하지 아니하는 유동부채
Ⅱ. 비유동부채(고정부채)	상환기일이 1년 이후에 도래하는 부채
1. 장기차입금	상환기일이 1년 이후에 도래하는 차입금
2. 외화장기차입금	외화표시차입금으로서 상환기일이 1년 이후에 도래하는 차입금
3. 금융리스미지급금	상환기일이 1년 이후에 도래하는 금융리스미지급금
4. 장기성매입채무	지급기일이 1년 이후에 도래하는 매입채무
5. 퇴직급여충당금	임직원이 일시에 퇴직할 경우에 지급할 금액으로 국민연금퇴직전환금을 차감한 금액
6. 이연법인세대	일시적 차이로 인하여 법인세비용이 법인세법 등의 법령에 의해 납부할 세금을 초과하는 경우 초과금액
7. 임대보증금	임대계약 등을 확실히 하기 위하여 1년 이상 보관하는 보증금
Ⅲ. 고유목적사업준비금	의료기관의 고유목적사업에 사용하기 위해 적립한 적립금

■ 자본과목

계정과목	해설
Ⅰ. 기본금 　1. 법인기본금 　2. 기타기본금	병원설립을 위하여 출연한 금액 병원증축 등을 위해 출연한 금액 중 미등기금액 또는 이익잉여금의 기본금대체액(정부로부터 받는 보조금으로서 시설과 장비보강 등을 위한 자본적 지출성질의 보조금 포함)
Ⅱ. 잉여금	
1. 자본잉여금 　　– 자산재평가적립금 　2. 이익잉여금 　　– 차기이월잉여금 　　– 당기순이익	 자본보존 목적의 자본잉여금 차기로 이월될 잉여금

2. 손익계산서 과목분류와 내용해설

■ 의료수익과목

계정과목	해설
1. 입원수익	① 입원환자 진료에 따른 제반 의료수익 ② 환자 종류별로 보험 · 급여 · 산재 · 일반 · 자보수익 등으로 구분 가능 ③ 사전에 정한 할인율에 따라 특정 기관 및 개인에게 진료비를 에누리 또는 할인해 준 금액, 극빈환자 등을 위한 자선진료에 따른 무료 또는 감면액, 연구용환자에 대한 진료비감면액을 차감하여 계상
2. 외래수익	① 외래환자진료에 따른 제반 의료수익 ② 환자종류별로 구분 가능 ③ 진료비의 에누리 등은 입원수익과 같은 방법으로 차감하여 계상
3. 기타의료수익 　– 건강진단수익 　– 수탁검사수익 　– 직원급식수익 　– 제증명료수익 　– 구급차운영수익 　– 기타수익	 종합건강진단 · 신체검사 · 건강상담 · 예방접종 등에 따른 제반수익 타 병원으로부터 검사 · 촬영 등을 의뢰받아 발생한 수익 병원의 주방시설을 이용하여 병원직원 및 내방객 등에게 식사를 제공하여 발생한 수익 진단서 등의 발급에 따른 수익 환자에게 구급차를 제공하여 발생한 수익 기타 다른 계정에 속하지 아니하는 의료수익(단, 금액적으로 중요한 경우 독립된 계정과목을 설정)

■ 의료비용과목

계정과목	해설
(1) 인건비	
1. 급여	① 본봉 · 직책수당 등 명칭에 관계 없이 근로의 대가로 지급하는 비용 ② 의사급여 · 간호직급여 · 약무직급여 · 의료기사급여 · 영양직급여 · 사무직급여 · 기술직급여 · 기능직급여 · 일용직급여 등으로 나누어 계상 ③ 의사급여에는 전문의와 전공의급여, 간호직급여에는 간호사와 조무사 급여, 약무직급여에는 약사와 조제보조원급여, 의료기사직급여에는 의료기사와 보조원급여, 영양직급여에는 영양사 · 조리사 · 배식원 등의 급여, 사무직급여에는 행정직원과 전산직원급여, 기술직급여에는 의공, 전기, 기계 등 면허보유 기술자의 급여, 기능직급여에는 운전기사 · 경비원 · 미화원 · 세탁원 등의 급여, 일용직급여에는 시간급 · 일당 등의 조건으로 일시 고용하여 지급하는 급여를 계상 ④ 대학병원의 경우 임상교원의 본봉 · 진료수당 · 선택진료성과급 등의 급여를 교비 또는 기성회비회계에서 지급 시에도 그 부담이 부속병원회계와 관련되는 경우 부속병원회계에서 지출하는 것으로 계상 ⑤ 대학병원의 경우 고유목적사업비(전출금)는 임상교원의 급여를 차감한 잔액을 계상
2. 제수당	급여 외 지급되는 각종 수당
3. 퇴직급여	보수규정에 의한 퇴직급여계상액 또는 지급액(사학연금 또는 공무원연금 부담액 포함)
(2) 재료비	진료활동에 투입된 재료비
1. 약품비	① 환자의 진료를 위하여 실제로 소모된 약품비 포함 ② 약품종류에 따라 일반약품비 · 주사약품비 · 마취약비 · 마약비 · 소독약품비 · 약국재료비 등으로 분류
2. 진료재료비	① 환자의 진료를 위하여 실제로 소모된 진료재료비 ② 진료재료의 종류에 따라 방사선재료비 · 검사재료비 · 수술재료비 · 치과재료비 · 의료소모품비 · 혈액비 · 동위원소재료비 · 기타재료비 등으로 분류
3. 급식재료비	환자 · 환자보호자 · 병원직원 등을 위한 급식에 소모된 급식재료와 급식용구
(3) 관리운영비	의료활동에 투입되는 경비
1. 복리후생비	① 직원복지후생을 위한 복지후생적인 비용 ② 복리후생비는 그 성질에 따라 직원의료비, 병원이 부담하는 3대보험료(건강보험부담금 · 고용보험부담금 · 산재보험료), 국민연금부담금, 단체활동비, 축조의금, 당숙직비, 직원피복비 등으로 구분
2. 여비교통비	출장여비규정에 의한 국내외 출장여비 · 업무활동을 위한 시내교통비 · 통근버스임차료 · 의사 등의 부임여비 및 이와 유사한 성질의 교통비

3. 통신비	전신 · 전화 · 팩스 · 우편사서함 등 통신시설의 이용료 및 우편료
4. 전기수도료	전력료와 상 · 하수도료
5. 세금과공과	비용처리되는 재산세 · 종합토지세 · 주민세(균등할) · 사업소세 · 공동시설세 · 도시계획세, 인지 및 증지비용, 대한병원협회 등 관련단체에 납부하는 회비 등의 공과금
6. 보험료	건물 및 의료장비에 대한 화재보험, 보증보험, 의료사고보험 등의 보험료(단, 차량보험은 제외)
7. 환경관리비	소독용역비, 오물수거비, 쓰레기종량제봉투비 등
8. 지급임차료	건물 · 시설 · 의료기기 등의 임차 및 리스비용
9. 지급수수료	법률 및 경영업무를 위한 자문수수료, 경영진단 · 회계감사 · 세무조정 등에 대한 수수료, 등기비용, 송금수수료, 기타소송비
10. 수선비	① 유형자산의 수선유지를 위하여 외부수선업체에 지불한 금액과 수선을 위하여 소모된 수선용품비(단, 차량수선비는 차량비에 계상) ② 유형자산의 종류에 따라 의료장비수선비 · 건물수선비 등으로 구분
11. 차량유지비	차량의 운영 및 유지에 드는 통행료 · 주차비 · 자동차세 · 차량면허세 · 책임 및 종합보험료 · 유류대 · 수선비 등
12. 교육훈련비	① 직원의 교육 및 훈련을 위한 각종 세미나 및 연수참가비 · 외부강사의 강사료 · 직원의 해외교육비용 · 예비군 및 민방위훈련비 등 ② 교육훈련비는 직종에 따라 의사교육훈련비 · 간호직원교육훈련비 등으로 구분
13. 도서인쇄비	연구용도서를 포함한 도서 · 잡지 · 신문의 구입 및 구독비용, 복사비 및 제규정 · 사내보 · 예산서 · 처방전 · 장표 등의 인쇄비용
14. 접대비	업무와 관련하여 거래와 관계 있는 자의 접대 및 사례비
15. 행사비	병원장 취임식, 체육대회 등 각종 행사에 소요된 비용
16. 연료비	보일러 및 냉난방시설을 위한 가솔린, 중유, 가스 등의 비용(단, 차량유류대는 제외)
17. 선교비	원목활동을 위한 비용(원목실 운영지원비 등)
18. 의료사회사업비	부인암검진사업, 방역사업 및 의료계몽과 관련하여 발생하는 재료비, 출장비 등의 제반비용, 무의촌진료비, 채헌혈비 등(단, 연구용 및 자선진료감액은 해당 의료수익에서 차감하여 계상)
19. 소모품비	장부, 제용지, 볼펜, 제서식 등의 사무용품비와 감가상각 대상은 아니나 1년 이상 사용하는 비품 중 금액이 적어 비용처리되는 소모품비
20. 연구비	임상연구 등을 위해 지급되는 연구비, 연구용 동물구입비 및 의국운영비 등
21. 감가상각비	① 유형자산에 대한 감가상각계산액 ② 유형자산 종류에 따라 건물 · 구축물 · 기계장치 · 의료장비 · 차량운반구 · 공기구비품 등으로 구분
22. 무형자산상각비	창업비, 장기의 외화채권 또는 외화채무에서 발생한 임시거액의 평가차손(환율조정차)의 상각비 등

23. 임차자산개량상각비	타인명의 자산에 가산된 자본적 지출에 대한 상각비
24. 광고선전비	직원채용, 입찰, 기타 홍보를 위한 비용
25. 대손상각비	의료미수금 등 채권에 대한 대손충당금전입금과 불량채권의 대손처리비용
26. 피복침구비	환자에 제공된 피복침구의 소모금액, 환자 및 직원피복침구의 세탁에 따른 비누, 소독제 등의 비용(외주로 처리 시는 외주용역비에 계상, 직원피복비는 복리후생비로 분류)
27. 외주용역비	외부전문업체에 청소 · 세탁 · 시설관리 · 임상검사 등을 위탁하고 그 대가로 지불하는 비용
28. 잡비	각종 회의를 위한 다과비용 및 기타 상기 관리운영비에 해당되지 아니하는 비용

■ 의료외수익과목

계정과목	해설
1. 의료부대수익	① 병원이 주된 의료사업 이외의 영안실 · 매점 · 슈퍼마켓 등의 부대사업을 직영하여 발생한 수익 ② 시설직영수익 금액이 큰 경우에는 독립과목으로 계상
2. 이자수익	제예금 · 국공채 등의 이자 및 어음매입할인료 등의 수익
3. 배당금수익	투자한 회사로부터의 배당금수익
4. 임대료수익	병원건물 또는 시설(영안실, 식당 등)을 임대하여 발생한 수익
5. 단기매매증권처분이익	① 투자자산인 투자주식 · 투자사채의 처분에 따른 이익 ② 매매수수료를 비롯한 처분에 소요된 비용은 처분가액에서 공제하여 계상
6. 연구수익	① 연구중심병원으로 지정된 기관의 총연구수익 및 연구중심병원이 아닌 기관에서 수행한 수탁연구수익 ② 의약품 등의 안정성 · 유효성을 심의하기 위하여 병원에서 실시되는 임상시험수익 ③ 1년 이상 진행되는 연구의 경우 진행기준에 따라 연구수익을 인식하여야 함
7. 외환차익	외환의 매입 및 매각에 따라 발생하는 이익
8. 외화환산이익	연도 말에 외화자산 또는 외화부채를 결산일 현재의 환율로 평가하여 발생하는 이익
9. 투자자산처분이익	투자자산의 처분 시 처분가액이 장부가액(취득원가 – 감가상각누계액)보다 많아서 발생한 이익
10. 유형자산처분이익	유형자산의 처분 시 처분가액이 장부가액(취득원가 – 감가상각누계액)보다 많아서 발생한 이익
11. 대손충당금환입	초과설정된 대손충담금의 환입에 따른 이익

12. 기부금수익	① 공공병원이 정부 등으로부터 결손보전 또는 운영비보조목적으로 받은 보조금 ② 병원이 제약회사 등 거래처로부터 연구비나 장학금 등 거래와 관련 없이 받은 수입 등
13. 자산수증이익	의료장비 등의 재산을 무상으로 증여받은 경우 증여자산의 가액을 계상
14. 채무면제이익	채권자로부터 채무액을 변제받은 금액
15. 보험차익	보험에 든 재고자산과 유형자산의 멸실 등의 사고 시 수령한 보험금액이 자산가액보다 많은 경우의 이익
16. 잡이익	기타 다른 계정에 속하지 아니하는 의료외수익

■ 의료외비용과목

계정과목	해설
1. 의료부대비용	① 의료부대비용은 인건비, 재료비, 관리운영비 등으로 구분하고 공통비용은 의료기관 특성을 고려하여 합리적인 기준에 따라 배분한다. ② 인건비는 인력수, 총급여 및 투입시간 등의 기준, 재료비는 투입량, 직접재료비, 사용면적(병실수), 사용인원 등의 기준, 관리운영비는 매출액, 점유면적, 서비스시간, 사용인원, 관련 유형자산가액 등의 기준으로 배분한다.
2. 이자비용	장단기차입금 및 기타 채무에 대하여 지급한 이자 및 어음할인료
3. 기타의 대손상각비	일반적 매출채권(의료미수금) 외 채권의 대손발생액
4. 기부금	불우이웃돕기, 기타 외부기관에의 기부금 등
5. 연구비용	① 연구중심병원으로 지정된 기관의 총연구비 및 연구중심병원이 아닌 기관에서 수행한 수탁연구비용 ② 의약품 등의 안정성 · 유효성을 심의하기 위하여 의료기관에서 실시되는 임상시험으로 인해 발생하는 비용
6. 의료분쟁조정비용	의료사고 등 의료분쟁으로 인해 발생하는 손해배상 또는 합의 등의 금액
7. 외환차손	외환채권의 회수 또는 외화부채의 변제 시 환율변동에 따라 발생한 손실
8. 외화환산손실	외화부채의 결산기 말 원화환산액이 장부가액보다 많을 때의 차액
9. 투자자산처분손실	투자자산의 처분 시 처분가액이 장부가액보다 낮아서 발생한 손실
10. 유형자산처분손실	유형자산의 처분 시 처분가액이 장부가액보다 낮아서 발생한 손실
11. 재고자산감모손실	재고자산의 실사결과 실사된 재고량이 장부상 수량보다 부족하여 손실처리할 금액
12. 재해손실	화재, 도난 등 우발적인 재해로 인한 손실
13. 잡손실	기타 다른 계정에 속하지 아니하는 의료외비용

■ 고유목적사업준비금전입액과목

계정과목	해설
고유목적사업준비금전입액	의료법인 등에서 이익의 일부 또는 전부를 고유목적사업준비금에 전입한 금액

■ 법인세비용과목

계정과목	해설
법인세비용	
1. 법인세비용 (소득세 등)	법인세 등에 의거 당기과세소득에 대해 당기부담할 법인세 및 부가되는 세액합계에 당기이연법인세변동액을 가감 · 산출된 금액

CHAPTER 5

병원재무비율분석

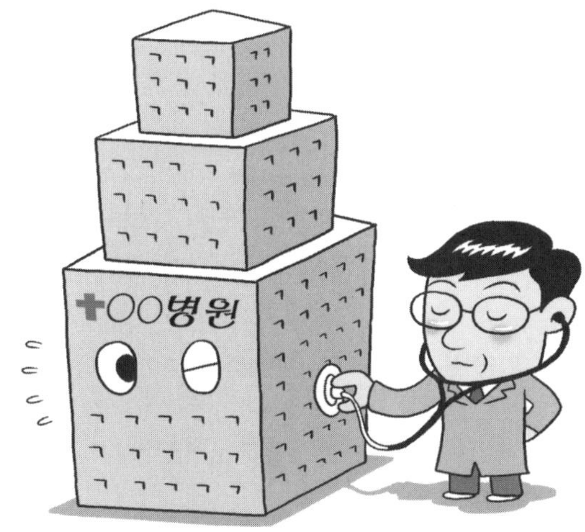

재무비율분석은 병원의 재무적 건강상태를 파악하기 위한 수단이다.

병원재무비율분석은 재무제표의 두 항목을 나눈 재무비율을 이용하여 병원의 재무상태와 경영성과를 분석하고 평가하는 재무분석기법이다. 재무비율을 이용함으로써 복잡한 내용을 담고 있는 병원의 재무제표를 간결하고 이해하기 쉬운 수치 또는 지표로 나타내어 그 경제적 의미를 명확하게 이해할 수 있게 된다. 병원의 이해관계자들(병원경영자, 채권자, 원재료 공급업자, 병원직원 등)은 재무비율분석을 통해서 의사결정에 유용한 정보를 얻을 수 있다. 한편 병원재무비율분석은 그 용도가 점차 확대되어 병원신용평가 등에도 이용되고 있다.

1 병원재무비율분석의 의의

병원재무비율분석(hospital financial ratio analysis)이란 재무제표 각 항목 간 비율을 산출하여 병원의 재무상태나 경영성과를 분석하고자 하는 방법이다. 여기서 재무비율은 재무제표의 어떤 항목을 관련이 있는 다른 항목으로 나눈 비율로서 경제적 의미와 논리적인 관련성이 있어야 한다.

예를 들어 재무상태표 항목 간 비율 중에서 유동자산을 유동부채로 나눈 비율, 즉 유동비율은 병원의 단기채무지급능력이라는 경제적 의미를 가지고 있다. 왜냐하면 1년 이내에 상환하여야 할 유동부채는 1년 이내에 현금화할 수 있는 유동자산으로 충당하여야 하기 때문이다. 따라서 유동부채에 대비하여 유동자산을 얼마만큼 보유하느냐를 나타내는 유동비율은 병원의 단기채무지급능력을 나타내는 경제적 의미를 담고 있다. 그러나 비유동자산과 유동부채 간의 비율은 두 항목 간의 연관관계가 명확하지 않으므로

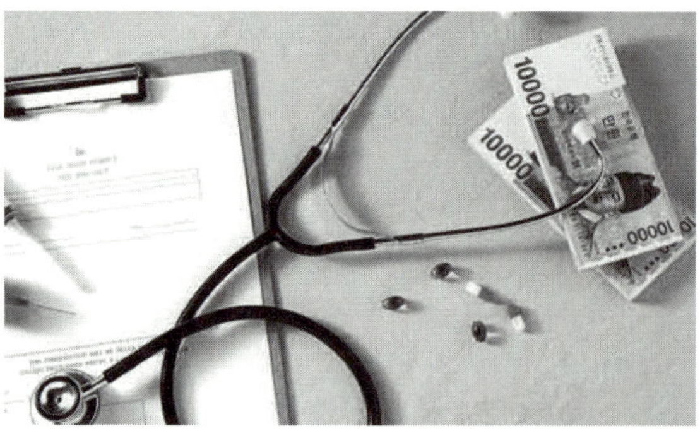
재무비율분석을 통해 병원의 건강상태를 진단할 수 있다.

경제적 의미를 부여하기가 어렵다.

재무비율분석은 병원의 재무적 건강상태에 대한 신호(signal) 또는 징후(symptom)를 파악하는 것인데, 우리 몸에 이상이 없는지를 검진하는 건강진단과 같이 재무비율에 의해 병원의 경영상태가 건실한지를 과학적으로 진단해 보는 것이다. 재무비율분석은 다양한 병원이해관계자들에게 정보를 제공하기 위하여 행해진다. 경영자들은 경영실적 평가와 경영의 합리화, 투자결정 또는 자금조달결정 등에 필요한 정보를 얻기 위하여 비율분석을 실시하고, 금융기관은 원리금 상환능력 또는 수익성 등을 파악하기 위하여 비율분석을 실시하게 된다. 그밖에 정부나 공공기관 등은 병원의 경영실태를 파악하여 의료수가의 결정, 의료산업의 육성 등과 같은 정부의 정책을 수립하는 데 필요한 정보를 얻기 위하여 비율분석을 이용한다.

재무비율분석은 경제적 의미를 갖는 재무비율을 산출하여 병원의 재무상태나 경영성과를 분석하는 기법으로서 여러 가지 장점이 있다.

첫째, 재무비율은 재무제표의 관련성 있는 두 항목 간의 비율로서 계산이 간편하므로 누구든지 쉽게 계산할 수 있다.

둘째, 경제적 의미가 있는 몇 개의 재무비율을 이용하여 병원의 개략적이면서 전반적인 정보를 얻을 수 있다.

셋째, 해당 병원의 재무비율을 유사규모 병원 또는 병원 종류별 평균비율 등과 같은 표준비율과 상호 비교함으로써 재무상태와 경영성과를 평가하여 볼 수 있고, 과거 수년간 재무비율의 추세를 분석하여 경영이 개선되고 있는지 아니면 악화되고 있는지 평가할 수 있다.

그러나 재무비율분석이 유용하지만 몇 가지 유의하여야 할 점도 있다.

첫째, 재무비율분석이 유용한 정보를 산출하는 데에는 재무제표의 신뢰성이 전제되어야 한다. 분식된 재무제표에서 산출된 정보는 아무런 의미가 없으며 오히려 잘못된 재무적 의사결정을 유도하게 한다.

둘째, 신뢰성이 있는 재무제표라 하여도 자료의 수정 또는 보정과정을 거친 후 분석하여야 한다. 예를 들어 회계처리방식이 다르거나 계절변동이 심한 경우 회계처리방식을 일치시키거나 기초 · 기말자료를 이용할 필요가 있다.

셋째, 재무비율이 과장되게 표현될 소지가 있다. 예를 들어 순이익이 1,000만원에서 1억원으로 증가하였다면 순이익은 100% 증가한 것이 되나 이 병원의 총자본이 100억원이라면 이러한 성장률은 큰 의미가 없다. 따라서 재무비율을 해석할 때에는 실제 수치도 감안하여 고려하여야 한다.

넷째, 재무비율을 해석할 때에 양면성을 고려하여야 한다. 예를 들어 병원이 유동자금을 많이 보유하고 있다면 유동성은 양호할지 모르나 상대적으로 투자수익자산이 줄어들기 때문에 투자수익률이 낮아져 수익성은 악화될 수 있다.

마지막으로, 재무비율은 병원의 과거 실적을 바탕으로 계산한 수치이므로 미래를 예측하는 지표로는 한계가 있다. 따라서 재무비율을 이용하여 미래의 재무적 건전성을 평가할 때에는 질적 정보나 다른 분석방법을 보완하여 활용하여야 한다.

2 재무비율의 분류와 표준비율

2.1 재무비율의 분류

재무비율(financial ratio)은 재무제표의 두 개의 항목을 나눈 비율로서 경제적 의미와 논리적 관련성이 있어야 한다. 재무비율은 분석자료, 산출방식, 정보내용에 따라 분류할 수 있다.

분석자료에 따른 분류

재무비율을 산출할 때 어떤 재무제표 자료에 의해 두 개의 항목 간 비율이 산출되었는가에 따라 다음과 같이 분류한다.

재무상태표비율

재무상태표에서 얻어진 두 개의 항목으로 계산된 비율이다. 재무상태표비율은 재무상태표가 일정시점에서 작성되므로 정태비율(static financial ratio)이라고도 한다. 재무상태표비율의 예를 들면 유동비율, 자기자본비율, 비유동장기적합률 등이 있다.

손익계산서비율

손익계산서에서 얻어진 두 개의 항목으로 계산된 비율이다. 손익계산서비율은 손익계산서가 일정기간 동안의 실적자료이므로 동태비율(dynamic financial ratio)이라고도 한다. 손익계산서비율의 예를 들면 의료수익순이익률, 의료수익의료이익률 등이 있다.

혼합비율

혼합비율은 재무상태표에서 한 항목과 손익계산서에서 한 항목으로 계산된 비율로서, 총자본순이익률, 총자본의료이익률, 자기자본의료이익률 등이 있다.[1]

산출방식에 따른 분류

재무비율을 산출할 때 산출방식에 따라 재무제표에서의 한 항목 대 다른 항목의 상대적 비율, 즉 관계비율과 재무제표에서의 한 항목이 전체에서 차지하는 구성비율로 분류할 수 있다.

관계비율

관계비율은 재무제표 한 항목과 관련이 있는 다른 항목 간의 비율을 말하며 대

1 손익계산서항목은 1년 동안 계속 발생한 성과를 나타내지만, 재무상태표항목은 일정시점(결산기말)에서의 잔액이라 할 수 있다. 따라서 손익계산서항목과 재무상태표항목을 이용하여 계산되는 수익성비율, 활동성비율 등과 같은 혼합비율을 산출할 때 재무상태표항목의 연중 가중평균값을 사용하는 것이 바람직하지만, 실무에서 재무상태표항목의 기초와 기말의 평균값을 사용하는 경우가 일반적이다.

부분 재무비율이 이 방식에 의해 산출된다. 이 비율은 병원의 장 · 단기채무지급능력, 재무구조의 안정성, 수익성, 성장성, 활동성, 생산성 등을 파악하는 데 이용된다.

구성비율

총자산을 100으로 하여 재무상태표 각 항목을 총자산에 대한 백분율로 나타낸 비율과 의료수익을 100으로 하여 손익계산서 각 항목을 의료수익에 대한 백분율로 나타낸 비율을 구성비율이라 한다. 이 비율은 규모가 다른 병원의 재무상태나 경영성과를 비교하는 데 사용될 수 있다.

정보내용에 따른 분류

재무비율을 산출할 때에 경제적 의미가 있는 정보내용에 따라 분류할 수 있다. 재무비율의 경제적 의미에 따른 분류는 이용자의 분석목적과도 부합된다. 예를 들어 단기채권자는 병원의 단기채무지급능력에 관심을 가지며, 장기채권자는 병

| 표 5-1 | 재무비율의 분류 및 경제적 의미

분류	경제적 의미	관련비율
유동성비율	단기채무지급능력을 측정	유동비율, 당좌비율, 순운전자본구성비율, 의료비용방어기간 등
레버리지비율	부채의존도를 나타내는 것으로 장기채무지급능력을 측정	부채비율, 자기자본비율, 이자보상비율, 고정비율, 고정장기적합률 등
수익성비율	의료수익 또는 총자산에 대한 이익을 나타내는 것으로 경영의 총괄적 경영성과 측정	의료수익의료이익률, 의료수익순이익률, 총자산의료이익률, 총자산순이익률, 자기자본순이익률 등
성장성비율	외형 및 수익의 성장가능성 측정	입원수익증가율, 외래수익증가율, 총자산증가율, 순이익증가율 등
활동성비율	보유자산의 이용효율성 측정	총자산회전율, 유형자산회전율, 매입채무회전율, 의료미수금회전율, 재고자산회전율 등
생산성비율	생산요소(자본, 노동)의 성과 측정	부가가치율, 자본생산성, 노동생산성 등

원의 장기채무지급능력에 관심을 갖는다. 병원경영자들은 이상의 여러 측면뿐만 아니라 수익성, 성장성, 자산의 이용효율성 등 모든 측면에 관심을 가질 것이다.

재무비율은 〈표 5-1〉에서 볼 수 있는 바와 같이 경제적 의미에 따라 유동성비율, 레버리지비율, 수익성비율, 성장성비율, 활동성비율, 생산성비율 등으로 분류할 수 있다.

2.2 표준비율

재무비율을 계산하여도 그 자체만으로는 적정성 여부를 판단할 수가 없다. 그러므로 해당 병원의 기간별 재무비율 추이를 비교하거나 타 병원의 재무비율과 상호비교를 하게 된다. 그러나 이러한 비교결과가 적정한지를 판단할 수 없기 때문에 이상적인 비율을 구하여 해당 병원의 재무비율과 비교하여 양호한지 불량한지를 평가한다. 이때 이상적 비율을 표준비율(standard ratio)이라고 한다. 그런데 이상적인 표준비율을 선택하는 것은 쉽지가 않다. 현재 업계에서 사용하고 있는 이상적인 표준비율은 다음과 같이 다섯 가지로 분류할 수 있다.

동일 종류, 동일 규모의 평균재무비율

의료기관 종류별(병원, 종합병원) 또는 유사규모 의료기관의 재무제표를 100병상으로 표준화시켜 산출한 평균재무비율을 표준비율로 설정할 수 있다. 예를 들어 아산병원이 표준비율을 선정할 경우 서울소재 대학병원의 평균재무비율을 이용할 수 있으며, 특정 지방공사 의료원은 전국 지방공사 의료원의 평균재무비율을 표준비율로 이용할 수 있다.

과거 실적의 평균재무비율

해당 병원의 과거 수년간 평균재무비율을 표준재무비율로 이용하는 것으로서 과거 특정 기간의 재무비율이 이상적이었다면 이 비율을 표준비율로 삼을 수 있다.

경험적인 재무비율

과거의 경험에 의해 이상적인 표준비율을 설정하여 사용할 수 있다. 예를 들어 유동비율 200% 이상, 당좌비율 100% 이상, 부채비율 100% 이하, 비유동비율 100% 이하 등이 있다.

경쟁병원의 재무비율

해당병원과 경쟁관계에 있는 재무비율을 표준비율로 사용할 수 있다. 경쟁병원은 병상규모, 인력규모, 경영관리 특성 등이 유사하므로 비슷한 여건하에서 재무상태나 경영성과를 비교하는 것이 유용하다. 예를 들어 서울아산병원의 경우 경쟁병원인 삼성서울병원과 비교하여 볼 수 있다. 서울아산병원과 삼성서울병원의 재무제표를 100병상당 재무제표로 바꾼 후 재무비율을 계산하여 상호 비교할 수 있으며, 지방공사 의료원의 경우 동일 지역, 유사 병상규모의 의료원을 선정하여 100병상 재무제표에 의해 산출된 재무비율을 이용하여 비교할 수 있다.

산업평균비율

산업평균비율은 표준산업분류와 같은 일정한 기준에 따라 산업을 분류한 후 그 산업에 속해 있는 기업들의 재무비율을 평균한 것이다. 산업평균비율을 표준비율로 사용할 경우 해당 기업의 재무비율을 산업평균비율과 비교함으로써 양호한지 또는 불량한지를 평가할 수 있다. 우리나라의 산업평균비율로는 한국은행이 발행한 「기업경영분석」이 있다. 그런데 병원의 경우는 특수한 분야이며 용어도 많이 다르기 때문에 직접 비교하는 데에는 한계가 있어 한국보건산업진흥원이 발행한 「병원경영분석」 자료를 활용한다. 「병원경영분석」은 우리나라의 병원들을 대상으로 재무제표 지표를 수록한 자료로서 직접 비교하는 데 유용하다. 본

| 표 5-2 | 민간병원과 공공병원의 20×2년도 산업평균비율

재무비율	민간병원	공공병원
1. 유동성비율		
유동비율(%)	81.9	135.0
당좌비율(%)	52.5	120.7
순운전자본구성비율(%)*	−5.5	8.5
의료비용방어기간(일)*	103.9	117.0
2. 레버리지비율		
부채비율(%)	137.7	79.7
사기사본비율(%)	42.0	52.5
이자보상비율(배)*	3.3	−
비유동비율(%)	177.6	127.8
비유동장기적합률(%)	106.9	88.7
3. 수익성비율		
의료수익의료이익률(%)	3.6	0.0
의료수익순이익률(%)	1.5	3.9
총자산의료이익률(%)	3.4	0.0
총자산순이익률(%)	1.4	2.2
자기자본순이익률(%)*	3.5	5.8
4. 성장성비율		
입원수익증가율(%)	9.8	15.1
외래수익증가율(%)	11.6	10.4
총자산증가율(%)	7.6	−
순이익증가율(%)*	−12.5	−35.4
5. 활동성비율		
총자산회전율(회)	0.9	0.6
유형자산회전율(회)*	1.3	0.8
의료미수금회전율(회)	8.5	4.5
매입채무회전율(회)*	7.8	8.0
재고자산회전율(회)	165.9	43.5
6. 생산성비율		
부가가치율(%)	63.0	64.0
총자본투자효율(%)	71.0	42.0
종업원 1인당 부가가치(천원)*	33,227	35,793

주 : * 표시 재무비율은 「병원경영분석」에 수록되지 않은 비율이며, 이 비율은 「병원경영분석」에 수록된 재무상태표 및 손익계산서를 이용하여 직접 계산하였음.

서에서는 〈표 5-2〉에서 예시한 「병원경영분석」의 100병상으로 환산한 민간병원(300병상 이상 종합병원)과 공공병원(160~299병상 종합병원)의 재무비율을 표준비율로 사용한다.

3 병원재무비율의 계산과 경제적 의미

3.1 분석대상병원의 재무제표 자료

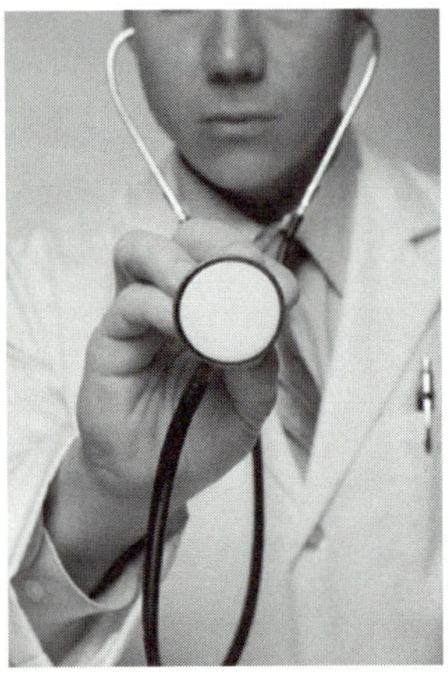

재무비율을 설명하기 전에 분석대상병원의 재무제표를 제시하고자 한다. 분석대상병원은 325병상 규모의 민간한국병원과 160병상 규모의 공공한국병원이다. 민간한국병원과 공공한국병원은 의료법인으로서 중소도시지역에 소재한 병원이며, 공인회계사 감사를 실시하고 있는 병원이다. 여기서 제시한 재무제표는 100병상으로 환산한 100병상당 재무제표이다. 각 병원의 재무제표(재무상태표, 손익계산서)는 〈표 5-3〉과 〈표 5-4〉와 같다.

| 표 5-3 | 민간한국병원과 공공한국병원의 재무상태표 (단위 : 천원)

계정과목	민간한국병원		공공한국병원	
	20×1년	20×2년	20×1년	20×2년
Ⅰ. 유동자산	3,014,340	2,621,956	1,019,869	2,387,365
(1) 당좌자산	2,944,422	2,526,188	951,442	2,295,308
1. 현금및현금성자산	215,685	539,391	96,109	180,170
2. 단기금융상품	1,384,615	769,231	–	963,250
3. 단기매매증권	8,454	363	–	–

4. 의료미수금	1,258,443	1,134,207	767,890	1,064,220
5. 기타당좌자산	77,226	82,996	87,443	87,668
(2) 재고자산	69,918	95,768	68,426	92,057
Ⅱ. 비유동자산	7,199,047	7,885,797	3,985,852	3,878,078
(1) 투자자산	547,555	666,945	132,485	208,468
(2) 유형자산	6,651,491	7,218,852	3,853,366	3,669,610
1. 토지	517,354	517,354	1,178,310	1,178,310
2. 건물	5,434,314	5,280,342	1,750,152	1,705,316
3. 의료기구	257,312	916,500	365,759	316,709
4. 금융리스자산	163,370	416,290	89,224	47,485
5. 기타유형자산	279,141	88,366	469,921	421,790
(3) 무형자산	–	–	–	–
자산총계	10,213,387	10,507,752	5,005,721	6,265,443
Ⅰ. 유동부채	1,850,402	2,236,147	832,696	1,090,280
1. 매입채무	1,380,482	1,384,399	681,204	830,506
2. 미지급금	349,043	269,219	39,147	124,689
3. 예수금	16,815	27,994	62,529	95,938
4. 유동성장기부채	103,083	553,486	–	–
5. 기타유동부채	978	1,050	49,816	39,147
Ⅱ. 비유동부채	2,951,734	2,691,786	2,927,847	3,171,088
1. 장기차입금	769,231	461,538	2,500,000	2,500,000
2. 금융리스미지급금	217,906	432,157	–	–
3. 퇴직급여충당금	26,135	13,475	427,847	671,088
4. 임대보증금	1,938,462	1,784,615	–	–
(부채총계)	4,802,135	4,927,932	3,760,543	4,261,368
Ⅰ. 기본금	5,200,271	5,410,096	3,801,185	4,801,185
Ⅱ. 잉여금	210,980	169,725	(2,556,008)	(2,797,110)
1. 자본잉여금	–	–	–	–
2. 이익잉여금	210,980	169,725	(2,556,008)	(2,797,110)
(자본총계)	5,411,252	5,579,820	1,245,178	2,004,075
부채와 자본총계	10,213,387	10,507,752	5,005,721	6,265,443

| 표 5-4 | 민간한국병원과 공공한국병원의 손익계산서

(단위 : 천원)

계정과목	민간한국병원		공공한국병원	
	20×1년	20×2년	20×1년	20×2년
Ⅰ. 의료수익	7,603,230	8,260,724	3,989,119	5,085,357
1. 입원수익	4,944,428	5,307,576	1,941,739	2,662,163
2. 외래수익	2,417,592	2,620,327	1,225,889	1,394,403
3. 기타의료수익	241,210	332,820	821,491	1,028,790
Ⅱ. 의료비용	7,231,924	8,209,980	4,711,522	5,723,315
(1) 인건비	2,952,465	3,234,427	2,710,399	3,008,445
1. 급여	2,755,691	3,036,267	2,500,486	2,696,128
2. 제수당	65,345	72,523	74,211	66,967
3. 퇴직급여	131,429	125,637	135,702	245,350
(2) 재료비	2,418,481	2,532,905	887,074	1,365,896
1. 약품비	1,155,050	1,265,360	472,522	643,650
2. 진료재료비	1,141,110	1,112,203	268,365	563,807
3. 급식재료비	122,321	155,342	146,187	158,439
(3) 관리운영비	1,860,978	2,442,648	1,114,049	1,348,973
1. 복리후생비	119,930	128,111	163,084	176,524
2. 여비교통비	24,040	25,695	5,158	4,703
3. 세금과공과	19,540	34,530	50,132	52,018
4. 대손상각비	33,416	52,550	–	14,304
5. 감가상각비	634,800	1,088,108	335,073	319,213
6. 기타관리운영비	1,029,251	1,113,654	560,603	782,212
Ⅲ. 의료이익	371,307	50,744	(722,403)	(637,958)
Ⅳ. 의료외수익	60,112	131,607	445,780	740,331
1. 의료부대수익	34,813	30,961	399,853	465,560
2. 이자수익	14,576	60,090	2,725	7,128
3. 기타의료외수익	10,723	40,556	43,202	267,643
Ⅴ. 의료외비용	276,417	167,628	266,144	343,476
1. 의료부대비용	8,785	4,622	174,988	248,521
2. 이자비용	76,525	107,658	91,156	94,955
3. 기타의료외비용	191,107	55,347	–	–
Ⅵ. 법인세차감전순이익	155,002	14,722	(542,766)	(241,103)
Ⅶ. 법인세비용	–	–	–	–
Ⅷ. 당기순이익	155,002	14,722	(542,766)	(241,103)

3.2 유동성비율

유동성(liquidity)은 현금을 보유하고 있는 정도 또는 단기간에 자산을 현금으로 전환할 수 있는 정도를 의미한다. 여기서 단기(short-term)란 병원의 정상적인 영업주기(operating cycle)로서 통상 1년 동안의 기간을 의미한다. 따라서 보유하고 있는 현금이 많고 보유하고 있는 자산을 1년 이내에 현금으로 전환할 수 있을 때 유동성이 높다고 할 수 있다.

유동성은 유동자산과 유동부채의 상대적 크기에 따라 달라진다. 유동부채가 유동자산을 초과하는 경우에는 유동성이 취약하다고 말할 수 있다. 한편 유동성이 부족한 경우에는 비유동자산 등을 비정상적인 가격으로 매각하거나 또는 높은 이자율을 부담하더라도 급하게 자금을 차입하여야 한다. 따라서 유동부채에 지나치게 의존하는 경우에는 심각한 손해를 입을 뿐만 아니라 최악의 경우 지급불능상태에 빠져 파산할 수도 있다. 또한 유동성 부족으로 인하여 상대적으로 유리한 매입할인 혜택을 이용할 수 없거나 수익성 있는 투자기회를 포기해야 하는 등 여러 가지 제약을 받을 수 있다.

유동성에 가장 많은 관심을 갖는 이해관계자는 운영자금을 대출해 주는 금융기관과 신용으로 의약품 및 진료재료를 공급하는 납품업체 등이다. 그러나 현금 및 현금등가물, 단기금융상품, 유가증권, 의료미수금, 재고자산 등과 같은 유동자산은 의료활동을 지원하기 위하여 보유하는 자산이기 때문에 수익성이 아주 낮은 반면에 유동성이 높은 자산이다. 따라서 유동성을 높이기 위하여 유동자산을 과다하게 보유하는 경우에는 병원의 수익성이 낮아지게 됨을 유의해야 한다. 그러므로 병원은 유동성 부족에 따른 손실과 유동성 확보에 따른 수익성 저하의 두 가지 측면을 충분히 고려하여 적절한 수준에서 유동성을 유지하도록 하여야 한다.

유동성비율(liquidity ratio)은 병원이 보유하고 있는 자산 중에서 1년 이내에 현금화할 수 있는 자산을 얼마나 보유하고 있는지를 측정하는 비율로서 병원의 단기채무지급능력에 관한 정보를 제공해주는 비율이다. 그러나 유동성비율을 이

용하여 단기채무지급능력을 측정할 때는 다음과 같은 점을 고려해야 한다.[2]

첫째, 유동자산을 구성하는 각 항목에 따라 유동성의 정도가 다르다는 점이다. 여기서 말하는 유동성은 정상가격으로 현금화시킬 수 있는 정도를 의미한다. 유동자산 중에서 당좌자산이 재고자산보다 유동성이 높으며, 당좌자산 중에서는 현금 및 현금등가물, 단기금융상품, 유가증권 및 의료미수금 등의 순서로 유동성이 높다.

둘째, 병원의 유동성은 유동자산의 이용효율성과 관련이 있다는 점이다. 재고자산이 현금이나 의료미수금으로 전환되는 속도(재고자산회전율, 재고기간), 의료미수금이 현금으로 회수되는 속도(의료미수금회전율, 의료미수금평균회수기간), 매입채무를 결제하는 속도(매입채무회전율, 매입채무평균결제기간) 등이 유동자산의 이용효율성과 직접적으로 관련이 있다. 따라서 유동성을 정확하게 평가하기 위해서는 유동자산의 효율적 이용 정도를 측정하는 재무비율에 대한 분석을 병행해야 한다.

셋째, 유동성이 높다고 해서 반드시 단기채무지급능력이 높다는 것을 의미하지 않는다는 점이다. 단기채무를 상환하는 데 이용할 수 있는 것은 현금이기 때문에 현금 이외의 유동자산이 많더라도 지급불능상태에 빠질 수 있는 반면, 현금 이외의 유동자산이 부족하더라도 부채수용능력이 높은 경우에는 지급불능상태에 빠지지 않고 정상적인 의료활동을 할 수 있다. 따라서 단기채무지급능력을 분석할 때 병원의 부채수용능력, 현금보유상태 등에 대한 분석을 병행하는 것이 좋다.

유동비율

유동비율(current ratio)은 단기부채를 상환할 수 있는 유동성 자산이 몇 배인지를 측정하는 비율로서 다음과 같이 계산된다.

---

2 장영광, 현대경영분석, 무역경영사(1996), pp.83~84.

$$유동비율(\%) = \frac{유동자산}{유동부채} \times 100$$

유동비율은 높을수록 단기채무지급능력이 양호하다고 할 수 있으며, 유동부채에 비해 유동자산을 두 배 이상 보유할 때 채권자 입장에서 안전하다고 평가하고 있다. 그러나 이 기준이 절대적일 수는 없다. 규모나 경영특성, 분석자 입장에 따라 상대적으로 평가할 문제이다. 한편 유동비율이 높다고 해서 반드시 지급능력이 좋다고 말할 수 없다. 유동자산에 과도한 재고자산이나 부실채권이 많은 경우 오히려 단기채무지급능력이 악화될 수 있고, 이 비율이 지나치게 높아 필요 이상의 현금성 자산을 보유하게 되면 투자수익자산의 비중이 낮아져 수익성을 악화시키게 된다. 따라서 유동비율의 적정수준에 대한 판단은 분석주체에 따라 상이할 수 있다. 특히 의약품 공급업체와 같은 단기채권자의 입장에서 보면 유동비율이 높을수록 채권의 회수가능성이 높아짐을 의미하기 때문에 좋다.[3] 그러나 경영자의 입장에서 보면 높은 유동비율은 유동성을 나타내기도 하지만 현금이나 단기자산을 비효율적으로 운용하고 있다는 의미도 된다.

〈표 5-5〉에서 볼 수 있는 바와 같이 민간한국병원과 공공한국병원의 유동비

| 표 5-5 | 민간한국병원과 공공한국병원의 유동비율(%)

연도	민간한국병원	공공한국병원	산업평균비율	
			민간병원	공공병원
20×1	162.8	122.5	–	–
20×2	117.3	219.0	81.9	135.0

주) 20×2년도 유동비율의 계산

- 민간한국병원 : $유동비율(\%) = \frac{2,621,956}{2,236,147} \times 100 = 117.3\%$

- 공공한국병원 : $유동비율(\%) = \frac{2,387,365}{1,090,280} \times 100 = 219.0\%$

3 병원에서 차입능력이 상당히 남아 있는 경우에는 낮은 유동비율에도 불구하고 단기채무지급능력에 문제가 없을 수도 있음을 유의해야 한다.

율을 계산한 결과 민간한국병원의 유동비율은 전년에 비해 낮아지고 있다. 반면 공공한국병원의 유동비율은 1년 사이에 급격히 증가하였는데, 이는 단기금융상품의 매입과 의료미수금의 증가에 기인한다. 그리고 민간한국병원과 공공한국병원의 유동비율은 산업평균비율에 비해 모두 높다. 두 병원의 단기채무지급능력은 모두 양호한 것으로 판단되나, 민간한국병원의 경우 20×2년도에 유동비율이 큰 폭으로 감소한 원인을 살펴볼 필요가 있다.

당좌비율

당좌비율(quick ratio)은 산성시험비율(acid test ratio)이라고도 하며, 유동자산에서 재고자산 등을 차감한 당좌자산을 유동부채로 나눈 비율로 다음과 같이 계산된다.

$$\text{당좌비율(\%)} = \frac{\text{당좌자산}}{\text{유동부채}} \times 100$$

유동자산에서 재고자산을 차감하는 이유는 재고자산의 경우 서비스 제공과정을 통해서 현금으로 전환되는 속도가 비교적 늦을 뿐만 아니라 현금화되지 못할 가능성도 있기 때문이다. 또한 재고자산은 청산(liquidation)시 매각손실의 위험이 가장 큰 자산이다. 따라서 당좌비율은 재고자산의 처분을 고려하지 않은 상황에서 단기채무를 상환할 수 있는 단기채무지급능력을 측정하는 비율이기 때문에 유동비율보다 유동성 측면을 더 강조하는 비율이라 할 수 있다.

이 비율은 재고자산에 의존하지 않고 단기부채를 상환할 수 있는 능력을 측정하는 것이므로 유동부채와 당좌자산을 1:1 정도 보유하는 것이 안전하다고 한다. 그러나 병원의 경우 일반적으로 재고자산에 대한 비중이 낮고 재고자산회전율이 매우 높기 때문에 당좌비율이 유동비율의 보조비율로서 그 역할이 미미하다고 할 수 있다.

| 표 5-6 | 민간한국병원과 공공한국병원의 당좌비율(%)

연도	민간한국병원	공공한국병원	산업평균비율	
			민간병원	공공병원
20×1	159.1	114.3	–	–
20×2	113.0	210.5	52.5	120.7

주) 20×2년도 당좌비율의 계산

- 민간한국병원 : 당좌비율(%) = $\frac{2,526,188}{2,236,147} \times 100 = 113.0\%$
- 공공한국병원 : 당좌비율(%) = $\frac{2,295,308}{1,090,280} \times 100 = 210.5\%$

〈표 5-6〉에서 볼 수 있는 바와 같이 민간한국병원과 공공한국병원의 당좌비율을 계산한 결과 유동비율과 마찬가지로 전년도에 비해 민간한국병원의 당좌비율은 낮아지고 있는 반면, 공공한국병원의 당좌비율은 급격히 증가하고 있다. 한편 민간한국병원과 공공한국병원의 당좌비율은 모두 산업평균비율에 비해 양호한 편으로 단기부채를 상환할 수 있는 능력이 있다고 판단된다.

순운전자본구성비율

순운전자본(net working capital)은 유동자산에서 유동부채를 차감한 것으로 병원규모에 따라 그 크기가 달라질 수 있다. 따라서 규모가 다른 병원의 유동성을 측정하고 비교하는 데는 총자산(총자본)에서 순운전자본이 차지하는 비율인 **순운전자본구성비율**(net working capital to total assets ratio)을 이용한다. 순운전자본구성비율은 다음과 같이 계산된다.

$$\text{순운전자본구성비율(\%)} = \frac{\text{순운전자본}}{\text{총자본}} \times 100$$

병원의 의료활동을 원활하게 유지하고 유동성을 확보하기 위해서는 순운전자

| 표 5-7 | 민간한국병원과 공공한국병원의 순운전자본구성비율(%)

연도	민간한국병원	공공한국병원	산업평균비율	
			민간병원	공공병원
20×1	11.4	3.7	–	–
20×2	3.7	20.7	–5.5	8.5

주) 20×2년도 순운전자본구성비율의 계산

• 민간한국병원 : 순운전자본구성비율(%) = $\frac{2,621,956-2,236,147}{10,507,752}\times 100 = 3.7\%$

• 공공한국병원 : 순운전자본구성비율(%) = $\frac{2,387,365-1,090,280}{6,265,443}\times 100 = 20.7\%$

본구성비율이 양(+)의 값을 가져야 하나, 순운전자본구성비율이 지나치게 높으면 투자수익자산의 비중이 작아져 수익성이 악화될 소지가 있다.

〈표 5-7〉에서 볼 수 있는 바와 같이 20×2년도 민간한국병원과 공공한국병원의 순운전자본구성비율은 각각 3.7%, 20.7%로, 민간한국병원은 전년도에 비해 큰 폭으로 감소하고 있는 데 반면, 공공한국병원은 큰 폭으로 증가하고 있다. 공공한국병원의 순운전자본구성비율이 전년도에 비해 높은 이유는 의료미수금의 증가와 단기금융상품의 매입에 따라 유동자산이 크게 증가하기 때문이다. 민간한국병원과 공공한국병원의 순운전자본구성비율은 산업평균비율에 비해서는 양호한 편이나, 민간한국병원의 경우 20×2년도에 순운전자본구성비율이 큰 폭으로 감소한 원인을 살펴볼 필요가 있다.

의료비용방어기간

유동비율, 당좌비율, 순운전자본구성비율 등은 특정 시점의 잔액을 이용하여 계산된 정태적 재무비율이기 때문에 병원의 1년 동안 평균적인 유동성을 나타내는 데 한계가 있다. 이와 같이 정태적 재무비율이 갖는 한계점을 보완하기 위한 재무비율이 방어기간(defensive interval)이다. **의료비용방어기간**(medical expenses defensive interval)은 추가적인 자금 조달 없이 당좌자산만으로 의료비용을 지불하면서 의료활동을 유지할 수 있는 기간을 말한다. 의료비용방어기간은 다음과 같이 계산된다.

$$\text{의료비용방어기간(일)} = \frac{\text{당좌자산}}{(\text{의료비용} - \text{감가상각비}) \div 365\text{일}} = \frac{\text{당좌자산}}{\text{1일 평균의료비용지출액}}$$

의료비용방어기간은 당좌자산으로 며칠 동안 영업비용을 감당할 수 있는지를 측정한다. 예를 들어 의료비용방어기간이 40일이라면 당좌자산을 가지고 추가적인 자금조달 없이 40일 동안 의료비용을 감당하면서 의료활동을 지속할 수 있다는 것을 의미한다.

〈표 5-8〉에서 볼 수 있는 바와 같이 20×2년도 민간한국병원과 공공한국병원의 의료비용방어기간은 각각 129.5일, 155.0일로, 민간한국병원은 전년도에 비해 감소하는 반면, 공공한국병원은 크게 증가하고 있다. 두 병원 모두 산업평균비율에 비해서는 높게 나타나 의료비용을 방어할 수 있는 기간, 즉 유동성은 양호한 것으로 판단된다.

| 표 5-8 | 민간한국병원과 공공한국병원의 의료비용방어기간(일)

연도	민간한국병원	공공한국병원	산업평균비율	
			민간병원	공공병원
20×1	162.9	79.4	–	–
20×2	129.5	155.0	103.9	117.0

주) 20×2년도 의료비용방어기간의 계산

- 민간한국병원 : $\text{의료비용방어기간(일)} = \frac{2,526,188}{(8,209,980 - 1,088,108) \div 365} = 129.5\text{일}$

- 공공한국병원 : $\text{의료비용방어기간(일)} = \frac{2,295,308}{(5,723,315 - 319,213) \div 365} = 155.0\text{일}$

3.3 레버리지비율

레버리지비율(leverage ratio)은 병원의 장기채무에 대한 원금 및 이자상환능력을 측정하는 비율이다. 레버리지비율을 다음과 같이 세 가지 의미를 가진다.

첫째, 채권자(금융기관 등) 입장에서 레버리지비율은 장기부채에 대한 상환능력을 나타낸다. 부채가 자기자본보다 많으면 많을수록 채무불이행에 대한 위험이 증가하게 되고 그 반대이면 부채상환의 안전도가 높아질 것이다.

둘째, 경영자 입장에서 부채사용에 대한 재무레버리지효과가 발생한다. 부채로 투자자금을 조달하는 경우 투자로 발생된 수익이 부채의 이자지급액보다 높으면 그 차액이 병원에 귀속되기 때문에 병원의 수익성이 확대되지만, 반대로 투자수익이 이자지급액보다 낮으면 병원의 수익성은 축소되는 결과를 가져온다. 따라서 투자수익률이 부채비용을 초과할 때 병원에서 부채의 이용이 유리하지만, 반대로 투자수익률이 부채비용보다 적은 경우에는 불리하다. 그러므로 투자수익률이 부채비용을 초과하는 경우 상환능력 범위 내에서 부채를 증가시키고 그 반대이면 부채를 상환하는 적정한 자본조달 정책이 필요하다.

셋째, 조달된 자본이 유동자산과 비유동자산 투자에 적정하게 배분되었는지를 판단하게 한다. 비유동자산에 대한 투자가 장기적이고 안정적인 자본으로 구성되어 있다면 경기가 변동하더라도 부채상환에 대한 위험은 크지 않으나, 단기자본으로 조달하여 비유동자산에 투자하였다면 부채상환에 대한 위험은 커지게 된다.

레버리지비율은 두 가지 측면에서 분석될 수 있다. 첫 번째 측면은 정태비율을 이용하는 방법이다. 예를 들어 자기자본에 대한 부채의 상대적인 크기를 나타내는 관계비율, 총자본에서 자기자본이 차지하는 구성비율 등이 해당된다. 두 번째 측면은 동태비율을 이용하는 방법이다. 예를 들어 이자 및 법인세비용차감전순이익으로 이자비용을 어느 정도 충당할 수 있는가를 나타내는 이자보상비율 등이 해당된다. 이와 같은 두 가지 방법을 함께 사용하여 병원의 장기채무지급능력을 분석하는 것이 바람직하다.

부채비율

부채비율(debt to equity ratio)은 부채를 자기자본으로 나눈 비율로서 다음과 같이 계산된다.

$$부채비율(\%) = \frac{부채}{자기자본} \times 100$$

부채비율이 높을수록 그만큼 원금상환과 이자부담이 커진다. 부채비율이 100% 이하이면 부채에 비해 자기자본이 많으므로 부채상환능력이 높아진다. 그렇다고 이 비율이 100% 이하라고 해서 반드시 좋은 것은 아니다. 병원 입장에서 부채비용은 법인세효과로 인하여 자기자본비용보다 낮기 때문에 경기상황이 호황이고 상환능력이 있는 경우 부채를 늘려 재무레버리지효과를 얻을 수 있다. 즉 의료수익이 계속 증가하면 고정적 재무비용으로 인하여 이익이 크게 확대되어 병원의 수익성은 높아진다. 그러나 과도한 부채 사용은 원금상환과 이자의 증가로 인하여 불황을 맞거나 수익성이 떨어지면 상환능력은 급격하게 떨어지게 되므로 적정한 자본구조의 유지가 필요하다.

〈표 5-9〉에서 볼 수 있는 바와 같이 20×2년도 민간한국병원과 공공한국병원의 부채비율은 각각 88.3%, 212.6%로, 두 병원 보두 전년에 비해 부채비율이

| 표 5-9 | 민간한국병원과 공공한국병원의 부채비율(%)

연도	민간한국병원	공공한국병원	산업평균비율	
			민간병원	공공병원
20×1	88.7	302.0	–	–
20×2	88.3	212.6	137.7	79.7

주) 20×2년도 부채비율의 계산

- 민간한국병원 : $부채비율(\%) = \frac{4,927,932}{5,579,820} \times 100 = 88.3\%$
- 공공한국병원 : $부채비율(\%) = \frac{4,261,368}{2,004,075} \times 100 = 212.6\%$

감소하고 있다. 한편 공공한국병원의 부채비율이 민간한국병원의 부채비율보다 훨씬 높으며 200%를 초과하고 있다. 이는 공공한국병원이 과도한 부채사용으로 금융비용이 크게 증가하여 손실을 발생시키는 요인으로 작용하고 있다. 그러나 민간한국병원은 낮은 부채사용으로 금융비용 부담이 적으며 이익을 발생시키고 있으므로 의료수익증가에 따른 레버리지효과를 기대하기 위해 차입금을 어느 수준까지 증가시키는 것도 바람직하다.

민간한국병원의 부채비율은 산업평균비율에 비해 낮으나, 공공한국병원의 부채비율은 산업평균비율보다 상당히 높아 공공한국병원의 장기채무지급능력은 불량한 것으로 판단된다.

자기자본비율

자기자본비율(net worth to total assets)은 총자본 중에서 자기자본(자본총계)이 차지하고 있는 비율로서 다음과 같이 계산된다.

$$자기자본비율(\%) = \frac{자기자본}{총자본} \times 100$$

자기자본은 금융비용을 부담하지 않고 이용할 수 있는 자본이기 때문에 자기자본비율이 높을수록 병원의 재무안정성이 높아진다고 볼 수 있으며, 일반적으로 50% 이상일 경우 바람직한 것으로 평가된다. 자기자본은 상환기간이 없고 이자지급을 하지 않아도 되는 영구자본이므로 자기자본에 대한 비중이 높을수록 병원의 재무구조는 안정하다고 할 수 있다. 이 비율은 부채비율과 함께 재무구조를 측정하는 중요한 지표이다.

〈표 5-10〉에서 볼 수 있는 바와 같이 20×2년도 자기자본비율은 민간한국병원 53.1%, 공공한국병원 32.0%로 전년에 비해 증가하고 있다. 민간한국병원의 자기자본비율은 50%를 초과하고 산업평균비율에 비해서도 높아 재무안정성이

| 표 5-10 | 민간한국병원과 공공한국병원의 자기자본비율(%)

연도	민간한국병원	공공한국병원	산업평균비율	
			민간병원	공공병원
20×1	53.0	24.9	–	–
20×2	53.1	32.0	42.0	52.5

주) 20×2년도 자기자본비율의 계산

- 민간한국병원 : $\text{자기자본비율(\%)} = \frac{5,579,820}{10,507,752} \times 100 = 53.1\%$
- 공공한국병원 : $\text{자기자본비율(\%)} = \frac{2,004,075}{6,265,443} \times 100 = 32.0\%$

양호한 반면, 공공한국병원의 자기자본비율은 산업평균비율에 훨씬 미치지 못하여 재무안정성이 불량하다고 평가할 수 있다.

이자보상비율

이자보상비율(interest coverage ratio)은 법인세차감전순이익과 이자비용을 합한 이자 및 법인세비용차감전순이익(earnings before interest and taxes : EBIT)을 이자비용으로 나눈 비율로 다음과 같이 계산된다.[4]

$$\text{이자보상비율(배)} = \frac{EBIT}{\text{이자비용}}$$

이자보상비율은 이자지급에 필요한 수익을 창출할 수 있는 능력을 측정하기 위한 지표로서 병원의 이자부담능력을 판단하는 데 유용하게 이용되는 재무비율이다. 이자보상비율은 이자 및 법인세비용차감전순이익(EBIT)으로 이자비용

4 EBIT는 '의료이익'을 의미하기도 한다. 그리고 감가상각비 등 비현금지출비용은 이자비용을 충당하는 데 사용될 수 있다. 이와 같은 점을 반영하여 EBIT에 감가상각비를 더한 금액, 즉 EBITDA(earnings before interest, taxes, depreciation and amortization)를 이자비용으로 나누어 이자보상비율을 계산할 수도 있다.

의 몇 배까지 지급할 수 있는가를 측정하는 비율이기 때문에 적정수준 이상의 이자보상비율을 유지해야만 이자비용의 지급능력이 양호한 것으로 평가받게 된다. 이자보상비율이 1보다 작을 경우에는 채권자들의 법적 대응으로 인하여 기업이 파산할 수도 있다. 통상적으로 이자보상비율이 4~5배 이상이면 안정적이라고 판단한다.

병원은 이자비용 이외에 여러 형태의 금융비용을 지출하고 있는데 이와 같은 금융비용을 고정금융비용이라고 한다. 고정금융비용에는 이자비용 이외에 리스료와 임차료 등이 있다. 이와 같은 고정금융비용을 포함하여 지급능력을 나타내는 비율을 고정금융비용보상비율(fixed charge coverage ratio)이라 하며, 다음과 같이 계산된다.

$$\text{고정금융비용보상비율(배)} = \frac{EBIT + \text{리스료} \cdot \text{임차료}}{\text{지급이자} + \text{리스료} \cdot \text{임차료}}$$

〈표 5-11〉에서 볼 수 있는 바와 같이 20×2년도 민간한국병원의 이자보상비율은 1.1배로 전년에 비해 대폭 감소하였으며 이자비용지급능력이 좋지 못한 것으로 평가된다. 그러나 공공한국병원은 전년도에 비해 개선되었으나 −1.5배로 여전히 낮아 이자비용지급능력이 좋지 않음을 알 수 있다. 공공한국병원의 이자

| 표 5-11 | 민간한국병원과 공공한국병원의 이자보상비율(배)

연도	민간한국병원	공공한국병원	산업평균비율	
			민간병원	공공병원
20×1	0.3	−5.0	−	−
20×2	1.1	−1.5	3.3	−

주) 20×2년도 이자보상비율의 계산

- 민간한국병원 : 이자보상비율(배) $= \frac{(14,722 + 107,658)}{107,658} = 1.1$배
- 공공한국병원 : 이자보상비율(배) $= \frac{-241,103 + 94,955}{94,955} = -1.5$배

보상비율이 낮은 이유는 큰 폭의 의료손실이 발생하였기 때문이다. 민간한국병원과 공공한국병원의 이자보상비율은 산업평균비율에 비해서 낮게 나타나고 있다.

비유동비율, 비유동장기적합률

비유동비율(fixed ratio)과 비유동장기적합률(fixed assets to net worth and long-term liabilities ratio)은 조달된 자본이 유동자산과 비유동자산에 어떻게 배분 · 운용되고 있는가를 측정함으로써 자본조달의 원천과 운용 사이의 관계, 즉 자본배분의 안정성을 판단하기 위한 비율이다.

비유동비율은 자기자본이 비유동자산에 어느 정도 투입되어 운용되고 있는가를 나타내는 지표로 비유동자산을 자기자본으로 나눈 비율이며, 다음과 같이 계산된다.

$$\text{비유동비율}(\%) = \frac{\text{비유동자산}}{\text{자기자본}} \times 100$$

비유동비율이 낮을수록 기업의 장기적 재무안정성이 좋은 것으로 평가된다. 일반적으로 비유동비율이 100% 이하이면 양호한 것으로 보고 있다. 그 이유는 비유동자산은 병원활동에서 계속 사용되는 자산이기 때문에 상환부담이 없는 자기자본으로 투자하는 것이 재무안정성 측면에서 바람직하다고 판단되기 때문이다. 그러나 자본집약적인 병원산업에서는 비유동자산의 비중이 매우 높아서 비유동자산 투자에 필요한 자금을 자기자본 이외에 장기부채(비유동부채)에 의존한다. 이 경우에 비유동비율의 보완비율인 비유동장기적합률을 사용할 수 있다.

비유동장기적합률은 자기자본과 비유동부채가 비유동자산에 어느 정도 투입되어 운용되고 있는가를 나타내는 지표로 비유동자산을 자기자본과 비유동부채의 합으로 나눈 비율이며, 다음과 같이 계산된다.

$$비유동장기적합률(\%) = \frac{비유동자산}{자기자본 + 비유동부채} \times 100$$

비유동비율이 100%를 초과하여도 비유동장기적합률이 100% 미만이면 자본배분의 안정성이 양호하다고 평가할 수 있다.

〈표 5-12〉에서 볼 수 있는 바와 같이 20×2년도 민간한국병원과 공공한국병원의 비유동비율은 모두 100%를 초과하고 있다. 이는 비유동자산 투자에 자기자본 이외에 부채로 조달하고 있음을 알 수 있다. 그러나 〈표 5-13〉에서 민간한국병원과 공공한국병원의 비유동장기적합률은 100% 미만으로 비유동자산에 자

| 표 5-12 | 민간한국병원과 공공한국병원의 비유동비율(%)

연도	민간한국병원	공공한국병원	산업평균비율	
			민간병원	공공병원
20×1	133.0	320.1	–	–
20×2	141.3	193.5	177.6	127.8

주) 20×2년도 비유동비율의 계산

- 민간한국병원 : $비유동비율(\%) = \frac{7,885,797}{5,579,820} \times 100 = 141.3\%$
- 공공한국병원 : $비유동비율(\%) = \frac{3,878,078}{2,004,075} \times 100 = 193.5\%$

| 표 5-13 | 민간한국병원과 공공한국병원의 비유동장기적합률(%)

연도	민간한국병원	공공한국병원	산업평균비율	
			민간병원	공공병원
20×1	86.1	95.5	–	–
20×2	95.3	74.9	106.9	88.7

주) 20×2년도 비유동장기적합률의 계산

- 민간한국병원 : $비유동장기적합률(\%) = \frac{7,885,797}{5,579,820 + 2,691,789} \times 100 = 95.3\%$
- 공공한국병원 : $비유동장기적합률(\%) = \frac{3,878,078}{2,004,075 + 3,171,088} \times 100 = 74.9\%$

기자본과 비유동부채 범위 내에서 투자되고 있고 산업평균비율에 비해서도 낮으므로 자본배분의 안정성이 적정하게 유지되고 있는 것으로 평가할 수 있다.

3.4 수익성비율

수익성비율(profitability ratio)은 투자자본 또는 의료수익에 대한 경영성과의 크기, 즉 비용을 보전하고 이익을 낼 수 있는 능력에 관한 정보를 제공한다. 수익성비율은 병원이 내 · 외부로부터 조달한 자본을 이용하여 어느 정도의 경영성과를 실현하였는지, 또는 병원의 경영활동을 얼마나 효율적으로 수행하였는지를 측정한다. 수익성비율은 두 가지 측면으로 나누어 측정한다. 하나는 의료서비스의 창출과정을 통하여 실현된 의료수익에 비하여 이익이 어느 정도 얻어졌는가를 측정하고자 하는 의료수익성이다. 의료수익성을 나타내는 비율로서 의료수익의료이익률, 의료수익순이익률 등이 있다. 다른 하나는 투입자본에 비하여 이익이 어느 정도 실현되었는지를 측정하는 투자수익성이다. 투자수익성을 나타내는 비율에는 총자산의료이익률, 총자산순이익률, 자기자본순이익률 등이 있다.

수익성분석에서 유의하여야 할 점은 경영성과를 표시하는 이익은 장부상의 이익이므로 실제 현금흐름과는 차이가 있다는 것이다. 예를 들어 순이익이 큰 경우에도 현금부족으로 흑자도산할 수 있으므로 지급능력분석과 현금흐름분석 등을 병행함으로써 병원의 수익성에 대한 균형 있는 판단을 해야 한다.[5]

의료수익의료이익률

의료수익의료이익률(medical income to medical ratio)은 병원의 의료활동과정에서 소요된 의료비용을 의료수익에서 차감한 의료이익을 의료수익으로 나눈

5 손익계산서항목과 재무상태표항목을 이용하여 계산되는 수익성비율, 활동성비율 등과 같은 혼합비율을 산출할 때 재무상태표항목의 기초와 기말의 평균값을 사용하는 것이 합리적이나 본서에서는 기말값을 사용하였다.

비율로 다음과 같이 계산된다.

$$\text{의료수익의료이익률}(\%) = \frac{\text{의료이익}}{\text{의료수익}} \times 100$$

〈표 5-14〉에서 볼 수 있는 바와 같이 20×2년도 민간한국병원의 의료수익의료이익률은 0.6%로 전년도에 비해 크게 감소하고 있으나, 공공한국병원의 의료수익의료이익률은 −12.5%로 전년에 비해 적자폭이 다소 줄어들고 있다. 한편 20×2년도 민간한국병원과 공공한국병원의 의료수익의료이익률은 산업평균비율에 비해 낮은 편으로 수익성은 불량한 것으로 판단된다.

| 표 5-14 | 민간한국병원과 공공한국병원의 의료수익의료이익률(%)

연도	민간한국병원	공공한국병원	산업평균비율	
			민간병원	공공병원
20×1	4.9	−18.1	−	−
20×2	0.6	−12.5	3.6	0.0

주) 20×2년도 의료수익의료이익률의 계산

- 민간한국병원 : $\text{의료수익의료이익률}(\%) = \frac{50,744}{8,260,724} \times 100 = 0.6\%$
- 공공한국병원 : $\text{의료수익의료이익률}(\%) = \frac{-637,958}{5,085,357} \times 100 = -12.5\%$

의료수익순이익률

의료수익순이익률(net income to medical revenue ratio)은 의료수익에서 총비용을 차감시킨 당기순이익을 의료수익으로 나눈 비율로 다음과 같이 계산된다.

$$\text{의료수익순이익률(\%)} = \frac{\text{당기순이익}}{\text{의료수익}} \times 100$$

〈표 5-15〉에서 볼 수 있는 바와 같이 20×2년도 민간한국병원의 의료수익순이익률도 의료수익의료이익률과 마찬가지로 전년에 비해 상당히 낮아졌으나, 공공한국병원의 의료수익순이익률은 전년에 비해 적자폭이 크게 개선되고 있다. 한편 20×2년도 민간한국병원과 공공한국병원의 의료수익순이익률은 산업평균비율에 비해 낮아 경영성과는 불량한 것으로 판단된다.

| 표 5-15 | 민간한국병원과 공공한국병원의 의료수익순이익률(%)

연도	민간한국병원	공공한국병원	산업평균비율	
			민간병원	공공병원
20×1	2.0	−13.6	−	−
20×2	0.2	−4.7	1.5	3.9

주) 20×2년도 의료수익순이익률의 계산

- 민간한국병원 : 의료수익순이익률(%) = $\frac{14,722}{8,260,724} \times 100 = 0.2\%$
- 공공한국병원 : 의료수익순이익률(%) = $\frac{-241,103}{5,085,357} \times 100 = -4.7\%$

총자산의료이익률

총자산의료이익률(medical income to total assets)은 병원의 핵심적인 의료활동으로부터 발생한 의료이익을 총자산으로 나눈 비율로 다음과 같이 계산된다.

$$\text{총자산의료이익률(\%)} = \frac{\text{의료이익}}{\text{총자산}} \times 100$$

| 표 5-16 | 민간한국병원과 공공한국병원의 총자산의료이익률(%)

연도	민간한국병원	공공한국병원	산업평균비율	
			민간병원	공공병원
20×1	3.6	−14.4	−	−
20×2	0.5	−10.2	3.4	0.0

주) 20×2년도 총자산의료이익률의 계산

- 민간한국병원 : 총자산의료이익률(%) = $\frac{50,744}{10,507,752} \times 100 = 0.5\%$
- 공공한국병원 : 총자산의료이익률(%) = $\frac{-637,958}{6,265,443} \times 100 = -10.2\%$

총자산의료이익률은 경영자 입장에서 병원에 투자된 총자본에 대한 투자효율성을 평가하는 비율이다. 이 비율은 실제보다 과대하게 계상될 우려가 있다. 즉 분자의 의료이익은 현행 원가로 측정되지만 분모의 총자산은 과거의 역사적 원가로 측정되므로 현행 원가에 비해 역사적 원가가 낮아 총자산의료이익률은 실제보다 높게 측정된다. 예를 들어 자산을 재평가한 병원과 재평가하지 않은 병원의 총자산의료이익률은 실제보다 큰 차이를 보이므로 비교 · 분석시 유의하여야 한다.

〈표 5-16〉에서 볼 수 있는 바와 같이 민간한국병원의 총자산의료이익률은 20×1년도 3.6%에서 20×2년도 0.5%로 크게 감소하고 있다. 이는 총자산은 크게 변동하지 않았는데도 의료비용 중 인건비와 감가상각비가 크게 증가하여 의료이익이 감소하였기 때문이다. 한편 공공한국병원은 의료손실이 발생으로 총자산의료이익률이 큰 폭의 적자를 보이고 있지만 전년도에 비해서는 다소 개선되고 있다. 그리고 민간한국병원과 공공한국병원의 총자산의료이익률은 산업평균비율에 비해 낮아 불량한 것으로 판단된다.

총자산순이익률

총자산순이익률(net income to total assets)은 최종적 성과인 당기순이익을 병원의 총자산으로 나눈 비율로 다음과 같이 계산된다.

$$총자산순이익률(\%) = \frac{당기순이익}{총자산} \times 100$$

〈표 5-17〉에서 볼 수 있는 바와 같이 민간한국병원의 총자산순이익률은 20×1년도 1.5%에서 20×2년도 0.1%로 전년에 비해 크게 감소하고 있는데, 이는 의료비용과 금융비용이 증가하기 때문이다. 한편 공공한국병원의 총자산순이익률은 −10.5%에서 −3.8%로 전년에 비해 적자폭이 줄고 있는데, 이는 의료부대수입과 국고보조금 등 의료외수익의 증가 등에 기인한다. 20×2년도 민간한국병원과 공공한국병원의 총자산순이익률은 산업평균비율에 비해 낮아 불량한 것으로 판단된다.

| 표 5-17 | 민간한국병원과 공공한국병원의 총자산순이익률(%)

연도	민간한국병원	공공한국병원	산업평균비율	
			민간병원	공공병원
20×1	1.5	−10.8	−	−
20×2	0.1	−3.8	1.4	2.2

주) 20×2년도 총자산순이익률의 계산

- 민간한국병원 : $총자산순이익률(\%) = \frac{14,722}{10,507,752} \times 100 = 0.1\%$
- 공공한국병원 : $총자산순이익률(\%) = \frac{-241,103}{6,265,443} \times 100 = -3.8\%$

자기자본순이익률

자기자본순이익률(return on equity)은 당기순이익을 병원출연자의 지분, 즉 자기자본으로 나누어 계산되는 비율이며, 자기자본에는 출연금(기본금) 이외에 자본잉여금과 이익잉여금이 포함된다.

$$\text{자기자본순이익률(\%)} = \frac{\text{순이익}}{\text{자기자본}} \times 100$$

이 비율은 병원 소유주 입장에서 수익성을 평가하는 비율이라고 할 수 있다. 현 의료법에서 병원의 소유주에 대한 배당을 금지하고 있지만 병원 소유주의 지분투자에 대한 투자효율성을 평가할 필요가 있다.

〈표 5-18〉에서 볼 수 있는 바와 같이 민간한국병원의 자기자본순이익률은 2.9%에서 0.3%로 크게 감소하고 있으며, 이는 전년에 비해 자기자본은 약간 증가하였으나 당기순이익이 크게 감소하였기 때문이다. 한편 공공한국병원의 자기자본순이익률은 −43.6%에서 −12.0%로 전년도에 비해 상당히 개선되고 있는데, 이는 전년에 비해 순손실의 폭이 많이 줄었기 때문이다. 20×2년도 민간한국병원과 공공한국병원의 자기자본순이익률은 산업평균비율에 비해 낮아 수익성은 불량한 것으로 판단된다.

총자산의료이익률이 부채의 평균이자율보다 높으면 부채비율을 증가시킴으로써 자기자본순이익률을 높일 수가 있으나 지나치게 부채비율이 높을 때 지급불능가능성이 높아지므로 적정한 수준에서 타인자본의존도를 결정하여야 하며, 반대로 총자산의료이익률이 부채의 평균이자율보다 낮으면 자기자본순이익률이 감소하므로 부채를 감소시켜 나가야 할 것이다.

| 표 5-18 | 민간한국병원과 공공한국병원의 자기자본순이익률(%)

연도	민간한국병원	공공한국병원	산업평균비율	
			민간병원	공공병원
20×1	2.9	−43.6	−	−
20×2	0.3	−12.0	3.5	5.8

주) 20×2년도 자기자본순이익률의 계산

- 민간한국병원 : $\text{자기자본순이익률(\%)} = \frac{14,722}{5,579,820} \times 100 = 0.3\%$
- 공공한국병원 : $\text{자기자본순이익률(\%)} = \frac{-241,103}{2,004,075} \times 100 = -12.0\%$

| 표 5-19 | 민간한국병원과 공공한국병원의 총자산의료이익률과 평균차입이자율(%)

연도	총자산의료이익률		평균차입이자율	
	민간한국병원	공공한국병원	민간한국병원	공공한국병원
20×1	3.6	−14.4	7.0	3.6
20×2	0.5	−10.2	7.4	3.8

〈표 5-19〉에서 볼 수 있는 바와 같이 20×2년도 민간한국병원의 총자산의료이익률은 0.5%, 평균차입이자율은 7.4%로 차입이자율이 훨씬 높기 때문에 금융비용 부담으로 인해 자기자본순이익률을 높이는 것은 현실적으로 어렵다. 한편 공공한국병원은 총자산의료이익률이 적자이기 때문에 금융비용 부담은 불가능하므로 정부보조금 등으로 차입금을 상환하여 금융비용을 줄여 나가야 할 것이다.

3.5 성장성비율

성장성비율(growth ratio)은 일정기간 동안 병원의 수익규모, 환자수, 경영성과가 얼마나 증가하였는가를 나타내는 비율이다. 이 비율은 총자산, 의료수익, 환자수, 순이익의 증가율로 측정하는데 병원의 성장잠재력, 수익실현가능성, 의료시장에서의 위상 등의 정보를 담고 있다. 성장성비율을 분석할 때 다음 몇 가지 사항을 유의하여야 한다.

첫째, 성장성비율을 분석할 때 물가변동요인을 고려하여 해석하여야 한다. 의료수익은 물가변동률 이상으로 성장하여야 실제적으로 성장한 것으로 간주할 수 있다. 따라서 높은 인플레이션이 지속될 때에는 실질증가율에 의한 비교가 필요하며, 여러 가지 디플레이터(deflator)를 이용하여 불변가치로 바꾸어서 성장률을 계산할 필요가 있다.

둘째, 총자산증가율을 계산하여 해석할 때 자산재평가 여부를 확인하여야 한다. 증가율을 계산하는 기간 동안 자산재평가가 일어났다면 신규 투자 없이도 자산규모가 증가한 것으로 나타나기 때문이다.

셋째, 성장률이 지속적으로 높을 때 비유동자산에 대한 투자가 많이 이루어져 현금유입보다 유출이 많아지므로 유동성이 저하되거나 자금사정이 악화될 수 있으므로 유동성 분석과 연계하여 분석할 필요가 있다.

의료수익증가율

의료수익증가율(medical revenue growth ratio)은 일정기간 동안 의료수익(입원수익, 외래수익 등)이 얼마나 증가하였는가를 나타내는 지표로서 병원의 외형의 신장세를 나타내는 비율이다.

- $\text{입원수익증가율(\%)} = \dfrac{\text{당기입원의료수익} - \text{전기입원의료수익}}{\text{전기입원의료수익}} \times 100$
- $\text{외래수익증가율(\%)} = \dfrac{\text{당기외래의료수익} - \text{전기외래의료수익}}{\text{전기외래의료수익}} \times 100$

의료수익의 증가는 의료수가의 인상에도 기인할 수 있고 환자수의 증가에도 기인할 수 있다. 이 지표는 의료수익 증가에 대한 원인분석을 하는 데 유용한 정보가 될 수 있다. 또한 의료수익이 증가하여도 순이익이 감소하는 경우가 있으므로 실질적인 성장지표인 순이익증가율에 대한 분석이 병행되어야 한다.

〈표 5-20〉에서 볼 수 있는 바와 같이 20×2년도 민간한국병원의 입원수익증가율은 7.3%, 외래수익증가율은 8.4%이며, 공공한국병원의 입원수익증가율은 37.1%, 외래수익증가율은 13.7%로서 의료수익증가율은 공공한국병원이 민간병원을 앞서고 있다. 공공한국병원은 높은 수익률 증가에도 불구하고 과중한 의료비용과 금융비용 부담으로 인하여 당기순손실이 발생되고 있다. 반면 민간한국병원은 공공한국병원에 비하여 성장률은 낮지만 상대적으로 낮은 의료비용과 금

| 표 5-20 | 민간한국병원과 공공한국병원의 20×2년도 의료수익증가율(%)

구분	민간한국병원	공공한국병원	산업평균비율	
			민간병원	공공병원
입원수익증가율	7.3	37.1	9.8	15.1
외래수익증가율	8.4	13.7	11.6	10.4

주) 20×2년도 입원수익증가율의 계산

- 민간한국병원 : 입원수익증가율(%) = $\frac{5,307,579 - 4,944,428}{4,944,428} \times 100 = 7.3\%$
- 공공한국병원 : 입원수익증가율(%) = $\frac{2,662,163 - 1,941,739}{1,941,739} \times 100 = 37.1\%$

20×2년도 외래수익증가율의 계산

- 민간한국병원 : 외래수익증가율(%) = $\frac{2,620,327 - 2,417,592}{2,417,592} \times 100 = 8.4\%$
- 공공한국병원: 외래수익증가율(%) = $\frac{1,394,403 - 1,225,889}{1,225,889} \times 100 = 13.7\%$

융비용으로 인하여 당기순이익을 실현하고 있다. 한편 민간한국병원의 의료수익증가율은 산업평균비율에 미치지 못하고 있으나, 공공한국병원의 의료수익증가율은 산업평균비율을 초과하고 있다.

총자산증가율

총자산증가율(growth rate of total assets)은 일정기간 동안 총자산이 얼마나 증가하였는가를 나타내는 재무비율로서 기업규모의 성장 정도를 측정하는 지표이다.

$$총자산증가율(\%) = \frac{당기총자산 - 전기총자산}{전기총자산} \times 100$$

총자산증가율은 재무상태표를 이용하여 계산하므로 자산재평가, 회계처리방식 등의 차이가 병원별로 다를 수 있으므로 분석할 때에 유의하여야 한다.

| 표 5-21 | 민간한국병원과 공공한국병원의 총자산증가율(%)

연도	민간한국병원	공공한국병원	산업평균비율	
			민간병원	공공병원
20×2	2.9	25.2	7.6	–

주) 20×2년도 총자산증가율의 계산

- 민간한국병원 : $\text{총자산증가율(\%)} = \dfrac{10,507,752 - 10,213,387}{10,213,387} \times 100 = 2.9\%$
- 공공한국병원 : $\text{총자산증가율(\%)} = \dfrac{6,265,443 - 5,005,721}{5,005,721} \times 100 = 25.2\%$

총자산증가율은 의료수익증가율과 같이 병행하여 분석하면 보다 바람직한 방향으로 성장하고 있는지를 평가할 수 있다. 만약에 의료수익증가율보다 총자산증가율이 높으면 상대적으로 의료수익창출능력에 비해 과대하게 투자하고 있음을 의미한다.

〈표 5-21〉에서 볼 수 있는 바와 같이 민간한국병원의 총자산증가율은 전년에 비해 2.9%로 총자산이 약간 증가하였지만, 공공한국병원은 25.2%로 총자산규모가 크게 증가하고 있다.

순이익증가율

순이익증가율(growth rate of net income)은 일정기간 동안 순이익이 얼마나 증가하였는가를 나타내는 재무비율로서 실질적인 성장의 지표가 된다.

$$\text{순이익증가율(\%)} = \frac{\text{당기순이익} - \text{전기순이익}}{\text{전기순이익}} \times 100$$

순이익증가율을 계산할 때에는 전년도에 당기순손실이 발생한 경우와 같이 마이너스 금액이 기준년도 금액이 되거나 아주 작은 값을 취할 때는 비율의 값을 구할 수 없거나 비정상적인 값이 되어 의미가 없어짐을 유의하여야 한다.

| 표 5-22 | 민간한국병원과 공공한국병원의 순이익증가율(%)

연도	민간한국병원	공공한국병원	산업평균비율	
			민간병원	공공병원
20×2	−90.5	55.6	−12.5	−35.4

주) 20×2년도 순이익증가율(순손실감소율)의 계산

- 민간한국병원 : 순이익증가율(%) = $\frac{14,722 - 155,002}{155,002} \times 100 = 90.5\%$

- 공공한국병원 : 순손실감소율(%) = $\frac{-241,103 - (-542,766)}{542,766} \times 100 = 55.6\%$

〈표 5-22〉에서 볼 수 있는 바와 같이 민간한국병원의 순이익증가율은 전년에 비해 90.5% 감소하고 있다. 이는 의료수익의 증가에 비해 의료비용이 급격하게 증가함에 따라 당기순이익이 크게 감소하였기 때문이다. 한편 공공한국병원의 순손실감소율은 55.6%로, 전년도 순손실액에 비해 당년도 순손실액이 55.6% 감소하고 있다.

3.6 활동성비율

활동성비율(activity ratio)은 병원이 보유하고 있는 자산을 얼마나 효율적으로 활용하고 있는지를 측정하는 비율이다. 활동성비율은 병원경영활동의 산출물인 의료수익을 투하자본(invested capital)으로 나누어 회전(turnover)의 배수로 계산되며, 이를 회전율이라고 한다. 회전율이 높을수록 투하자본에 비하여 의료수익이 상대적으로 높다는 것을 의미한다. 이는 적은 자산을 투입하여 많은 수익을 실현하고 있다는 것을 의미하기 때문에 자산이 효율적으로 이용되고 있다는 증거가 된다. 여기에서 투하자본이란 병원의 의료활동을 통해 의료수익을 실현하는 과정에서 투입된 자산으로 총자산, 비유동자산, 의료미수금, 재고자산 등이 포함된다.

총자산회전율

총자산회전율(total assets turnover)은 의료수익을 총자산으로 나누어 측정되는 재무비율로서 1년 동안 의료수익을 창출하는 데 총자산을 몇 회 이용하였는가를 측정하는 지표이다.[6]

$$총자산회전율 = \frac{의료수익}{총자산}$$

총자산회전율이 높으면 높을수록 총자산을 활발하게 사용하여 의료수익을 창출하였다는 것을 의미한다. 반면에 총자산회전율이 낮으면 총자산이 비효율적으로 이용되거나 과다하게 투자하고 있음을 의미한다. 예를 들어 A병원의 총자산이 100억원이고 의료수익이 100억원이라면 총자산을 1회전시켜 의료수익 100억원을 실현하였다는 의미이고, B병원은 총자산이 50억원인데 의료수익이 100억원이라면 총자산을 2회전시켜 의료수익 100억원을 실현한 것이다. 따라서 B병원은 의료수익을 실현하는 데 있어 A병원에 비해 자산을 2배 효율적으로 사용하고 있다고 할 수 있다.

그러나 총자산회전율이 높다는 것은 투자된 총자산을 효율적으로 이용하였다는 점에서 바람직하지만 회전율이 높다고 해서 반드시 경영성과가 좋은 것은 아니다. 일반적으로 회전율이 높은 경우에는 마진율이 낮으므로 회전율과 이익률을 동시에 고려하여야 한다. 예를 들면 총자산순이익률은 의료수익순이익률과 총자산회전율의 곱으로 구성되는데 회전율이 높아도 의료수익순이익률이 낮으면 총자산순이익률은 낮을 수가 있다.

〈표 5-23〉에서 볼 수 있는 바와 같이 20×2년도 민간한국병원과 공공한국병

---

6 병원의 의료활동에 직접 투입하여 활용되고 있는 자산의 효율성을 평가하는 지표로 다음과 같은 경영자산회전율을 이용할 수 있다.

$$경영자산회전율(회) = \frac{의료수익}{총자산 - 건설중인\ 자산 - 투자자산}$$

| 표 5-23 | 민간한국병원과 공공한국병원의 총자산회전율(회)

연도	민간한국병원	공공한국병원	산업평균비율	
			민간한국병원	공공한국병원
20×1	0.7	0.8	–	–
20×2	0.8	0.8	0.9	0.6

주) 20×2년도 총자산회전율의 계산

- 민간한국병원 : 총자산회전율(회) $= \frac{8,260,724}{10,507,752} = 0.8$회
- 공공한국병원 : 총자산회전율(회) $= \frac{5,085,357}{6,265,443} = 0.8$회

원의 총자산회전율은 0.8회로서 의료수익을 실현하는 데 총자산을 80% 정도밖에 활용하지 못하고 있다. 일반적으로 100% 이상 활용하여야 하는데 이에 미치지 못하고 있는 것은 그만큼 총자산을 비효율적으로 활용하고 있음을 의미한다. 민간한국병원의 총자산회전율은 산업평균비율에 비해 낮으나, 공공한국병원의 총자산회전율은 산업평균비율에 비해 높아서 상대적으로 양호한 것으로 보인다.

유형자산회전율

유형자산회전율(tangible assets turnover)은 유형자산이 1년 동안 몇 번 회전되어 의료수익을 실현하고 있느냐를 측정하는 것으로 의료수익을 유형자산으로 나누어 계산된다.

$$\text{유형자산회전율}(\%) = \frac{\text{의료수익}}{\text{유형자산}}$$

병원에서 무형자산의 비중은 거의 전무하기 때문에 유형자산회전율을 이용하는 것이 바람직하다. 유형자산회전율이 높다는 것은 보유하고 있는 유형자산에 비해 높은 의료수익을 실현하고 있음을 의미하기 때문에 유형자산이 효율적으로

| 표 5-24 | 민간한국병원과 공공한국병원의 유형자산회전율(회)

연도	민간한국병원	공공한국병원	산업평균비율	
			민간한국병원	공공한국병원
20×1	1.1	1.0	–	–
20×2	1.1	1.4	1.3	0.8

주) 20×2년도 총자산회전율의 계산

• 민간한국병원 : 유형자산회전율(회) $= \frac{8,260,724}{7,218,852} = 1.1$회

• 공공한국병원 : 유형자산회전율(회) $= \frac{5,085,357}{3,669,610} = 1.4$회

이용되고 있다고 해석할 수 있다. 그러나 고정설비의 장기간 이용에 따른 과다한 감가상각 때문에 유형자산이 낮게 계상되어 유형자산회전율이 높게 나타날 수도 있다. 예를 들어 감가상각이 끝난 노후화된 설비나 의료장비를 많이 보유한 병원은 회전율은 높을 수 있으나 수익성이 떨어질 가능성이 많다.

〈표 5-24〉에서 볼 수 있는 바와 같이 20×2년도 민간한국병원의 유형자산회전율은 1.1회, 공공한국병원은 1.4회로, 민간한국병원은 산업평균비율에 미치지 못하고 있는 반면, 공공한국병원은 산업평균비율을 초과하여 유형자산에 대한 이용도가 공공한국병원이 민간한국병원에 비해 양호한 것으로 나타나고 있다. 그러나 이는 공공한국병원이 설립된 지 오래되어 장비와 시설의 노후화로 인하여 상대적으로 유형자산회전율이 높은 것일 수 있다.

의료미수금회전율과 의료미수금회수기간

의료미수금회전율(receivables turnover)은 의료수익을 의료미수금으로 나누어 구한 비율로서 의료미수금이 현금화된 횟수를 나타내며, 이를 이용하여 의료미수금이 현금화되는 데 소요되는 기간, 즉 **의료미수금회수기간**(average collection period)을 계산할 수 있다. 의료미수금평균회수기간은 의료미수금회전율의 역수에 365일을 곱하거나, 의료미수금을 1일 평균의료수익으로 나누어 계산된다.

- $\text{의료미수금회전율} = \dfrac{\text{의료수익}}{\text{의료미수금}}$
- $\text{의료미수금회수기간} = \dfrac{\text{365일}}{\text{의료미수금회전율}} = \dfrac{\text{의료미수금}}{\text{1일 평균의료수익}}$
- $\text{1일 평균의료수익} = \dfrac{\text{의료수익}}{\text{365일}}$

의료미수금회전율이 높다는 것은 의료비수금으로 묶여 있는 기간이 짧다는 것이며 그만큼 현금화속도가 빠르다는 것을 의미한다. 그러나 의료미수금평균회수기간이 길수록, 즉 의료미수금회전율이 낮을수록 의료미수금으로 묶여 있는 자금의 기회비용이 증가하고 대손가능성이 크다는 점에 유의하여야 한다.

〈표 5-25〉에서 볼 수 있는 바와 같이 전년도에 비해 20×2년도 의료미수금회전율은 민간한국병원의 경우 증가하나, 공공한국병원의 경우 약간 감소한다. 그리고 산업평균비율에 비교해 보면 민간한국병원은 약간 낮으나, 공공한국병원은 약간 높게 나타나고 있다. 또한 〈표 5-26〉에서 볼 수 있는 바와 같이 의료미수금의 현금화속도는 공공한국병원에 비해 민간한국병원이 더 빠르나, 산업평균비율과 비교해 보면 공공한국병원이 상대적으로 양호함을 알 수 있다.

| 표 5-25 | 민간한국병원과 공공한국병원의 의료미수금회전율(회)

연도	민간한국병원	공공한국병원	산업평균비율	
			민간병원	공공병원
20×1	6.0	5.2	–	–
20×2	7.3	4.8	8.7	4.5

주) 20×2년도 의료미수금회전율의 계산

- 민간한국병원 : $\text{의료미수금회전율(회)} = \dfrac{8,260,724}{1,134,207} = 7.3\text{회}$
- 공공한국병원 : $\text{의료미수금회전율(회)} = \dfrac{5,085,357}{1,064,220} = 4.8\text{회}$

| 표 5-26 | 민간한국병원과 공공한국병원의 의료미수금회수기간(일)

연도	민간한국병원	공공한국병원	산업평균비율	
			민간병원	공공병원
20×1	60.8	70.2	–	–
20×2	50.0	76.0	42.0	81.1

주) 20×2년도 의료미수금평균회수기간의 계산

- 민간한국병원 : 의료미수금평균회수기간(일) = $\frac{365}{7.3}$ = 50.0일
- 공공한국병원 : 의료미수금평균회수기간(일) = $\frac{365}{4.8}$ = 76.0일

매입채무회전율과 매입채무지급기간

병원에서 약품이나 진료재료를 외상으로 구입하였을 때, **매입채무회전율**(payables turnover)과 **매입채무지급기간**(average payables turnover period)을 고려하여 재무유동성 및 신용도, 자금사정 등을 파악할 수 있다. 매입채무회전율은 의료수익을 매입채무로 나눈 재무비율로서 매입채무가 얼마나 빨리 결제되는가를 나타내며, 매입채무에 대한 지급능력을 측정하는 지표이다. 그리고 매입채무지급기간은 병원이 매입채무를 결제하는 데 걸리는 평균기간으로서 매입채무회전율의 역수에 365를 곱하거나 매입채무를 1일 평균의료수익으로 나누어 계산된다.

- 매입채무회전율 = $\frac{\text{의료수익}}{\text{매입채무}}$
- 매입채무지급기간 = $\frac{\text{365일}}{\text{매입채무회전율}}$ = $\frac{\text{매입채무}}{\text{1일 평균의료수익}}$

매입채무회전율이나 매입채무지급기간은 약품이나 진료재료 공급자의 신용판매조건 등을 고려하여 평가되어야 하겠지만 원재료를 구입하는 병원의 입장에서

매입채무회전율이 낮을수록 또는 매입채무지급기간이 길수록 유리하며, 원재료 공급업자의 입장에서 그 반대인 경우 유리하다. 매입채무회전율이 높다면 또는 매입채무지급기간이 짧다면 매입채무에 대한 대금결제가 빨리 이루어지고 있어 유동성 문제가 제기될 수 있으나, 빠른 기간 내에 매입대금이 결제됨에 따라 매입할인을 할 수 있어 원가절감에 따른 수익성이 좋아질 수 있으므로 해석에 주의하여야 한다.

〈표 5-27〉에서 볼 수 있는 바와 같이 원재료 외상구매에 대한 매입채무회전율은 공공한국병원이 민간한국병원보다 약간 높다. 이는 원재료를 외상으로 구매한 후 대금을 결제하는 기간이 공공한국병원이 약간 짧다는 것을 의미한다. 한편 20×2년도 매입채무회전율은 민간한국병원과 공공한국병원 모두 산업평균비

| 표 5-27 | 민간한국병원과 공공한국병원의 매입채무회전율(회)

연도	민간한국병원	공공한국병원	산업평균비율	
			민간병원	공공병원
20×1	5.5	5.9	–	–
20×2	6.0	6.1	7.8	8.0

주) 20×2년도 매입채무회전율의 계산

- 민간한국병원 : 매입채무회전율(일) = $\frac{8,260,724}{1,384,399}$ = 6.0회
- 공공한국병원 : 매입채무회전율(일) = $\frac{5,085,357}{830,506}$ = 6.1회

| 표 5-28 | 민간한국병원과 공공한국병원의 매입채무지급기간(일)

연도	민간한국병원	공공한국병원	산업평균비율	
			민간병원	공공병원
20×1	66.4	61.9	–	–
20×2	60.8	59.8	46.8	45.6

주) 20×2년도 매입채무평균결제기간의 계산

- 민간한국병원 : 매입채무지급기간(일) = $\frac{365}{6.0}$ = 60.8일
- 공공한국병원 : 매입채무지급기간(일) = $\frac{365}{6.1}$ = 59.8일

율에 비해 낮게 나타나고 있다. 즉 〈표 5-28〉에서 볼 수 있는 바와 같이 민간한국병원과 공공한국병원 모두 산업평균에 비해 외상대금을 늦게 결제함을 알 수 있다.

재고자산회전율과 재고기간

재고자산회전율(inventories turnover)은 의료수익을 재고자산으로 나눈 비율로서 재고자산이 당좌자산으로 변화하는 속도를 나타내는 지표이다. 즉 이 비율은 의료수익을 실현하는 데 재고자산을 연간 몇 번 회전하였는지를 측정한다. **재고기간**(days to sell inventory)은 재고자산을 소비하는 데 걸리는 평균기간으로 재고자산회전율의 역수에 365를 곱하거나 재고자산을 1일 평균의료수익으로 나누어 구할 수도 있다.

- $\text{재고자산회전율} = \dfrac{\text{의료수익}}{\text{재고자산}}$
- $\text{재고기간} = \dfrac{365\text{일}}{\text{재고자산회전율}} = \dfrac{\text{재고자산}}{\text{1일 평균의료수익}}$

재고자산을 과도하게 보유하고 있다면 다른 곳에 투자할 수 있는 자금이 재고자산에 묶여 있다는 것을 의미하며, 이에 따라 재고유지비용이 증가한다. 반면에 재고자산이 너무 적으면 재고자산 부족으로 의료서비스 제공과정에서 환자에게 불편을 초래하고, 나아가 환자가 이탈할 수 있는 기회비용이 발생하므로 적정한 수준의 재고유지가 필요하다.

〈표 5-29〉에서 볼 수 있는 바와 같이 재고자산회전율은 민간한국병원이나 공공한국병원 모두 매우 높아 재고기간이 짧다. 이는 병원조직의 특성상 재고자산을 많이 보유하려고 하지 않은 점도 있지만 재고자산이 과소계상되어 있을 수도 있다. 민간한국병원의 재고자산회전율은 산업평균비율에 비해 낮으나 공공한국

병원은 산업평균비율에 비해 높은 것으로 나타났다.

| 표 5-29 | 민간한국병원과 공공한국병원의 재고자산회전율(회)

연도	민간한국병원	공공한국병원	산업평균비율	
			민간병원	공공병원
20×1	108.7	58.3	–	–
20×2	86.3	55.2	165.9	43.5

주) : 20×2년도 재고자산회전율의 계산

- 민간한국병원 : 재고자산회전율(회) = $\frac{8,260,724}{95,768}$ = 86.3회
- 공공한국병원 : 재고자산회전율(회) = $\frac{5,085,357}{92,057}$ = 55.2회

| 표 5-30 | 민간한국병원과 공공한국병원의 재고기간(일)

연도	민간한국병원	공공한국병원	산업평균비율	
			민간병원	공공병원
20×1	3.4	6.3	–	–
20×2	4.2	6.6	2.2	8.4

주) 20×2년도 재고기간의 계산

- 민간한국병원 : 재고기간(일) = $\frac{365}{86.3}$ = 4.2일
- 공공한국병원 : 재고기간(일) = $\frac{365}{55.2}$ = 6.6일

3.7 생산성비율

생산성이란 단위당 투입량에 대한 산출량의 관계를 의미하는 것으로 투입량에 대한 산출량의 크기가 증가할 때에 생산성이 향상된다고 말한다. **생산성비율**(productivity ratio)이란 투입에 대한 산출의 비율로서 생산요소를 얼마나 효율적으로 이용하였는가를 측정한다.

생산성은 투입요소의 종류에 따라 노동생산성과 자본생산성 및 토지생산성 등

으로 구분할 수 있으며, 산출량의 표시방법에 따라 물적 생산성과 가치적 생산성으로 구분된다. 물적 생산성이란 산출량을 물량으로 측정하는 것을 의미하고, 가치적 생산성이란 산출량을 화폐단위로 나타낸 것을 의미한다. 산출물이 단일 종류일 경우엔 물량으로 나타낼 수가 있으나 산출물의 종류가 다양하거나 복합적인 요소가 혼합되어 있을 경우에는 화폐단위로 환산하여 가치로 측정하는 것이 효과적이다. 따라서 공통단위로 합산이 가능한 산출수준으로 부가가치를 이용하고 있다.

생산성분석에서 부가가치를 이용하고 있는 이유는 경쟁이 심화되고 있는 경영환경하에서 외형의 성장보다는 내실 있는 경영에 초점을 두고 있기 때문이다. 생산성비율을 분석할 때 유의해야 할 점은 부가가치율이 증가한 경우에도 이익은 변하지 않고 임금, 금융비용 또는 임차료 등이 더 증가하였다면 생산성의 증가로 병원의 성과가 향상되었다고 해석하기 어렵다. 따라서 수익성과 연계하여 분석하여야 생산성에 대한 보다 명확한 평가를 할 수 있을 것이다.

부가가치

부가가치(value added)란 병원의 경영활동 결과 창출한 가치를 말한다. 좀 더 구체적으로 말하면 의료수익에 병원 외부에서 생산된 가치를 차감한 당해 병원이 창출한 가치를 말한다. 병원 외부에서 생산된 가치에 포함되는 항목으로 약품비, 진료재료비, 급식재료비, 수도광열비, 외주용역비, 소모품비, 지급경비 등이 있다.

부가가치를 측정하는 방식에는 두 가지가 있다. 생산 측면의 부가가치 측정방식과 분배 측면의 부가가치 측정방식이 있다. 전자를 차감법, 후자를 가산법이라고 한다.

차감법은 병원이 창출한 서비스의 총가치인 의료수익에서 그 가치창출을 위하여 외부로부터 구입한 기존가치, 즉 중간투입물인 재료비, 부품구입비, 용역비 등을 공제하여 계산한다. 따라서 부가가치는 의료수익에 원재료비, 연료비, 전력비, 용수비, 외주가공비 등을 차감시켜 계산된다. 차감법은 부가가치 계산과정에서 중간투입물에 대한 정의가 명확히 구분되지 않는 항목이 많아서 실질적인 계산이 어렵다는 단점이 있다. 예를 들어 관리운영비항목에서 복리후생비, 조세공과, 임차료, 감가상각비, 수선유지비, 대손상각비, 운반비 등은 부가가치항목에 포함되며, 여비교통비, 통신비, 보험료, 소모품비, 차량유지비, 환경관리비, 도서인쇄비, 접대비, 연료비, 연구비, 피복침구비, 외주용역비 등은 중간투입항목으로 분류되나, 잡비, 지급수수료, 교육훈련비, 행사비 등은 중간투입물과 부가가치의 혼합항목으로 분류되어 그 구분이 명확하지가 않다. 따라서 이러한 문제점 때문에 가산법을 많이 쓰는 편이다.

차감법에 의한 부가가치 계산식은 다음과 같다.

부가가치 = 의료수익 − 중간투입액
　　　　= 의료수익 (인재료비 + 수도광열비 + 구입품비 + 외주가공비
　　　　　　　　　+ 구입용역비 + 소모품비 + …)

한편 가산법은 의료활동에 참여한 각 생산요소 제공자에게 분배되는 항목을 가산한 것으로 부가가치항목은 분배 측면에서 노동제공자에게 임금, 자본제공자, 즉 채권자에게 이자, 지주에게 지대 및 임차료, 정부 및 공공단체에게 조세공과, 자본주에게 이윤으로 구성된다. 이 방식은 부가가치 구성항목을 합산하여 부가가치를 산출하므로 부가가치 구성을 쉽게 파악할 수 있는 장점이 있다. 그러나 의료수익을 근거로 하여 산출하지 않았기 때문에 경영활동 전체를 종합적으로 파악하기가 곤란하며, 외부 구입가치를 파악하지 않기 때문에 부가가치의 발생 원인을 규명할 수 없는 단점이 있다. 예를 들어 인건비, 경비, 금융비용 등 지출의 증가가 부가가치를 증가시키는 역설적인 면이 있다.

가산법은 기업의 부가가치를 각 생산요소에 대한 분배 측면에서 파악한 것으로 손익계산서의 해당 항목을 합산하여 산출한다.[7] 가산법에 의해 구하는 부가가

---

7 부가가치를 구성하고 있는 각 항목들을 구체적으로 설명하면 다음과 같다.
- 영업잉여 : 의료이익 + 대손상각비 − 이자비용

치 계산식은 다음과 같다.

부가가치 = 영업잉여 + 인건비 + 이자비용 + 임차료 + 감가상각비 + 조세공과

가산법에 의해 민간한국병원과 공공한국병원의 20×1년, 20×2년 부가가치를 계산하면 〈표 5-31〉과 같다.

| 표 5-31 | 민간한국병원과 공공한국병원의 부가가치(천원)

구성항목	민간한국병원		공공한국병원	
	20×1년	20×2년	20×1년	20×2년
영업잉여	328,198	−4,364	−813,559	−718,609
인건비	3,072,395	3,362,538	2,873,483	3,184,969
이자비용	76,525	107,658	91,156	94,955
감가상각비	634,800	1,088,108	335,073	319,213
조세공과	19,540	34,530	50,132	52,018
계	4,131,458	4,588,470	2,536,285	2,932,546

주) 영업잉여 = 의료이익 + 대손상각비 − 이자비용
인건비 = 급여 + 제수당 + 퇴직급여 + 복리후생비

부가가치율

부가가치율(value added ratio)은 일정기간 동안 병원이 창출한 부가가치를 의료수익으로 나눈 비율이다. 이 비율은 의료수익 중에서 의료활동에 투입된 생산요소에 귀속되는 소득의 비율을 나타내기 때문에 흔히 소득률이라고도 한다. 여기서 부가가치를 산출하는 방법은 가산법에 의한다.

- 인건비 : 급여, 제수당, 퇴직급여, 복리후생비 등
- 이자비용 : 차입금에 대한 대가로 지급되는 이자비용
- 감가상각비 : 건물, 의료장비, 기계장치 비품, 차량운반구 등의 감가상각비
- 조세공과 : 제세금과 공과금

$$부가가치율(\%) = \frac{부가가치}{의료수익} \times 100$$

〈표 5-32〉에서 20×2년도 민간한국병원의 부가가치율은 55.5%로 전년도 54.3%에 비해 약간 증가하고 있으나 산업평균비율보다 낮으며, 공공한국병원의 부가가치율은 57.7%로 전년도 63.6%에 비해 감소하고 있으며 산업평균비율보다 약간 낮다. 그 결과 민간한국병원에 비해 공공한국병원의 부가가치창출능력이 약간 높은 것으로 판단된다.

| 표 5-32 | 민간한국병원과 공공한국병원의 부가가치율(%)

연도	민간한국병원	공공한국병원	산업평균비율	
			민간병원	공공병원
20×1	54.3	63.6	–	–
20×2	55.5	57.7	63.0	64.0

주) 20×2년도 부가가치율의 계산

- 민간한국병원 : $부가가치율(\%) = \frac{4,588,470}{8,260,724} \times 100 = 55.5\%$

- 공공한국병원 : $부가가치율(\%) = \frac{2,932,546}{5,085,357} \times 100 = 57.7\%$

자본생산성

자본생산성(productivity of capital)은 생산요소의 하나인 자본의 단위당 투자효율을 나타내는 것으로 가장 대표적인 자본생산성비율은 총자본투자효율이다. 총자본투자효율(value added to total assets)은 병원에 투자된 총자본이 1년 동안 어느 정도의 부가가치를 창출하였는가를 나타내는 비율로 다음과 같이 계산된다.

$$총자본투자효율(\%) = \frac{부가가치}{총자본} \times 100$$

자본생산성이 높다는 것은 총자본이 효율적으로 운영되었음을 의미하며, 이 경우에는 대체로 노동생산성도 높게 나타난다. 총자본투자효율은 부가가치율과 총자산(총자본)회전율로 구성되어 있다.

$$총자본투자효율(\%) = \frac{부가가치}{의료수익} \times \frac{의료수익}{총자본} = 부가기치율 \times 총자산회전율$$

민간한국병원과 공공한국병원의 총자본투자효율은 〈표 5-33〉과 같다. 〈표 5-33〉에서 볼 수 있는 바와 같이 20×2년도 민간한국병원의 총자본투자효율은 전년도에 비해 개선되었으나 공공한국병원은 약간 감소하고 있다. 한편 민간한국병원의 총자본투자효율은 산업평균비율에 비해 낮으나, 공공한국병원의 총자본투자효율은 산업평균비율에 비해 높아 양호한 것으로 평가할 수 있다.

| 표 5-33 | 민간한국병원과 공공한국병원의 총자본투자효율(%)

연도	민간한국병원	공공한국병원	산업평균비율(20×2년)	
			민간병원	공공병원
20×1	40.5	50.7	–	–
20×2	43.7	46.8	71.0	42.0

주) 20×2년도 총자본투자효율의 계산

- 민간한국병원 : $총자본투자효율(\%) = \frac{4,588,470}{10,507,752} \times 100 = 43.7\%$
- 공공한국병원 : $총자본투자효율(\%) = \frac{2,932,546}{6,265,443} \times 100 = 46.8\%$

노동생산성

노동생산성(productivity of labor)은 노동력의 단위당 성과를 나타내는 지표로 종업원 1인당 부가가치(value added per employee)를 의미한다. 종업원 1인당 부가가치는 부가가치를 종업원수로 나누어 계산한다.

$$\text{노동생산성} = \frac{\text{부가가치}}{\text{종업원수}}$$

종업원 1인당 부가가치가 높을수록 병원에서 투입된 노동인력의 효율성이 높다는 것을 의미한다. 이 밖에도 노동 1단위당 생산성을 측정하는 지표로서 종업원 1인당 의료수익, 종업원 1인당 순이익을 이용하기도 한다. 노동생산성의 증가는 종업원 1인당 부가가치증가율로 나타낼 수 있는데, 이는 종업원들의 임금 상승폭을 결정하는 데 중요한 기준이 될 수 있다.[8] 그러나 종업원 1인당 부가가치 증가율만을 가지고 노동생산성이 증가되었다고 할 수 없다. 왜냐하면 부가가치가 증가하는 것이 추가적인 시설투자에 따른 노동장비율의 증가에 기인할 수 있기 때문이다.

노동장비율은 종업원 1인당 설비자산의 크기를 나타내는 것으로 종업원 1인당 어느 정도의 노동장비를 사용하고 있는가를 나타낸다.[9] 보조지표로 의료장비율이 있다. 의료장비율은 종업원 1인당 의료장비가액으로 종업원 1인이 사용하고 있는 의료장비의 크기를 나타낸다.[10] 병원의 생산성 향상은 노동생산성 향상

---

8 종업원 1인당 부가가치증가율

$$= \frac{\text{당기의 종업원 1인당 부가가치} - \text{전기의 종업원 1인당 부가가치}}{\text{전기의 종업원 1인당 부가가치}} \times 100$$

9 $\text{노동장비율} = \frac{\text{유형자산} - \text{건설중인 자산}}{\text{종업원수}}$

10 $\text{의료장비율} = \frac{\text{의료장비가액}}{\text{종업원수}}$

| 표 5-34 | 민간한국병원과 공공한국병원의 종업원 1인당 부가가치(천원)

연도		민간한국병원	공공한국병원	산업평균비율	
				민간병원	공공병원
종업원 1인당 부가가치	20×1	44,424	26,698	–	–
	20×2	49,338	30,869	33,227	35,793

주) 20×2년도 노동생산성의 계산

- 민간한국병원 : 노동생산성(천원) = $\frac{4,588,470}{93명}$ = 49,338천원
- 공공한국병원 : 노동생산성(천원) = $\frac{2,932,546}{95명}$ = 30,869천원

과 시설투자에 따른 노동장비율 또는 의료장비율의 향상에 기인한다. 그러므로 임금인상을 결정할 때 부가가치 증가가 노동생산성 증가에 의한 것인지 노동장비율 증가에 기인한 것인지를 구분하여 판단하여야 할 것이다.

민간한국병원과 공공한국병원의 종업원 1인당 부가가치는 〈표 5-34〉와 같다. 〈표 5-34〉에서 민간한국병원의 종업원 1인당 부가가치는 20×1년 44,424천원에서 20×2년 49,338천원으로 증가하고 있으며, 공공한국병원도 20×1년 26,698천원에서 20×2년 30,869천원으로 증가하고 있다. 민간한국병원의 종업원 1인당 부가가치는 산업평균비율에 비해 상당히 높으며, 공공한국병원의 종업원 1인당 부가가치는 산업평균비율에 비해 약간 낮게 나타나고 있다. 그러므로 민간한국병원의 노동생산성은 양호하나, 공공한국병원의 노동생산성은 약간 좋지 않은 것으로 판단할 수 있다.

4 병원재무비율분석의 한계점

비율분석은 재무제표를 이용하여 병원은 물론 병원의 이해관계자들이 합리적 의사결정을 내리는 데 유용한 정보를 제공하기 때문에 가장 널리 이용되는 분석

방법이다. 재무비율은 이용자의 분석목적에 따라 재무제표상의 두 항목을 선택하여 다양한 종류의 비율구성이 가능하다. 그리고 분석자료로 이용되는 재무제표는 수집이 용이할 뿐만 아니라 계산방법과 이해가 쉽다는 장점이 있다. 반면에 다음과 같은 한계점을 가지고 있다.

첫째, 비율분석은 역사적 자료인 재무제표를 근거로 하여 과거 일정기간의 경영성과와 재무상태가 미래에도 계속될 것이라는 가정에서 분석된다. 경영분석의 실질적인 목적은 정책수행의 결과로 나타나는 미래의 재무상태와 경영성과를 예측하는 데 있다. 그러나 미래의 상황이 불확실할 뿐만 아니라 경영환경이 빠른 속도로 변화하기 때문에 과거자료를 이용하여 미래를 예측하는 데 여러 가지 점에서 한계가 있다.

둘째, 병원별로 회계처리방법이 서로 다르기 때문에 비율분석을 통하여 재무비율을 상호 비교하는 것만으로 충분하지 않다. 비교 병원 간에 감가상각방법 및 재고자산평가방법이 다르게 적용되는 경우에는 정확한 정보를 얻기가 어렵다.

셋째, 비율분석은 재무제표를 근간으로 하여 분석되는데, 이 중 재무상태표는 일정시점을 기준으로 작성되므로 계절적 변동에 따른 영향이 큰 산업에 대한 고려뿐만 아니라 인플레이션에 의한 가치변동 등이 반영되지 않기 때문에 이를 기계적으로 적용한다면 비율분석이 왜곡될 수 있다.

넷째, 특정한 재무비율이 양호한지 또는 불량한지의 여부를 일반화하기가 어렵다. 예를 들어 한 병원의 유동비율이 높다는 것은 유동성 측면에서는 양호한 상태로 평가될 수 있으나, 과도한 현금의 보유는 수익성 측면에서 오히려 비효율적일 수도 있다. 마찬가지로 자산회전율이 높다는 것은 그 병원이 자산을 효율적으로 사용한다는 것을 의미하지만, 한편으로는 자산에 대한 추가적인 투자가 어려운 병원임을 의미하기도 한다.

다섯째, 특정 병원의 일부 재무비율은 양호하고 다른 재무비율은 불량한 경우 그 결과를 종합적으로 판단하기가 어렵다. 이 경우에 재무비율들의 순효과(net effects)를 분석하기 위해서는 다른 추가적인 분석방법을 이용하여야만 한다.

여섯째, 대부분의 병원은 산업전체 평균보다 양호한 비율을 갖고자 하므로 단지 평균성과를 얻고 있는 데 만족하지 않는다. 따라서 높은 수준의 성과에 대한 목표로서 종별 병원군의 선두그룹에 속하는 재무비율을 사용하는 것이 보다 합리적일 수 있다.

일곱째, 비율분석에서 비교기준이 되는 표준비율로 어느 것을 선택하느냐에 따라 평가가 달라질 수 있다. 선택된 표준비율이 특정 병원에 가장 적합한 최선의 비교기준이라고 판단할 근거가 없기 때문이다.

알아두기

2014 병원경영분석 발간 : 한국보건산업진흥원

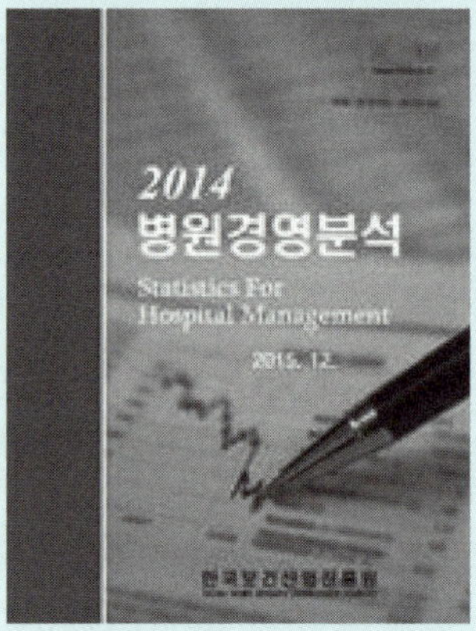

한국보건산업진흥원(원장 이영찬, 이하 진흥원)은 의료기관 경영개선의 일환으로 실시한 전국 병원경영실태조사 · 분석'을 완료 하고, 자료제출 병원 및 정부 등 관련기관에 '2014 병원경영분석 통계집을 제공한다고 밝혔다.

한국보건산업진흥원에서 제공되는 주요 통계 · 분석 내용은 ▲병원일반현황 ▲재무분석 ▲생산성지표 ▲환자진료실적 ▲인력지표 등 의료기관 경영성과를 종합적으로 측정하는 대표지표에 관한 정보를 제공하고자 했다.

분석 결과, 의료기관의 의료수익의료이익률은 상급종합병원이 1.6%, 종합병원이 1.1%, 병원이 4.5%로 모두 흑자를 보였다.

소재지별 의료수익의료이익률을 보면 상급종합병원은 대도시(0.5%)보다 중소도시(4.3%)가 더 높은 반면 종합병원 및 병원은 대도시가 중소도시보다 높게 나타났다.

설립형태별로는 민간의료기관은 모두 흑자인 반면 공공의료기관은 모두 적자를 보였다

〈메디컬 월드뉴스, 2016. 2. 16〉

주 · 요 · 용 · 어

KEY WORD

- **병원재무비율분석(hospital financial ratio analysis)**
  재무제표 각 항목 간 비율을 산출하여 병원의 재무상태나 경영성과를 분석하는 방법이다.

- **재무비율(financial ratio)**
  재무제표의 두 개의 항목을 나눈 비율로서 경제적 의미와 논리적 관련성이 있어야 한다.

- **유동성비율(liquidity ratio)**
  병원이 보유하고 있는 자산 중에서 1년 이내에 현금화할 수 있는 자산을 얼마나 보유하고 있는지를 측정하는 비율로서 병원의 단기채무지급능력에 관한 정보를 제공해 주는 비율이다.

- **유동비율(current ratio)**
  단기부채를 상환할 수 있는 유동성 자산이 유동부채의 몇 배인지를 측정하는 비율이다.

$$유동비율(\%) = \frac{유동자산}{유동부채} \times 100$$

- **당좌비율(quick ratio)**
  산성시험비율(acid test ratio)이라고도 하며, 유동자산에서 재고자산 등을 차감한 당좌자산을 유동부채로 나눈 비율이다.

$$당좌비율(\%) = \frac{당좌자산}{유동부채} \times 100$$

- **순운전자본구성비율(net working capital to total assets ratio)**
  총자산(총자본)에서 순운전자본이 차지하는 비율을 의미한다.

$$순운전자본구성비율(\%) = \frac{순운전자본}{총자본} \times 100$$

■ **의료비용방어기간(medical expenses defensive interval)**

추가적인 자금 조달 없이 당좌자산만으로 의료비용을 지불하면서 의료활동을 유지할 수 있는 기간을 말한다.

$$\text{의료비용방어기간(일)} = \frac{\text{당좌자산}}{(\text{의료비용} - \text{감가상각비}) \div 365\text{일}} = \frac{\text{당좌자산}}{\text{1일 평균의료비용지출액}}$$

■ **레버리지비율(leverage ratio)**

병원의 장기채무에 대한 원금 및 이자상환능력을 측정하는 비율이다.

■ **부채비율(debt to equity ratio)**

부채를 자기자본으로 나눈 비율이다.

$$\text{부채비율(\%)} = \frac{\text{부채}}{\text{자기자본}} \times 100$$

■ **자기자본비율(net worth to total assets)**

총자본(자산총계) 중에서 자기자본(자본총계)이 차지하는 비율이다.

$$\text{자기자본비율(\%)} = \frac{\text{자기자본}}{\text{총자본}} \times 100$$

■ **이자보상비율(interest coverage ratio)**

법인세차감전순이익과 이자비용을 합한 이자 및 법인세비용차감전순이익(earnings before interest and taxes : EBIT)을 이자비용으로 나눈 비율이다.

$$\text{이자보상비율(배)} = \frac{EBIT}{\text{이자비용}}$$

■ **비유동비율(fixed ratio)**

자기자본이 비유동자산에 어느 정도 투입되어 운용되고 있는가를 나타내는 지표로 비유동자산을 자기자본으로 나눈 비율이다.

$$\text{비유동비율(\%)} = \frac{\text{비유동자산}}{\text{자기자본}} \times 100$$

■ **비유동장기적합률(fixed assets to net worth and long-term liabilities ratio)**

자기자본과 비유동부채가 비유동자산에 어느 정도 투입되어 운용되고 있는가를 나타내는 지표로 비유동자산을 자기자본과 비유동부채의 합으로 나눈 비율이다.

$$비유동장기적합률(\%) = \frac{비유동자산}{자기자본+비유동부채} \times 100$$

- **수익성비율(profitability ratio)**
  투자자본 또는 의료수익에 대한 경영성과의 크기, 즉 비용을 보전하고 이익을 낼 수 있는 능력에 관한 정보를 제공한다.

- **의료수익의료이익률(medical income to medical ratio)**
  병원의 의료활동과정에서 소요된 의료비용을 의료수익에서 차감한 의료이익을 의료수익으로 나눈 비율이다.

$$의료수익의료이익률(\%) = \frac{의료이익}{의료수익} \times 100$$

- **의료수익순이익률(net income to medical revenue ratio)**
  의료수익에서 총비용을 차감시킨 당기순이익을 의료수익으로 나눈 비율이다.

$$의료수익순이익률(\%) = \frac{당기순이익}{의료수익} \times 100$$

- **총자산의료이익률(medical income to total assets)**
  병원의 핵심적인 의료활동으로부터 발생한 의료이익을 총자산으로 나눈 비율이다.

$$총자산의료이익률(\%) = \frac{의료이익}{총자산} \times 100$$

- **총자산순이익률(net income to total assets)**
  최종적 성과인 당기순이익을 병원의 총자산으로 나눈 비율이다.

$$총자산순이익률(\%) = \frac{당기순이익}{총자산} \times 100$$

- **자기자본순이익률(return on equity)**
  당기순이익을 병원출연자의 지분, 즉 자기자본으로 나누어 계산되는 비율이다.

$$자기자본순이익률(\%) = \frac{순이익}{자기자본} \times 100$$

■ **성장성비율(growth ratio)**

일정기간 동안 병원의 수익규모, 환자수, 경영성과가 얼마나 증가하였는가를 나타내는 비율이다.

■ **의료수익증가율(medical revenue growth ratio)**

일정기간 동안 의료수익(입원수익, 외래수익 등)이 얼마나 증가하였는가를 나타내는 지표로서 병원의 외형의 신장세를 나타내는 비율이다.

$$\text{입원수익증가율(\%)} = \frac{\text{당기입원의료수익} - \text{전기입원의료수익}}{\text{전기입원의료수익}} \times 100$$

$$\text{외래수익증가율(\%)} = \frac{\text{당기외래의료수익} - \text{전기외래의료수익}}{\text{전기외래의료수익}} \times 100$$

■ **총자산증가율(growth rate of total assets)**

일정기간 동안 총자산이 얼마나 증가하였는가를 나타내는 재무비율로서 기업규모의 성장 정도를 측정하는 지표이다.

$$\text{총자산증가율(\%)} = \frac{\text{당기총자산} - \text{전기총자산}}{\text{전기총자산}} \times 100$$

■ **순이익증가율(growth rate of net income)**

일정기간 동안 순이익이 얼마나 증가하였는가를 나타내는 재무비율로서 실질적인 성장의 지표가 된다.

$$\text{순이익증가율(\%)} = \frac{\text{당기순이익} - \text{전기순이익}}{\text{전기순이익}} \times 100$$

■ **활동성비율(activity ratio)**

병원이 보유하고 있는 자산을 얼마나 효율적으로 활용하고 있는지를 측정하는 비율이다.

■ **총자산회전율(total assets turnover)**

의료수익을 총자산으로 나누어 측정되는 재무비율로서 1년 동안 의료수익을 창출하는 데 총자산을 몇 회 이용하였는가를 측정하는 지표이다.

$$\text{총자산회전율(회)} = \frac{\text{의료수익}}{\text{총자산}}$$

■ **유형자산회전율**(tangible assets turnover)

유형자산이 1년 동안 몇 번 회전되어 의료수익을 실현하고 있느냐를 측정하는 것으로 의료수익을 유형자산으로 나누어 계산된다.

$$\text{유형자산회전율(회)} = \frac{\text{의료수익}}{\text{유형자산}}$$

■ **의료미수금회전율**(receivables turnover), **의료미수금회수기간**(average collection period)

의료미수금회전율은 의료수익을 의료미수금으로 나누어 구한 비율로서 의료미수금이 현금화된 횟수를 나타내며, 이를 이용하여 의료미수금을 현금화하는 데 소요되는 기간, 즉 의료미수금회수기간을 계산할 수 있다. 의료미수금회수기간은 의료미수금회전율의 역수에 365일을 곱하여 계산한다.

$$\text{의료미수금회전율} = \frac{\text{의료수익}}{\text{의료미수금}} \times 100$$

$$\text{의료미수금회수기간} = \frac{\text{365일}}{\text{의료미수금회전율}}$$

■ **매입채무회전율**(payables turnover), **매입채무지급기간**(average payables turnover period)

매입채무회전율은 의료수익을 매입채무로 나눈 재무비율로서 매입채무가 얼마나 빨리 결제되는가를 나타내며, 매입채무에 대한 지급능력을 측정하는 지표이다. 매입채무지급기간은 병원이 매입채무를 결제하는 데 걸리는 평균기간으로서 매입채무회전율의 역수에 365를 곱하여 계산한다.

$$\text{매입채무회전율} = \frac{\text{의료수익}}{\text{매입채무}}$$

$$\text{매입채무지급기간} = \frac{\text{365일}}{\text{매입채무회전율}}$$

■ **재고자산회전율**(inventories turnover), **재고기간**(days to sell inventory)

재고자산회전율은 의료수익을 재고자산으로 나눈 비율로서 재고자산이 당좌자산으로 변화하는 속도를 나타내는 지표이다. 즉, 이 비율은 의료수익을 실현하는 데 재고자산을 연간 몇 번 회전하였는지를 측정한다. 재고기간은 재고자산을 소비하는 데 걸리는 평균기간으로 재고자산회전율의 역수에 365를 곱하여 계산한다.

$$\text{재고자산회전율} = \frac{\text{의료수익}}{\text{재고자산}}$$

$$\text{재고기간} = \frac{365\text{일}}{\text{재고자산회전율}}$$

- **생산성비율(productivity ratio)**

  투입에 대한 산출의 비율로서 생산요소를 얼마나 효율적으로 이용하였는가를 측정한다.

- **부가가치(value added)**

  병원의 경영활동 결과 창출한 가치를 말한다. 부가가치는 가산법에 의해 구할 수 있으며 의료활동에 참여한 각 생산요소 제공자에게 분배되는 항목을 가산하여 부가가치를 산출한다.

$$\text{부가가치} = \text{영업잉여} + \text{인건비} + \text{이자비용} + \text{임차료} + \text{감가상각비} + \text{조세공과}$$

- **부가가치율(value added ratio)**

  일정기간 동안 병원이 창출한 부가가치를 의료수익으로 나눈 비율이다.

$$\text{부가가치율(\%)} = \frac{\text{부가가치}}{\text{의료수익}} \times 100$$

- **자본생산성(productivity of capital)**

  생산요소의 하나인 자본의 단위당 투자효율을 나타내는 것으로 가장 대표적인 자본생산성비율은 총자본투자효율이다.

$$\text{총자본투자효율(\%)} = \frac{\text{부가가치}}{\text{총자본}} \times 100$$

- **노동생산성(productivity of labor)**

  노동력의 단위당 성과를 나타내는 지표로 종업원 1인당 부가가치(value added per employee)를 말한다. 종업원 1인당 부가가치는 부가가치를 종업원수로 나누어 계산한다.

$$\text{노동생산성} = \frac{\text{부가가치}}{\text{종업원수}}$$

EXERCISE

연·습·문·제

1. 다음 용어를 설명하라.

(1) 정태비율	(2) 동태비율	(3) 관계비율
(4) 구성비율	(5) 유동성비율	(6) 레버리지비율
(7) 활동성비율	(8) 수익성비율	(9) 성장성비율
(10) 자본생산성	(11) 노동생산성	(12) 순운전자본
(13) 재무적 유연성	(14) 부가가치	(15) 표준비율

2. 병원재무비율분석의 의의를 설명하라.

3. 재무비율을 분석목적에 의해 분류한 후, 주요 재무비율에 대해서 설명하라.

4. 표준비율의 의의 및 종류에 대해서 설명하라.

5. 병원재무비율분석의 유용성 및 한계를 설명하라.

6. 다음은 서울병원의 재무상태표와 손익계산서이다.

재무상태표

서울병원 (단위 : 백만원)

현금	1,000	매입채무	30,000
의료미수금	15,000	단기차입금	10,000
재고자산	3,000	장기차입금	15,000
고정자산	71,000	자본	35,000
자산총계	90,000	부채및자본총계	90,000

손익계산서

김해병원 (단위 : 백만원)

의료수익	93,000
의료비용	87,000
의료이익	6,000
이자비용	1,000
법인세차감전순이익	5,000
법인세(30%)	1,500
당기순이익	3,500

(1) 유동비율(표준비율 150%)을 계산하고 유동성을 평가하라.

(2) 의료미수금회전율(표준비율 5회)을 계산하고 활동성을 평가하라.

(3) 부채비율(표준비율 200%)을 계산하고 부채상환능력을 평가하라.

(4) 비유동장기적합률(표준비율 100%)을 계산하고 자본배분의 안정성을 평가하라.

PART 3

병원투자결정

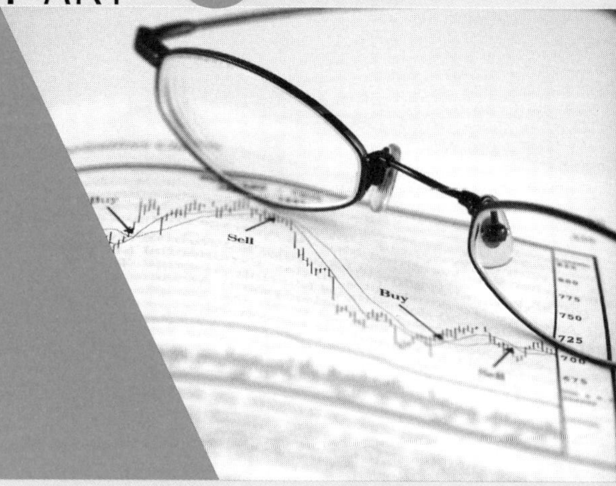

CHAPTER 6 병원자본예산

CHAPTER 7 위험과 수익률 : 위험투자안의 평가

HOSPITAL FINANCIAL MANAGEMENT

CHAPTER 6

병원자본예산

1. 자본예산의 의의
2. 현금흐름의 추정
3. 투자안의 경제적 가치 평가

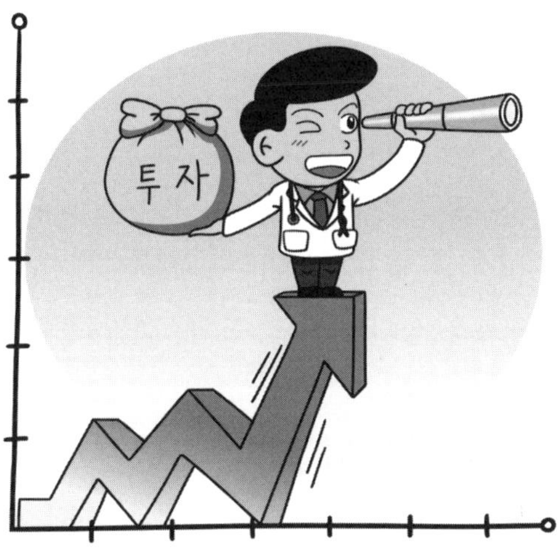

자본예산(capital budgeting)이란 1년 이상 장기적으로 그 효과가 지속되는 투자결정을 의미한다.

병원은 의료의 질 향상, 원가절감, 신의료기술의 개발 등을 위하여 새로운 의료시설을 확보하거나 기존시설을 교체 · 갱신하기 위한 자본투자가 이루어진다. 이러한 자본투자는 그 효과가 장기적이며 금액이 크므로 투자결정 여부를 사전에 분석하고 평가하여야 한다. 여기서 자본은 비유동자산(토지, 시설, 장비 등)을 의미하며, 자본예산은 비유동자산에 대한 장기투자결정계획으로 비유동자산투자에 따른 미래의 현금유입과 현금유출을 예측하고 투자결정 여부를 결정하는 재무적 의사결정과정이다.

따라서 자본예산(capital budgeting)이란 1년 이상 장기적으로 그 효과가 지속되는 투자결정을 의미하는 것으로서, 이와 같은 투자결정의 합리성 여부가 병원의 가치에 미치는 영향은 매우 크다. 그러므로 합리적인 투자안의 평가방법을 개발하는 것은 재무관리자의 중요한 임무이다.

본장에서는 먼저 자본예산의 의의와 투자안 평가에 필요한 현금흐름을 추정하는 방법에 대해서 살펴본 후, 순현가법과 여러 가지 대체적인 투자안 평가방법들 −회수기간법, 평균회계이익률법, 내부수익률법, 수익성지수법 등−의 의미와 그 타당성 여부를 설명하고자 한다.

1 자본예산의 의의

투자결정은 얼마만큼의 자금을 어느 자산에 투자할 것인가에 관한 결정으로서 병원의 기본적 재무의사결정이라 할 수 있다. 자산에 대한 투자결정 중 특히 1년 이상 그 효과가 지속되는 투자, 즉 비유동자산에 대한 투자결정을 **자본예산**이라 한다. 예를 들어 새로운 설비의 도입, 교체, 확장 등에 대한 투자가 자본예산의 대상이 된다.

일반적으로 자본예산은 다음과 같은 절차를 거쳐 이루어진다.

첫째, 투자의 대상이 되는 투자기회를 탐색한다. 이 경우 투자안은 어느 한 투자안의 선택 여부가 다른 투자안의 선택 여부에 의해서 영향을 받지 않는 **독립적 투자안**(independent investments)과 특정 투자안이 선택되면 다른 투자안들은 자동적으로 기각되는 **상호배타적 투자안**(mutually exclusive investments)으로 구분될 수 있다.

그림 6-1 | 자본예산의 절차

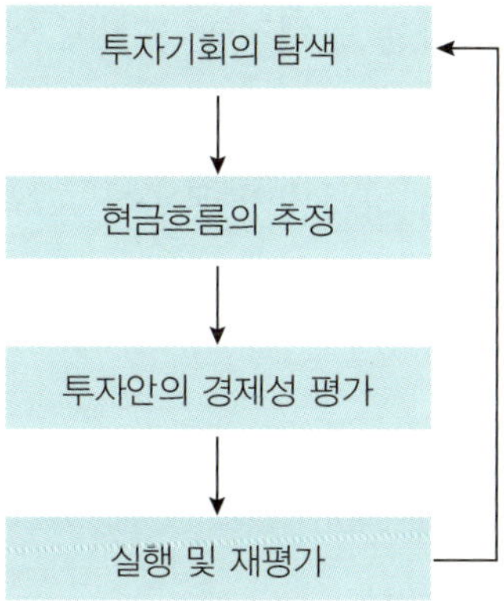

둘째, 투자안의 현금흐름을 추정한다.

셋째, 합리적인 투자안 평가방법에 의해 투자안의 경제성을 평가하여 투자안을 선택한다.

넷째, 경제성 평가에 의해 선택된 투자안을 실행한 후, 그 성과를 재평가한다.

이와 같은 자본예산의 절차를 그림으로 나타내면 [그림 6-1]과 같다. 재무관리자는 자본예산의 네 가지 절차 중에서 현금흐름을 추정하고, 투자안의 경제성을 평가하는 역할을 담당한다. 따라서 본서에서는 현금흐름의 추정과 투자안의 경제성 평가방법에 대해서 차례로 설명할 것이다.

2 현금흐름의 추정

현금흐름(cash flow)은 투자의 결과로 발생하는 모든 현금을 의미하며, 현금유입(투자로 인해 들어오는 현금, 즉 투자수익)과 현금유출(투자로 인해 나가는 현금, 즉 투자비용)로 구분된다. 그리고 투자안을 분석할 때 고려되는 현금흐름은 현금유입에서 현금유출을 차감한 순현금흐름이다. 이와 같은 현금흐름은 회계적 이익과 다르다. 왜냐하면 회계적 이익은 현금의 유입과 유출에 관계없이 수익과 비용이 실제로 발생하였다는 구체적인 사실에 의해서 측정되기 때문이다.[1] 즉 회계적 이익은 회계기준에 따라 추정되는 인위적 수치이기 때문에 투자로 인해 발생되는 현금흐름을 정확히 나타내지 못한다. 그러므로 투자안 또는 자산을 평가할 때에는 회계적 이익이 아닌 현금흐름에 의해서 평가하여야 한다.

알아두기

현금흐름과 회계적 이익의 상이성

현금흐름은 회계적 이익과 서로 다르다. 따라서 현금흐름을 추정할 때 다음과 같은 몇 가지 사항을 유의하여야 한다.

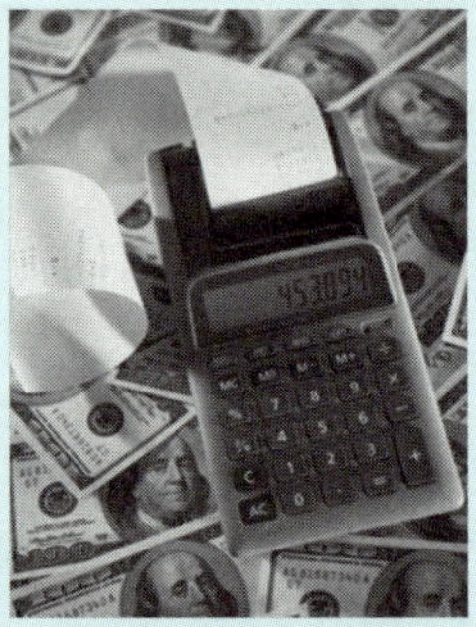

감가상각비 등 비현금지출비용의 제외

감가상각비 등 비현금지출비용(non-cash expense)은 회계적 이익을 계산할 때 비용으로 차감된다. 그러나 감가상각비는 인위적으로 배분된 회계적 비용으로서 병원이 실제로 지출하는 것은 아니기 때문에 현금유출에 포함시키지 않아야 한다.

이자비용과 배당금 등 금융비용의 제외

이자비용과 배당금은 병원의 입장에서 보면 현금유출이다. 그러나 병원이 투자자금을 사용하는 대가로서 그 자금을 제공한 채권자와 주주에게 지급하는 이자비용과 배당금은 투자안을 평가하기 위하여 미래 현금흐름을 할인하는 과정에서 할인율(자본비용)에 적절하게 반영되어 차감되기 때문에 이들을 또다시 현금유출에 포함시켜서는 안 된다. 즉 미래 현금흐름을 할인한다는 것은 투자자에게 지급해야 하는 이자비용과 배당금을 차감한다는 것을 의미한다. 따라서 이자비용과 배당금을 현금유출에 포함시키고 또다시 할인하는 경우에는 이중계산이 된다.

운전자본과 자본적 지출의 포함

새로운 투자안에 의해서 재고자산, 매출채권 등이 증가하여 병원의 순운전자본(유동자산–유동부채)이 증가할 수 있으며, 이로 인하여 추가적인 자금이 더 필요하게 된다. 이와 같은 순운전자본의 증가로 인하여 추가적으로 소요되는 자금은 투자안의 내용연수 내에 동일금액이 회수되므로 회계적 비용은 아니다. 그러나 투자안의 평가 시 소모성 비용이 아닌 순운전자본을 현금흐름에 포함시켜야 하는 이유는 화폐의 시간적 가치를 고려해야 하기 때문

1 현행 회계원칙에서는 수익과 비용을 인식함에 있어서 발생기준을 기본으로 하고 있다.

이다. 그리고 회계기준에 의하면 자본적 지출은 현재의 비용이 아니라 투자자산의 원가에 가산하여 감가상각함으로써 미래의 수익에 대응된다. 그러나 현금흐름기준에 의하면 자본적 지출은 현금지출을 수반하므로 자본적 지출이 발생하는 시점의 현금유출에 포함시켜야 한다.

3 투자안의 경제적 가치 평가

3.1 합리적인 투자안의 평가기준 : 순현가법

순현가법은 병원의 목표인 주주 부의 극대화와 일치하는 투자안 평가방법이다. 그러므로 순현가법은 다른 대체적인 투자안 평가방법들의 타당성 여부를 가늠할 수 있는 판단기준(benchmark)으로 이용될 수 있다.

순현가의 의의

순현가(net present value : NPV)는 투자의 결과 발생하는 현금유입의 현가(present value of cash inflow)에서 현금유출의 현가(present value of cash outflow)를 차감한 것을 의미한다.[2]

$$NPV = PV(\text{현금유입}) - PV(\text{현금유출}) \qquad (6\text{-}1)$$

식 (6-1)에 의해 계산되는 순현가는 투자로 인해 얻게 되는 병원가치의 증가분(투자비용을 모두 회수한 후 새로이 창출된 가치)을 나타내며, 순현가가 높은

2 현재가치를 계산할 때 사용하는 할인율은 투자안을 채택하기 위하여 그 투자안이 벌어들여야 하는 최소한의 수익률로서 투자자본의 기회비용을 의미한다. 그리고 이것을 요구수익률(required rate of return) 또는 자본비용이라고도 한다.

투자안을 선택함으로써 병원가치를 보다 증가시킬 수 있다. 따라서 순현가를 극대화시키는 방향으로 자본예산을 실시함으로써 병원의 목표인 병원가치의 극대화를 달성할 수 있다.

투자안의 평가기준

독립적인 투자안

순현가가 0보다 큰 투자안을 채택하고, 순현가가 0보다 작은 투자안을 기각한다.

- $NPV > 0$ → 투자안 채택
- $NPV < 0$ → 투자안 기각

상호배타적인 투자안

$NPV > 0$인 투자안들 중에서 NPV가 가장 높은 투자안을 선택한다.

순현가법의 특성

순현가법은 주주 부의 극대화라는 병원의 목표에 맞는 가장 합리적인 투자안 평가방법으로서 다음과 같은 특성을 가지고 있다.

첫째, NPV는 현금흐름을 사용한다.

둘째, NPV는 투자안의 모든 현금흐름을 사용한다.

셋째, NPV는 현금흐름을 적절한 할인율로 할인한다. 즉 NPV는 화폐의 시간적 가치를 고려한다.

넷째, 각 투자안의 NPV는 모두 동일시점, 즉 현재시점의 가치를 의미하므로 그것들을 합할 수 있다. 즉 NPV는 **가치의 가산원칙**(value additivity principle)

이 성립한다. 예를 들어 A와 B의 두 투자안에 모두 투자할 경우의 순현가는 각 투자안의 순현가를 합한 것과 동일하다.

$$NPV(\mathrm{A}+\mathrm{B}) = NPV(\mathrm{A}) + NPV(\mathrm{B}) \tag{6-2}$$

식 (6−2)와 같은 가치의 가산원칙이 성립하는 경우, 모든 개별 투자안을 독립적으로 평가할 수 있게 된다.

예제 6-1 순현가법에 의한 투자안 평가

바다주식회사는 현재 1,000만원의 투자자금이 소요되는 새로운 투자안을 고려하고 있다. 그리고 새로운 투자로 인해 기대되는 현금흐름은 다음과 같다(단, 이 투자안의 할인율은 10%이다).

(단위 : 만원)

연도 말	현금흐름
1	300
2	200
3	300
4	400

순현가법에 의해서 이 투자안을 평가하라.

| 해설 |

$$\begin{aligned} NPV &= PV(\text{현금유입}) - PV(\text{현금유출}) \\ &= \frac{300}{1+0.1} + \frac{200}{(1+0.1)^2} + \frac{300}{(1+0.1)^3} + \frac{400}{(1+0.1)^4} - 1{,}000 \\ &= -63.4\text{만원} \end{aligned}$$

$NPV < 0$이므로, 이 투자안을 기각하여야 한다.

이상과 같은 순현가법의 특성은 다음에 설명할 대체적인 투자안 평가방법들의 합리성 여부를 판단하는 기준으로 사용될 수 있다.

3.2 회수기간법과 평균회계이익률법

여기서는 실무에서 주로 사용하고 있는 전통적 투자안 평가방법인 회수기간법과 평균회계이익률법을 설명하고 그 문제점을 지적하고자 한다.

회수기간법

회수기간의 의의

회수기간(payback period)은 투자에 소요된 모든 비용을 회수하는 데 걸리는 기간을 의미한다. 예를 들어 현재 5,000만원의 투자비용이 소요되는 투자안을 고려해 보자. 그리고 이 투자안으로 인하여 앞으로 3년에 걸쳐서 각 연도 말에 순서대로 각각 3,000만원, 2,000만원 그리고 1,000만원의 현금유입이 기대되는 경우, 그 현금흐름을 나타내면 다음과 같다.

현재	1년도 말	2년도 말	3년도 말
−5,000만원	3,000만원	2,000만원	1,000만원

이 투자안의 경우 투자비용 5,000만원을 모두 회수하는 데 걸리는 기간, 즉 회수기간은 2년이 된다.

투자안 평가기준

■ 독립적인 투자안

투자안의 회수기간이 병원 자체에서 설정한 목표 회수기간보다 짧을 경우 투자안을 채택하고, 투자안의 회수기간이 목표 회수기간보다 길 경우 투자안을 기각한다.

- 투자안의 회수기간 < 목표 회수기간 → 투자안 채택
- 투자안의 회수기간 > 목표 회수기간 → 투자안 기각

앞의 예에서 투자안의 회수기간이 2년이다. 그러므로 병원이 설정한 목표 회수기간이 2년 이상인 경우에 투자안을 채택할 수 있으나, 목표 회수기간이 2년 이내인 경우에는 투자안을 기각하여야 한다.

■ 상호배타적인 투자안

투자안의 회수기간이 목표 회수기간보다 짧은 투자안들 중에서 회수기간이 가장 짧은 투자안을 선택한다

회수기간법의 문제점

회수기간법은 최소한 다음과 같은 세 가지 문제점을 가지고 있다.

첫째, 회수기간 내 현금흐름에 대한 화폐의 시간적 가치를 무시한다.[3]

둘째, 회수기간 이후의 현금흐름을 무시한다.

셋째, 적절한 목표 회수기간의 선정이 자의적이다. 어떤 회수기간을 기준으로 하여 투자안을 평가하여야 하는지에 대한 합리적인 근거를 찾기가 어렵다.

그러나 이와 같은 문제점에도 불구하고 실무에서 회수기간법이 가끔 사용되고 있는데, 그 이유는 회수기간법이 다음과 같은 몇 가지 장점을 가지고 있기 때문이다.

첫째, 회수기간의 계산이 간편하므로 쉽게 사용할 수 있다.

3 화폐의 시간적 가치를 무시한 회수기간법의 문제점을 보완하기 위하여 먼저 미래의 현금흐름들을 자본비용으로 각각 할인하여 현재가치를 계산한 후, 투자에 소요된 모든 비용을 회수하는 데 걸리는 기간을 계산하여 평가하는 할인회수기간법(discounted payback period method)이 있다. 그러나 이 방법 역시 회수기간 이후의 현금흐름을 무시하고 또한 목표 회수기간의 선정이 자의적이라는 약점을 여전히 가지고 있으므로 합리적인 평가방법이라고는 할 수 없다.

둘째, 위험지표(risk indicator)로서의 정보를 제공할 수 있다. 즉 회수기간이 짧은 투자안을 선택함으로써 미래의 불확실성을 어느 정도 감소시킬 수 있다.

셋째, 회수기간이 짧은 투자안을 선택하게 함으로써 병원의 유동성을 향상시켜 준다.

회수기간법을 다른 합리적인 투자안의 평가방법과 병행하여 사용하면 투자안에 대해서 보완적인 정보를 제공할 수 있을 것이다. 그러나 회수기간법은 순현가법과 달리 앞에서 설명한 여러 가지 문제점들을 가지고 있기 때문에, 전적으로 회수기간법을 이용하여 투자안을 평가하는 경우 잘못된 평가결과가 나올 수 있다.

예제 6-2 회수기간법의 문제점

다음의 상호배타적인 세 투자안을 회수기간법에 의해서 평가하고, 그 결과 나타난 회수기간법의 문제점을 지적하라(단, 병원의 목표 회수기간은 4년이다).

(단위 : 만원)

연도 말	현금흐름		
	투자안 A	투자안 B	투자안 C
0	−5,000	−5,000	−5,000
1	3,000	1,000	3,000
2	1,000	1,000	1,000
3	1,000	3,000	1,000
4	2,000	2,000	0

| 해설 |

투자안의 회수기간은 모두 목표 회수기간 4년보다 짧은 3년으로 동일하므로 회수기간법에 의하면 세 투자안 중 어느 투자안을 선택하여도 상관이 없다. 그러나 회수기간 내 현금흐름의 시간적 가치를 고려하면, 투자안 A가 투자안 B보다 더 좋은 투자안이다. 또한 투자안 A와 투자안 C는 비록 회수기간 내 현금흐름의 시간적 가치가 동일할지라도 투자안 A는 회수기간 이후, 즉 4년도 말에 2,000만원의 현금흐름이 있으나 투자안 C는 없기 때문에 투자안 A가 투자안 C보다 더 좋은 투자안이다. 결론적으로 회수기간 내 현금흐름의 시간적 가치와 회수기간 이후의 현금흐름을 모두 고려하면, 투자안 A가 가장 좋은 투자안이다.

이상과 같이 회수기간법은 회수기간 내 현금흐름의 시간적 가치와 회수기간 이후의 현금흐름을 무시하는 문제점을 가지고 있기 때문에 회수기간법에 의한 투자안의 평가결과는 잘못된 것이다. 또한 회수기간법은 목표 회수기간의 선정이 자의적이라는 문제점도 가지고 있다.

평균회계이익률법

평균회계이익률의 의의

평균회계이익률(average accounting return : AAR)은 투자안의 내용연수 동안의 세후 평균순이익을 투자의 평균장부가치, 즉 평균투자액으로 나눈 것이다.

$$AAR = \frac{\text{세후 평균순이익}}{\text{평균투자액}} \tag{6-3}$$

투자안 평가기준

■ 독립적인 투자안

투자안의 평균회계이익률이 병원의 목표 평균회계이익률보다 클 경우 투자안을 채택하고, 투자안의 평균회계이익률이 목표 평균회계이익률보다 작을 경우 투자안을 기각한다.

- 투자안의 AAR > 목표 AAR → 투자안 채택
- 투자안의 AAR < 목표 AAR → 투자안 기각

■ 상호배타적인 투자안

투자안의 AAR이 목표 AAR보다 높은 투자안들 중에서 AAR이 가장 높은 투자안을 선택한다.

평균회계이익률법의 문제점

평균회계이익률법은 다음과 같은 문제점을 가지고 있다.

첫째, 현금흐름이 아닌 회계적 이익을 이용한다. 회계이익은 단지 장부상의 이익을 나타내는 인위적인 수치로서 현금흐름을 나타내는 것이 아니다. 그러므로 회계이익을 사용하는 평가방법은 합리적인 평가방법이라 할 수 없다.

둘째, 화폐의 시간적 가치를 무시한다. 예를 들어 평균회계이익률법에서는 1년 후의 순이익 1원과 2년 후의 순이익 1원이 동일한 가치를 가지는 것으로 평가된다.

셋째, 적절한 목표 평균회계이익률의 설정이 어렵다. 병원에 따라서는 기존 투자안의 이익률 또는 동업계 타사의 이익률을 목표 평균회계이익률로 선정하는 경우가 있으나 어느 경우도 그 정당성을 입증하기는 쉽지 않다.

평균회계이익률법은 간단하고 이해하기 쉬우며, 예산편성 때 작성될 회계자료를 바로 이용할 수 있다는 점에서 실무에서는 많이 사용되고 있다. 그러나 평균회계이익률법은 순현가법과 달리 앞에서 설명한 여러 가지 문제점들을 가지고 있기 때문에 합리적인 투자안 평가방법이라고는 볼 수 없다.

예제 6-3 평균회계이익률법의 문제점

현재의 투자액이 3억원으로 모두 동일한 상호배타적인 세 투자안의 각 연도별 세후 순이익은 다음과 같다.

(단위 : 만원)

연도	세후 순이익		
	투자안 A	투자안 B	투자안 C
1	5,000	3,000	1,000
2	3,000	3,000	3,000
3	1,000	3,000	5,000

위 투자안을 평균회계이익률법에 의해서 평가하고, 그 결과 나타난 평균회계이익률법의 문제점을 지적하라(단, 투자액은 정액법으로 투자안의 내용연수 3년 동안 전액 상각되며, 목표 평균회계이익률은 15%이다).

| 해설 |

각 투자안의 평균회계이익률은 다음과 같은 세 단계를 거쳐서 계산된다.

(1) 제1단계 : 각 투자안의 세후 평균순이익 계산

- 투자안 A $= \dfrac{5,000+3,000+1,000}{3} = 3,000$만원
- 투자안 B $= \dfrac{3,000+3,000+1,000}{3} = 3,000$만원
- 투자안 C $= \dfrac{1,000+3,000+5,000}{3} = 3,000$만원

(2) 제2단계 : 연간 평균투자액의 계산

(단위 : 만원)

	0	1	2	3
투자의 총장부가치	30,000	30,000	30,000	30,000
감가상각누계액*	0	10,000	20,000	30,000
투자의 순장부가치	30,000	20,000	10,000	0

* 연간 감가상각비 = 30,000만원/3년 = 10,000만원

그러므로 평균투자액은 다음과 같이 구할 수 있다.[4]

$$평균투자액 = \frac{30,000+20,000+10,000+0}{4} = 15,000만원$$

4 정액법으로 완전상각하는 경우 평균투자액은 다음과 같이 구할 수 있다.

$$평균투자액 = \frac{투자의\ 총장부가치}{2} = \frac{30,000}{2} = 15,000만원$$

(3) 제3단계 : 평균회계이익률의 계산
- AAR(투자안 A) = 3,000/15,000 = 0.2 또는 20%
- AAR(투자안 B) = 3,000/15,000 = 0.2 또는 20%
- AAR(투자안 C) = 3,000/15,000 = 0.2 또는 20%

위의 계산결과에 의하면 세 투자안의 평균회계이익률은 모두 동일한 20%로 목표 평균회계이익률 15%보다 높기 때문에 평균회계이익률법에 의하면 세 투자안 중 어느 투자안을 선택하더라도 무차별할 것이다. 그러나 투자안 A의 경우 초기의 세후 순이익이 다른 투자안에 비해 더 많기 때문에 화폐의 시간적 가치를 고려하면 투자안 A가 가장 좋은 투자안이라 할 수 있다.

그러므로 화폐의 시간적 가치를 고려하지 않는 평균회계이익률법의 평가결과는 잘못된 것이다. 또한 평균회계이익률법에서는 현금흐름이 아닌 장부상의 인위적인 수치인 회계적 이익을 사용한다는 문제점과 목표 AAR의 설정이 어렵다는 문제점을 동시에 가지고 있다.

3.3 내부수익률법과 수익성지수법

내부수익률법

내부수익률의 의의

내부수익률(internal rate of return : IRR)은 투자의 결과 발생하는 현금유입의 현가와 현금유출의 현가를 같아지게 하는 할인율로서 평균투자수익률의 의미를 가진다.

$$NPV = PV(\text{현금유입}) - PV(\text{현금유출}) = 0 \rightarrow \text{할인율}(r) = IRR \tag{6-4}$$

내부수익률은 투자안의 특성을 요약하는 단일의 수치(평균투자수익률)로서 자본비용과 관계없이 계산된다. 내부수익률은 단지 투자안의 내부적 특성, 즉 그 투자안의 현금흐름에 의해서 결정된다. 그러나 비록 내부수익률을 계산하는 데는 자본비용이 필요 없지만, 그것에 의해 투자안을 평가하기 위해서는 자본비용이 필요하게 된다는 사실에 유의해야 한다.

예를 들어 현재 200만원을 투자하면, 다음 3년 동안 매년 말 100만원씩을 얻을 수 있는 투자안의 내부수익률을 계산해 보자. 이 투자안의 현금흐름을 나타내면 다음과 같다.

0	1	2	3
−200만원	100만원	100만원	100만원

이와 같은 투자안의 순현가는 다음과 같다.

$$NPV = \frac{100}{1+r} + \frac{100}{(1+r)^2} + \frac{100}{(1+r)^3} - 200$$

그러므로 투자안의 내부수익률은 다음의 식에 의해서 구할 수 있다.

$$\frac{100}{1+IRR} + \frac{100}{(1+IRR)^2} + \frac{100}{(1+IRR)^3} - 200 = 0$$

위의 식을 만족할 때까지, 즉 $NPV = 0$이 될 때까지 계속해서 임의의 할인율을 대입하여 내부수익률을 구하는 방법인 시행착오법(trial and error method)에 의해서 IRR을 구하는 과정은 다음과 같다.[5]

할인율	NPV
20%	16.65만원
⋮	⋮
23.37%	0원
⋮	⋮
30%	−18.39만원

5 엑셀의 함수식을 이용하면 쉽게 내부수익률을 구할 수 있다.

그림 6-2 | 할인율에 따른 순현가의 변화

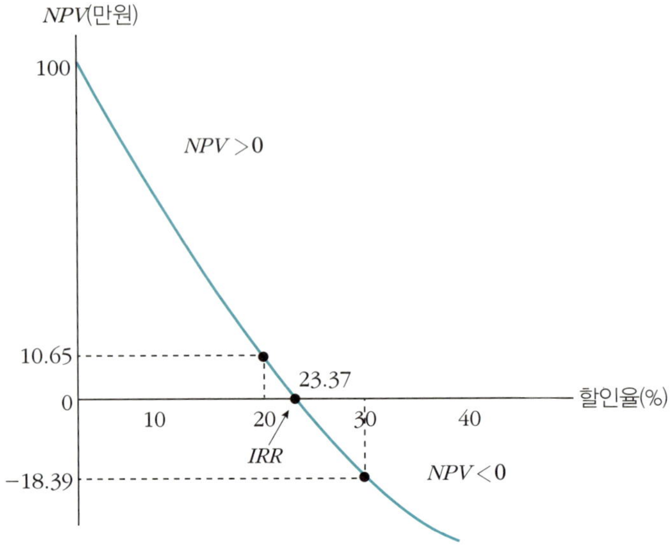

순현가를 0으로 만드는 할인율인 내부수익률은 23.37%이다. 할인율에 따른 순현가의 변화를 그림으로 나타내면 [그림 6-2]와 같다. [그림 6-2]에서 볼 수 있듯이 투자안의 순현가는 할인율이 증가할수록 감소한다. 이와 같은 경우 할인율(자본비용) r이 내부수익률보다 작은 영역에서는 NPV가 0보다 크며, 할인율 r이 내부수익률보다 큰 영역에서는 NPV는 0보다 작아진다.

- $IRR > r \rightarrow NPV > 0$
- $IRR < r \rightarrow NPV < 0$

투자안 평가기준

■ 독립적인 투자안

내부수익률이 자본비용 r보다 높을 경우 투자안을 채택하고, 내부수익률이 자본비용 r보다 낮을 경우 투자안을 기각한다.

- $IRR > r$(; $NPV > 0$) → 투자안 채택
- $IRR < r$(; $NPV < 0$) → 투자안 기각

앞의 예에서 자본비용이 20%라고 가정한다면, 투자안의 내부수익률이 23.37%로서 자본비용보다 높기 때문에 이 투자안을 채택하여야 한다. 이와 같은 평가결과는 순현가법($NPV = 10.65$만원 : 투자안 채택)과 동일할 것이다.

■ 상호배타적인 투자안

$IRR > r$인 투자안들 중에서 IRR이 가장 높은 투자안을 선택한다.

예제 6-4 내부수익률법에 의한 투자안 평가

앞의 [예제 6-1]을 내부수익률법에 의해서 평가하라.

| 해설 |

NPV = 0이 되게 하는 할인율, 즉 내부수익률은 다음의 식에 의해서 구할 수 있다.

$$NPV = \frac{300}{1+IRR} + \frac{200}{(1+IRR)^2} + \frac{300}{(1+IRR)^3} + \frac{400}{(1+IRR)^4} - 100 = 0$$

내부수익률 IRR을 시행착오법에 의해 구하면 7.2%로 자본비용 10%보다 작기 때문에 바다주식회사는 이 투자안을 기각하여야 한다. 이 결과는 순현가법의 결과와 일치한다.

수익성지수법

수익성지수의 의의

수익성지수(profitability index : PI)는 투자로 인하여 발생하는 현금유입의 현가를 현금유출의 현가로 나눈 비율이다.[6]

$$PI = \frac{PV(\text{현금유입})}{PV(\text{현금유출})} \tag{6-5}$$

수익성지수는 순현가와 유사한 정보를 제공한다. 그러나 순현가는 투자안의 경제적 공헌을 금액으로 나타내고 있으나, 수익성지수는 투자안의 상대적인 수익성을 비율로서 나타내고 있다는 점을 유의하여야 한다.

투자안 평가기준

■ 독립적인 투자안

수익성지수가 1보다 큰 투자안은 채택하고, 수익성지수가 1보다 작은 투자안은 기각한다.

- $PI > 1(;\ NPV > 0)$ → 투자안 채택
- $PI < 1(;\ NPV < 0)$ → 투자안 기각

6 실무(특히 사회자본에 대한 투자분석)에서는 비용편익분석(cost-benefit analysis)을 사용하는데 이는 수익성지수법과 동일한 것이다. 비용편익분석에서 비용편익비율(B/C)은 편익(benefit), 즉 *PV*(현금유입)을 비용(cost), 즉 *PV*(현금유출)로 나누어 산출한다.

■ 상호배타적인 투자안

> $PI > 1$인 투자안들 중에서 PI가 가장 높은 투자안을 선택한다.

예제 6-5 수익성지수법에 의한 투자안 평가

앞의 [예제 6-1]을 수익성지수법에 의해서 평가하라.

| 해설 |

$$PV(\text{현금유출}) = \text{현재시점의 투자지출액} = 1{,}000\text{만원}$$

$$PV(\text{현금유입}) = \frac{300}{(1+0.1)} + \frac{200}{(1+0.1)^2} + \frac{300}{(1+0.1)^2} + \frac{400}{(1+0.1)^4} = 936.6\text{만원}$$

$$\rightarrow PI = \frac{936.6}{1{,}000} = 0.9366$$

$PI < 1$이므로 바다주식회사는 이 투자안을 기각하여야 한다.

내부수익률법과 수익성지수법의 문제점

내부수익률법과 수익성지수법의 문제점을 살펴보기 위하여 〈표 6-1〉과 같은 상호배타적인 두 투자안을 생각해 보자[7](단, 자본비용 = 10%).

순현가법에 의하여 투자안을 평가하면 NPV가 높은 투자안 B가 선택되는 반면, 내부수익률법 또는 수익성지수법에 의하여 투자안을 평가하면 투자안 A가 선택된다. 이와 같은 상반된 결과는 투자규모의 차이, 즉 9,900만원(10,000만원−100만원)에 대한 투자수익률의 가정이 서로 다르기 때문이다.

---

7 • $NPV_A = \frac{200}{1+0.1} - 100 = 82$만원, $NPV_B = \frac{15{,}000}{1+0.1} - 10{,}000 = 3{,}636$만원

• $\frac{200}{1+IRR_A} - 100 = 0 \rightarrow IRR_A = 100\%$, $\frac{15{,}000}{1+IRR_B} - 10{,}000 = 0 \rightarrow IRR_B = 50\%$

• $PI_A = \frac{200(1+0.1)^{-1}}{100} = 1.82$, $PI_B = \frac{15{,}000(1+0.1)^{-1}}{10{,}000} = 1.36$

| 표 6-1 | 상이한 투자규모 : 상호배타적 투자안 A와 B

(단위 : 만원)

시점	현금흐름	
	투자안 A	투자안 B
0	−100	−10,000
1	200	15,000
NPV	82	3,636
IRR	100%	50%
PI	1.82	1.36

투자규모 차이에 대한 투자수익률 가정

- 순현가법 : 자본비용
- 내부수익률법, 수익성지수법 : 내부수익률

상대적으로 투자규모가 작은 투자안에 투자하고 남은 여유자금(투자규모의 차이)에 대해 순현가법은 자본비용으로 투자할 수 있다고 가정하는 반면, 내부수익률법과 수익성지수법은 현재 선택된 투자안과 동일한 투자수익률(내부수익률)을 얻을 수 있는 투자안에 투자할 수 있다는 가정을 하고 있다. 이와 같은 내부수익률법과 수익성지수법의 가정은 치열한 경쟁으로 인하여 한계투자수익률이 체감하는 현실에 비추어 볼 때 비현실적인 가정이라 할 수 있다.[8] 즉 내부수익률법 또는 수익성지수법은 투자안의 투자규모를 합리적으로 고려하지 않는 투자안 평가방법이라 할 수 있다.

결론적으로 말하면 보다 현실적인 투자수익률(자본비용) 가정하에서 가치개념에 근거하고 있는 순현가법이야말로 병원가치의 극대화라는 목표를 달성하는 데 있어 가장 우수한 평가방법이라 할 수 있다.

8 내부수익률법의 경우에는 투자기간 내 현금흐름에 대해서도 내부수익률로 재투자할 수 있다는 비현실적인 가정을 하고 있으며, 복수의 내부수익률이 나타날 수 있다는 문제점도 있다. 이에 대한 자세한 내용은 김영규 · 감형규, New 재무관리(유원북스, 2013), pp.113~117 참조.

알아두기

평균투자수익률과 한계투자수익률

평균투자수익률은 투자금액 전체에 대한 투자수익의 비율로서, 투자금액 한 단위에 대한 평균적인 수익률이다. 그러나 한계투자수익률은 최종투자 한 단위에 대한 투자수익률을 의미한다. 예를 들어 각각 1,000만원씩 소요되는 투자안 A의 투자수익률은 30%, 투자안 B의 투자수익률은 20%, 투자안 C의 투자수익률은 10%라고 하자. 이 경우 최초 1,000만원을 투자했을 때는 가장 높은 30%, 추가적으로 1,000만원을 더 투자했을 때는 20%, 마지막 1,000만원을 투자했을 때는 가장 낮은 10%의 투자수익률을 얻을 수 있다. 따라서 3,000만원을 투자했을 때의 평균투자수익률과 한계투자수익률은 다음과 같다.

- 평균투자수익률 $= \dfrac{30\% + 20\% + 10\%}{3} = 20\%$
- 한계투자수익률(마지막 1,000만원 투자에 대한 투자수익률) $= 10\%$

경쟁적인 사회에서 높은 투자수익률을 얻을 수 있는 기회는 빠른 속도로 사라지기 때문에 투자규모가 증가함에 따라 한계투자수익률은 체감하게 된다.

최근 창업에 대한 관심이 고조되고 있는데, 창업에서 실패하는 원인 중의 하나는 현재 상당한 인기를 끌고 있다는 이유로 그 업종에 진출하는 데 있다. 현재 상당한 인기를 누리고 있는 업종의 경우 평균적인 투자수익률은 어느 정도 높을지 모르지만, 이미 본격적인 경쟁이 시작되어 추가로 진출했을 때의 투자수익률, 즉 한계투자수익률은 거의 자본비용수준에 불과한 경우가 일반적이다. 따라서 창업 시 높은 투자수익률을 얻기 위해서는 기존에 투자가 이루어지지 않은 새로운 업종을 개발해야 할 것이다.

알아두기

Excel의 활용 : 순현가와 내부수익률의 계산

엑셀에서 이용할 수 있는 재무함수 중 투자의 현재가치를 계산하는 함수식은 다음과 같다.

=*NPV*(rate, value1, value2,…)

rate : 할인율(자본비용)

value1, value2,… : 현금흐름을 표시하는 인수(29개까지 사용가능)

※ 주의사항

1. NPV함수는 1시점(1기간 말)부터 발생하는 현금흐름의 현재가치를 계산하기 때문

에 투자안의 순현가(NPV)를 구하기 위해서는 현재의 현금흐름(일반적으로 현금유출)을 추가적으로 고려해 주어야 함.

2. 제2장에서 설명한 PV함수는 정기적립액(기초 또는 기말)의 현재가치를 계산할 수 있는 함수식인 반면, NPV함수는 매기간 말에 일정하지 않게 발생하는 현금흐름의 현재가치를 계산하는 것임.

그리고 투자안의 내부수익률을 계산하는 함수식은 다음과 같다.

=*IRR*(values, guess)

values : 일련의 현금흐름이 입력되어 있는 셀의 범위(최소한 1번 이상의 현금유입(+)과 1번 이상의 현금유출(−)이 있어야 함).

guess : 시행착오법에 의해 IRR을 계산할 때 초기치(initial value)로 사용되는 수익률(생략하면 기본값인 10%로 간주)

	A	B	C	D	E	F	G	H
1	연도 말	현금흐름		할인율	10%			
2	0	-1,000						
3	1	300						
4	2	200						
5	3	300						
6	4	400						
7								
8	<예제 6-1> 순현가의 계산			-63.4	=NPV(E1, B3:B6)+B2			
9								
10	<예제 6-4> 내부수익률의 계산			7.2%	=IRR(B2:B6)			
11								
12	<예제 6-5> 수익성지수의 계산			0.9366	=NPV(E1, B3:B6)/-B2			
13								
14								

KEY WORD

주 · 요 · 용 · 어

- **자본예산(capital budgeting)**
  1년 이상 장기적으로 그 효과가 지속되는 투자결정을 의미한다.

- **독립적 투자안(independent investments)**
  어느 한 투자안의 선택 여부가 다른 투자안의 선택 여부에 의해서 영향을 받지 않는 투자안을 의미한다.

- **상호배타적 투자안(mutually exclusive investments)**
  특정 투자안이 선택되면 다른 투자안들은 자동적으로 기각되는 투자안을 의미한다.

- **현금흐름(cash flow)**
  투자의 결과로 발생하는 모든 현금을 의미하며, 현금유입(투자로 인해 들어오는 현금)과 현금유출(투자로 인해 나가는 현금)로 구분된다.

- **순현가(net present value : NPV)**
  투자의 결과 발생하는 현금유입의 현가에서 현금유출의 현가를 차감한 것을 의미한다.

  $$NPV = PV(\text{현금유입}) - PV(\text{현금유출})$$

- **회수기간(payback period)**
  투자에 소요된 모든 비용을 회수하는 데 걸리는 기간을 의미한다.

- **평균회계이익률(average accounting return : AAR)**
  투자안의 내용연수 동안의 세후 평균순이익을 투자의 평균장부가치, 즉 평균투자액으로 나눈 것이다.

  $$AAR = \frac{\text{세후 평균순이익}}{\text{평균투자액}}$$

- **내부수익률(internal rate of return : IRR)**
  투자의 결과 발생하는 현금유입의 현가와 현금유출의 현가를 같아지게 하는 할인율로서 평균투자수익률의 의미를 가진다.

$$NPV = PV(\text{현금유입}) - PV(\text{현금유출}) = 0 \rightarrow \text{할인율} = IRR$$

- **수익성지수(profitability index : PI)**

투자로 인하여 발생되는 현금유입의 현가를 현금유출의 현가로 나눈 비율이다.

$$PI = \frac{PV(\text{현금유입})}{PV(\text{현금유출})}$$

EXERCISE

연 · 습 · 문 · 제

1. 순현가법의 특성을 설명하고, 그 대체적 평가방법인 회수기간법, 평균회계이익률법, 내부수익률법, 수익성지수법의 문제점을 지적하라.

2. **순현가법에 의한 투자안 평가와 그 특성**

한국병원은 현재 1,000만원의 투자자금이 소요되는 새로운 투자안을 고려하고 있다. 그리고 새로운 투자로 인해 기대되는 현금흐름은 다음과 같다(단, 이 투자안의 할인율은 10%이다).

(단위 : 만원)

연도 말	현금흐름
1	600
2	300
3	300

(1) 순현가법에 의해 투자안을 평가하라.
(2) 순현가법의 특성을 설명하라.

3. **순현가법과 내부수익률법, 수익성지수법의 비교**

상호배타적인 두 투자안의 현금흐름은 다음과 같다(단, 투자안의 자본비용은 25%라고 가정한다).

(단위 : 만원)

연도 말	현금흐름	
	투자안 1	투자안 2
0	−100	−250
1	400	650

(1) 순현가법에 의해 투자안을 평가하라.
(2) 내부수익률법에 의해 투자안을 평가하라.
(3) 수익성지수법에 의해 투자안을 평가하라.
(4) 물음 (1)과 (2), (3)의 결과가 다르다면 그 이유를 설명하고, 가장 합리적인 평가방법을 제시하라.

CHAPTER 7

위험과 수익률 : 위험투자안의 평가

1. 기대수익률과 위험의 측정
2. 위험과 기대수익률의 관계 : CAPM
3. CAPM과 위험투자안의 평가

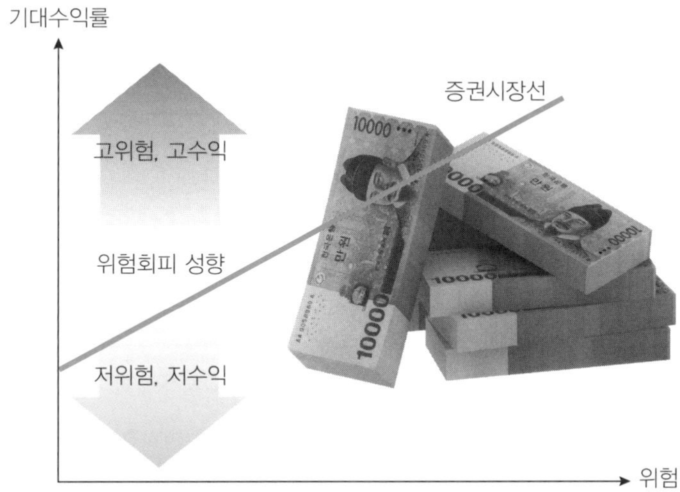

투자자들은 누구나 낮은 위험으로 높은 수익을 얻는 투자를 원한다. 그러나 현실적으로 높은 수익을 얻기 위해서는 높은 위험을 부담해야 하고, 위험을 낮추려면 낮은 수익에 만족해야 한다.

투자는 현재의 확실한 현금흐름을 포기함으로써 미래의 현금흐름을 얻는 것으로 볼 수 있다. 투자로부터 얻을 수 있는 미래 현금흐름은 그 당시의 발생가능한 여러 가지 상황에 따라 달라질 수 있는 불확실한 것이다. 그러므로 투자안을 평가할 때 화폐의 시간적 가치뿐만 아니라 위험도 고려해야 한다.

앞장에서는 투자로부터 실현되는 미래 현금흐름을 확실하게 예측할 수 있다는 전제하에서 투자결정과정을 설명하였다. 그러나 실제로는 투자로 인해 발생되는 미래 현금흐름을 확실하게 알 수 없을 것이다. 이와 같은 경우 미래 현금흐름의 불확실성, 즉 위험을 반영하여 할인율(수익률)을 결정한 후, 이에 의해 투자안을 평가하여야 한다. 본장에서는 투자안(또는 자산)의 가치평가에 필요한 위험과 수익률의 관계에 대해서 자세히 설명하고자 한다.

1 기대수익률과 위험의 측정

1.1 수익률의 개념

투자자가 위험자산(또는 투자안)에 1기간 투자했을 때, 투자수익률은 그 기간의 투자수익(투자안의 기말가치 – 기초 투자액)을 기초 투자액으로 나눈 것이다.

$$\text{투자수익률} = \frac{\text{투자안의 기말가치} - \text{기초투자액}}{\text{기초투자액}} \qquad (7\text{-}1)$$

현재 투자시점(기초)에서의 투자지출액(기초투자액)은 확실하게 알 수 있으나, 투자안의 기말가치는 미래의 상황에 따라 변할 수 있는 불확실한 것이다.

예를 들어 현재 한국병원은 강남지역에 분원을 설립하려는 투자안을 검토하고 있다고 하자. 한국병원이 100억원을 투자할 때 투자안의 기말가치가 경기상황에 따라 호황일 때는 130억원, 보통일 때는 110억원, 불황일 때는 90억원이며, 경기가 호황일 가능성은 30%, 보통일 가능성은 40%, 불황일 가능성은 30%라고 하자. 이와 같은 경우 각 상황에 따라 투자수익률을 구해서, 표로 나타내면 〈표

| 표 7-1 | 투자수익률의 확률분포표

상황	수익률	확률
호황[1]	0.3	0.3
보통[2]	0.1	0.4
불황[3]	−0.1	0.3

주) 1. 투자수익률 $= \frac{130-100}{100} = 0.3$

2. 투자수익률 $= \frac{110-100}{100} = 0.1$

3. 투자수익률 $= \frac{90-100}{100} = -0.1$

7−1>과 같다. 이 표와 같이 투자수익률(확률변수)이 취할 수 있는 모든 값들과 그것들의 발생가능성(확률)을 나타낸 표를 확률분포표(probability distribution table)라 한다.

알아두기

확률변수와 확률분포표

확률변수(random variables)는 미래의 발생가능한 상황에 일정한 수치를 부여한 값이다. 예를 들어 동전 던지기를 시행하여 앞면이 나오면 1,000원을 받고 뒷면이 나오면 1,000원을 잃게 되는 게임이 있다면, 그것은 앞면과 뒷면이라는 발생가능한 상황들에 각각 1,000원과 −1,000원이라는 수치를 부여하여 게임을 구성한 것이다. 즉 1,000원과 −1,000원은 발생확률이 각각 ½인 확률변수이며, 이를 요약한 다음과 같은 표를 확률분포표라 한다.

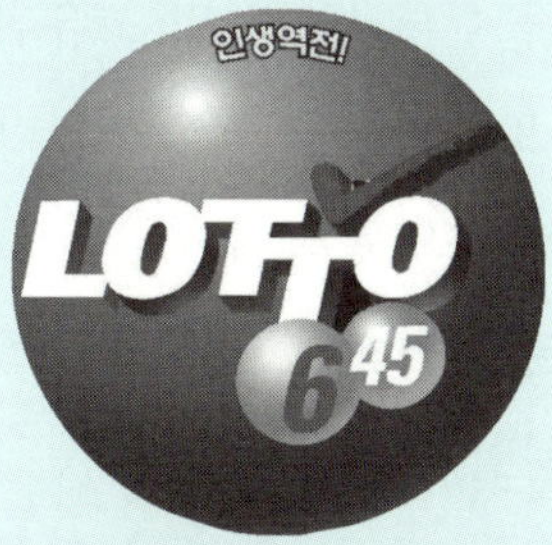

로또 1등에 담첨될 확률은?
약 0.000012%

동전 던지기 게임의 확률분포표

상황	성과(확률변수)	확률
앞면	1,000원	0.5
뒷면	−1,000원	0.5

마찬가지로 투자안의 투자성과를 살펴보는 경우 발생가능한 미래의 상황(예를 들어 경제의 호황, 보통, 불황 등)에 일정한 수치(수익률)를 부여하여 확률변수와 확률분포표를 만들 수 있다.

1.2 위험의 개념

개별 투자안의 미래 기대현금흐름은 실제 발생될 현금흐름과 다를 수 있다. 투자안의 미래 기대현금흐름(기대수익)이 실제와 다를 수 있는 가능성을 불확실성이라고 하며, 위험이란 이러한 불확실성으로 인하여 발생하는 미래 현금흐름의 변동성(volatility)이라고 정의한다. 투자안의 위험은 투자안 자체의 고유위험(stand-alone risk), 병원으로부터 영향을 받는 병원위험(hospital risk), 시장으로 부터 영향을 받는 시장위험(market risk)으로 구분할 수 있다.

투자안 **고유위험**은 병원위험과 시장위험에 영향을 받지 않는 독립적인 위험으로 투자안 자체 현금흐름의 변동성을 의미한다. 투자안 현금흐름의 변동성이 크면 클수록 투자안의 고유위험은 커진다. 투자안의 고유위험은 수익률의 표준편차 또는 분산으로 측정한다. 고유위험의 측정치가 클수록 수익률은 기대수익률을 중심으로 크게 분산되므로 투자안의 위험은 커지게 된다.

병원위험은 원천별로 경영위험(business risk)과 재무위험(financial risk)으로 구분할 수 있는데, 전자는 병원 내 여러 개의 투자안이 결합되어 나타나는 현금흐름의 변동성을 의미하며, 후자는 병원이 부채를 사용할 때 발생되는 고정적인 재무비용, 즉 이자비용으로 인해 나타나는 순이익의 변동성을 의미한다. 병원위험은 투자안의 위험에 영향을 미치는데, 병원위험을 이용하여 투자안의 위험을 측정할 수 있다. 신규 투자안의 자본구조와 병원의 자본구조가 동일하고 투자안의 미래 현금흐름과 병원의 현금흐름 간 상관관계가 매우 높다면 투자안의 위험 대신 병원위험으로 대체할 수도 있다. 그러나 병원의 경영위험은 투자안의 위험과 유사하거나 비슷할 수 있으나 재무위험은 동일할 수 없으며 투자안의 재무위험을 정확히 측정하기도 불가능하다. 왜냐하면 투자안에 필요한 자금을 병원에서 차입하여 투자하더라도 차입능력과 신용도는 병원 전체의 상환능력과 담보력에 결정되는 것이지 투자안의 투자수익성에 결정되는 것이 아니기 때문이다. 그러므로 병원위험 전체를 투자안 위험으로 간주하는 데는 한계점이 있다.

시장위험은 시장상태가 변화하여 투자안의 미래의 현금흐름을 변동시키는 위험을 말하는 것으로 좀 더 엄격한 의미로 투자안(투자자산)의 변동위험 가운데 시장에서 분산투자로 소멸시킬 수 없는 위험을 체계적 위험(systematic risk)이라고 한다. 이와 같이 시장위험, 즉 투자안의 체계적 위험을 반영시킨 할인율을 투자안의 위험조정할인율이라 한다. 기업 재무관리에서는 다음에서 설명할 자본자산가격결정모형(capital asset pricing model : CAPM)에 의해 위험조정할인율을 측정한다. 그러나 우리나라 병원은 현재 주식시장에 상장되어 있지 않아 병원의 시장가격을 평가할 수 없다. 따라서 병원의 시장위험을 측정할 수 없으므로 시장위험을 반영한 위험조정할인율을 계산하기 어렵다. 그러므로 현실적으로 병원의 투자안을 평가할 때 필요한 자본비용, 즉 투자안의 위험조정할인율은 투자안 자체의 위험 또는 병원위험 등을 반영하여 측정한다.

1.3 기대수익률과 위험의 측정

기대수익률(expected return)은 미래에 평균적으로 예상되는 수익률로서, 각 상황별로 발생가능한 수익률에 그 상황이 발생할 확률을 곱한 다음 이를 모두 합하여 구한다.

$$\text{기대수익률} = (\text{수익률} \times \text{확률})\text{의 총합} \quad (7\text{-}2)$$

식 (7-2)에 의해 측정된 기대수익률은 미래에 예상되는 평균적인 수익률로서

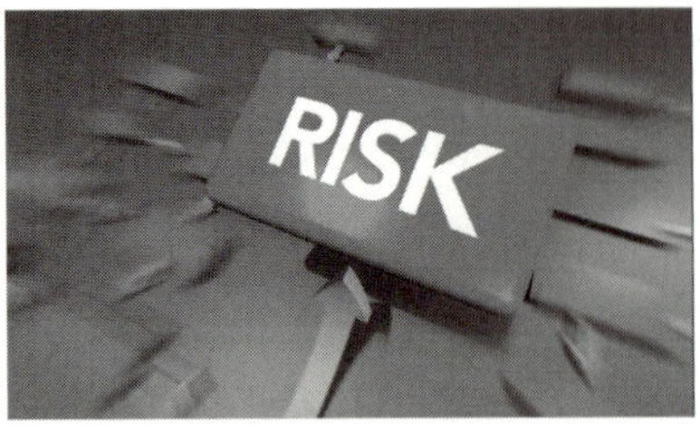

미래의 실제수익률과 다를 수 있다. 이는 미래의 투자수익이 확정되지 못함으로써 나타나는 것으로, 미래에 발생할 실제수익률과 기대수익률의 차이(이를 편차라 함)가 크면 클수록 기대수익률을 달성하지 못할 가능성, 즉 위험이 커지게 된다.

수익률의 분산(variance of returns)은 기대수익률이 실현되지 않을 가능성, 즉 위험을 나타내는 척도로서, 발생가능한 수익률과 기대수익률의 차이인 편차(deviation)를 제곱한 후 그것의 기대치를 구한 것이다.[1]

$$\text{수익률의 분산} = (\text{편차}^2 \times \text{확률})\text{의 총합} \tag{7-3}$$

$$\text{편차} = \text{수익률} - \text{기대수익률}$$

그리고 분산의 제곱근을 **표준편차**(standard deviation)라 한다.

$$\text{수익률의 표준편차} = \sqrt{\text{분산}} \tag{7-4}$$

이와 같은 수익률의 분산 또는 표준편차가 크면 클수록 미래 수익률이 기대수익률로부터 이탈할 가능성, 즉 투자위험이 높아지게 된다.

〈표 7-1〉에서 주어진 자료를 이용하여 기대수익률과 분산, 표준편차를 구하면 다음과 같다.

수익률	확률	수익률 × 확률	편차	(편차)^2	(편차)^2 × 확률
0.3	0.3	0.09	0.2	0.04	0.012
0.1	0.4	0.04	0	0	0
−0.1	0.3	−0.03	−0.2	0.04	0.012
		0.10			0.024

1 편차의 기대값은 항상 0이 되기 때문에 편차를 제곱하여 분산을 구한다.

- 기대수익률 = 0.09 + 0.04 − 0.03 = 0.10
- 분산 = 0.012 + 0 + 0.012 = 0.024
- 표준편차 = $\sqrt{0.024}$ = 0.1549

2 위험과 기대수익률의 관계 : CAPM

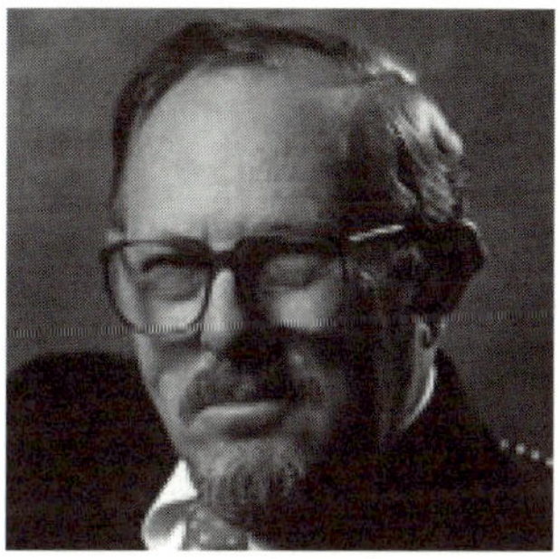
1990년 노벨경제학상 수상자 샤프 (W. F. Sharpe)

샤프(W. F. Sharpe) 등은 개별증권을 비롯한 모든 자본자산의 적합한 위험과 기대수익률 사이에 존재하는 균형관계를 설명하는 모형, 즉 자본자산가격결정모형(capital asset pricing model : CAPM)을 개발하였다.[2] 개별자산(또는 투자안)의 체계적 위험과 균형기대수익률의 관계를 다음과 같이 나타낼 수 있다.[3]

$$E(r_j) = r_f + [E(r_M) - r_f]\beta_j \tag{7-5}$$

$E(r_j)$: 자산(투자안) j의 기대수익률

r_f : 무위험이자율

$E(r_M)$: 시장수익률[4]

$$\beta_j = \frac{\text{자산 } j\text{수익률과 시장수익률간의 공분산}}{\text{시장수익률의 분산}} = \frac{Cov(r_j,\ r_M)}{Var(r_M)}$$

---

2 W. F. Sharpe, "Capital Asset Prices : A Theory of Market Equilibrium under Conditions of Risk," *Journal of Finance*, Vol. 19(September 1964), pp.425~442.

3 공분산(covariance)은 두 자산수익률 간의 관계를 나타내는 통계치로서 두 자산수익률의 편차를 서로 곱한 값의 기대치(평균)로 측정된다.

4 시장수익률은 그 대용치인 코스피지수(KOSPI)를 이용하여 다음과 같이 계산될 수 있다.

$$r_M = \frac{\text{기말 코스피지수} - \text{기초 코스피지수}}{\text{기초 코스피지수}} + \text{시장의 배당수익률}$$

그림 7-1 | **증권시장선**

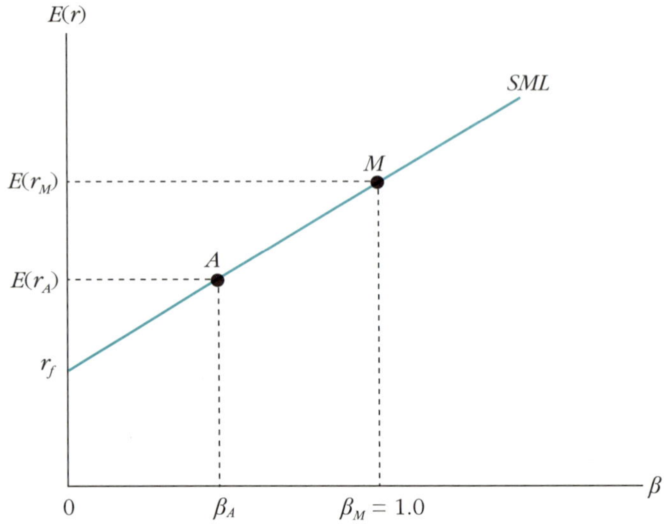

이와 같이 모든 위험자산의 체계적 위험과 기대수익률의 선형관계를 나타내는 직선의 식을 CAPM 또는 **증권시장선**(security market line : SML)이라 한다.[5] 이상과 같은 증권시장선을 나타내면 [그림 7-1]과 같다.

식 (7-5)에서 β_j는 시장수익률의 변동에 대한 개별자산의 민감도(sensitivity)를 나타낸다.[6] 이 **베타계수**(beta coefficient)가 큰 증권일수록 시장수익률의 변동(시장 전체의 경기변동)에 대하여 보다 민감하게 반응한다고 할 수 있다. 예를 들어 베타계수가 2인 자산 A와 0.5인 자산 B가 있다고 할 때, 시장수익률이 1%포인트만큼 변동한다면, 자산 A의 수익률은 2%포인트 변동하고 자산 B의 수익률은 0.5%포인트 변동하게 된다. 이러한 점에서 베타계수가 1.0보다 큰 주식을 공격적 자산(aggressive asset)이라 하며, 1.0보다 작은 주식을 방어적 자산

---

5 CAPM과 SML은 보통 같은 의미로 사용하지만 엄밀하게 구분하면, CAPM은 식 (7-5)와 같은 등식을 의미하며 SML은 이 등식을 그래프로서 나타낸 것을 의미한다. 그러나 본서에서는 두 용어를 구분 없이 사용할 것이다.

6 베타계수는 다음과 같은 단순회귀식, 즉 시장모형(market model)의 기울기를 의미한다.

$$r_j = \alpha_j + \beta_j r_M + \varepsilon_j$$

그리고 시장모형의 추정식을 증권특성선(characteristic line : CL)이라 한다.

(defensive asset)이라 한다.

[그림 7-1]에서 기대수익률-베타 평면상에 존재하는 증권시장선으로 모든 위험자산에 대한 위험과 기대수익률의 관계를 설명할 수 있다.

예제 7-1 증권시장선과 기대수익률

무위험이자율이 8%이며, 시장수익률이 10%로 기대된다.
(1) 증권시장선을 구하라.
(2) 베타가 1.5인 투자안 K의 기대수익률을 구하라.

| 해설 |
(1) 증권시장선은 다음과 같다.

$$E(r_j) = r_f + [E(r_M) - r_f]\beta_j = 0.08 + (0.10 - 0.08)\beta_j = 0.08 + 0.02\beta_j$$

(2) 증권시장선에 의해 베타가 1.5인 투자안 K의 기대수익률을 구하면 다음과 같다.

$$E(r_K) = 0.08 + 0.02\beta_K = 0.08 + 0.02 \times 1.5 = 0.11 \text{ 또는 } 11\%$$

3 CAPM과 위험투자안의 평가

3.1 CAPM에 의한 자산의 평가과정

일반적으로 위험자산의 가치는 자산을 소유하였을 때의 현금흐름과 적절한 할인율에 의해서 결정된다. 그리고 자산 또는 위험투자안 등의 위험자산을 평가할 때 필요한 할인율은 CAPM 등을 이용하여 구할 수 있다. 이와 같은 논리에 의해서 위험자산을 평가하는 과정을 나타내면 [그림 7-2]와 같다.

그림 7-2 | CAPM에 의한 자산의 평가과정

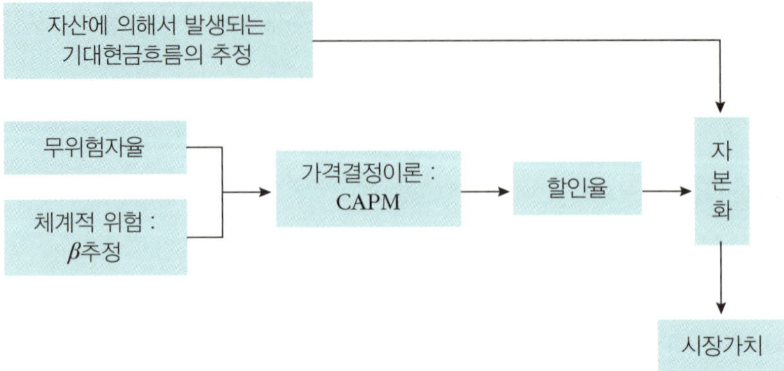

예제 7-2 CAPM에 의한 자산의 평가과정

A병원의 기말 자산가격은 20,000원으로 기대되며, 이 자산의 베타는 1.5이다. 또한 시장의 기대수익률은 12%이며, 무위험이자율은 8%이다. A병원의 현재 자산가치는 얼마인가?

| 해설 |

$$\text{자산의 현재가치} = \frac{20,000}{1+[0.08+(0.12-0.08)\times 1.5]} = 17,544\text{원}$$

3.2 위험과 투자안 평가

위험투자안을 평가하는 방법을 살펴보기 위하여 다음과 같은 현금흐름을 가지는 임의의 투자안을 생각해 보자.

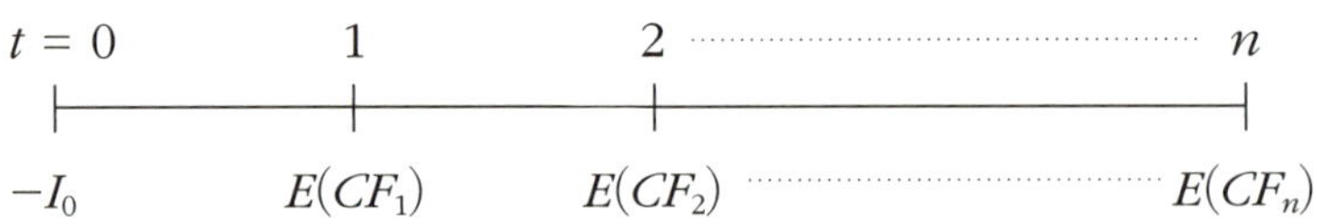

여기서 투자안에 대한 미래 각 기간의 현금흐름은 그 확률분포에 의해서 계산된 기대현금흐름을 의미한다. 이와 같이 투자안의 현금흐름에 위험이 내포된 경우, 그 위험을 적절히 반영하여 투자안을 평가하여야 한다.

위험투자안을 평가할 때, 먼저 현금흐름에 내포된 위험을 반영하여 할인율, 즉 위험조정할인율(risk adjusted discount rate : RADR)을 추정하여야 한다. 위험조정할인율은 체계적 위험을 나타내는 투자안의 베타를 추정한 후, CAPM을 이용하여 계산할 수 있다.

$$E(r) = r_f + [E(r_M) - r_f]\beta \tag{7-6}$$

식 (7−6)에 의해서 측정된 위험조정할인율, 즉 투자안의 자본비용이 매 기간 일정하다고 가정하는 경우, 투자안의 순현가를 다음과 같이 계산할 수 있다.

$$NPV = \frac{E(CF_1)}{1+E(r)} + \frac{E(CF_2)}{[1+E(r)]^2} + \cdots + \frac{E(CF_2)}{[1+E(r)]^n} - I_0 \tag{7-7}$$

예제 7-3 위험투자안의 평가

인천병원이 고려하고 있는 투자안의 기대현금흐름은 다음과 같다.

(단위 : 만원)

시점	기대현금흐름
0	−200
1	100
2	100
3	100

이 투자안의 $\beta = 0.75$이며, 무위험이자율과 시장의 기대수익률은 각각 6%와 14%이다. 이 투자안을 평가하라.

| 해설 |

먼저 투자안의 위험조정할인율을 구하면 다음과 같다.

$$E(r) = r_f + [E(r_M) - r_f]\beta$$
$$= 0.06 + (0.14 - 0.06) \times 0.75 = 0.12 \text{ (또는 12\%)}$$

위험조정할인율 12%로 할인하여 순현가를 구하면 다음과 같다.

$$NPV = \frac{100}{(1+0.12)} + \frac{100}{(1+0.12)^2} + \frac{100}{(1+0.12)^3} - 200 = 40.2\text{만원}$$

투자안의 순현가는 40.2만원으로서 0보다 크기 때문에 이 투자안을 채택해야 한다.

시 사 포 커 스

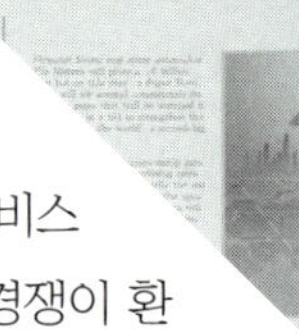

'외연 키우기' 급급 청주권 종합병원 … 과잉 의료서비스 '고개'

충북 청주지역 종합병원들이 최근 몇 년 사이 건물 신축과 시설 확장 등 외형 키우기에 나서면서 적자를 메우기 위한 병원들의 과잉 의료서비스 우려가 고개를 들고 있다. 병원들의 외형 확장을 통한 제살깎기식 출혈경쟁이 환자들에게 과잉진료에 따른 부담으로 전가될 수 있다는 걱정 섞인 목소리다.

27일 지역 의료계에 따르면 최근 2~3년 사이 청주의 종합병원들이 고객유치를 위해 몸집 불리기에 나서고 있다. 청주 한국병원은 2013년 착공한 신관 건물을 지난 1월부터 본격적으로 운영 중이다. 지하 2층 지상 10층 규모인 신관 건물은 50여 개 병상과 심뇌혈관센터, 종합검진센터, 인공관절센터 등을 갖췄다. 효성병원도 2013년 500병상 규모의 신축동과 응급실을 증축한 데 이어 병원 인근 헤리츠컨벤션웨딩 건물을 매입, 리모델링을 마친 뒤 2014년부터 글로벌효성메디컬센터를 운영 중이다. 청주 하나병원도 지난달 신관 증축을 마쳤고 충북대병원, 청주의료원, 성모병원 등도 1~2년 사이 건물을 신축한 뒤 운영 중이다.

병원들은 저마다 적잖은 부담에도 시설물의 외형적인 확장을 통해 고객서비스 질을 높이고, 공격적인 환자 유치에 나서겠다는 데 투자를 아끼지 않고 있다. 문제는 이같은 청주지역 종합병원들의 외형 확장이 의료서비스의 질 향상과 연계될 수 있겠냐는 점이다. 지역민들의 수도권 지역 병원에 대한 선호현상이 뚜렷해 환자 외부 유출이 적잖은 상황에서 무리한 투자는 오히려 병원 경영에 악영향을 끼친다는 지적이다. 실제 지역의 한 병원에서는 운영에 필요한 대금지급을 제대로 못하는 등 심각한 경영난에 시달리고 있다는 소문이 심심찮게 나돌고 있다. 이처럼 과도한 시설투자에 대한 부담이 과잉진료를 낳고, 그로 인한 피해는 고스란히 환자들에게 돌아갈 수밖에 없다는 게 의료업계 종사 중인 한 관계자의 전언이다.

지역 의료계의 한 인사는 "최근 청주지역 종합병원들이 건물 신축 등 투자에 나섰지만 그 효과는 크지 않은 것으로 알고 있다"며 "이 때문에 몇몇 병원들은 경영에 영향을 받는 것으로 알고 있다"고 설명했다. 이어 "시설투자는 양질의 서비스 제공을 가능하게도 하지만 반대로 경영상 위험부담도 생기는 양날의 검"이라며 "이를 무시하고 외형 키우기에만 집중한다면 결국 모든 피해는 환자들에게 돌아갈 것"이라고 꼬집었다.

〈뉴스1, 2016. 4. 27〉

시 사 포 커 스

500병상 이상 병원 신축 대부분 불투명

최근 10여년간 경기도 내에 설립계획 청사진을 밝혔던 500병상 이상 규모의 병원 신축계획이 대부분 무산되거나 무기한 보류된 것으로 나타났다. 의료기관 측은 재원조달의 어려움 등을 이유로 들고 있으나 도내 의료시장이 이미 포화되는 등 수익구조가 맞지 않아 대학병원급이 더 이상 들어서기에는 어려울 것이라는 지적이다.

18일 경기도와 해당 지자체, 의료기관 등에 따르면 지난 2003년 이후 현재까지 민간투자를 포함, 총 8개 시·군 11곳에서 500병상 이상 규모의 의료기관 설립이 추진됐다. 추진기관은 을지재단(수원, 의정부), 경희학원(안산, 용인), 연세의료원(용인), 새빛학원(시흥), 한림대(화성), 서울대병원(오산, 시흥), 세종병원(파주) 등이며 수원시가 호매실 택지개발지구 내 의료시설부지에 민간 투자자를 유치 중이다. 이 가운데 한림대만 지난 2012년 10월 800병상 규모의 동탄성심병원을 개원했다. 을지재단도 2019~2020년 개원을 목표로 지난해 12월 1천234병상 규모의 의정부캠퍼스 부속병원을 착공했다. 하지만 공사 부지 내에서 유물로 추정되는 기와가 발견, 공사는 진행 중이나 현재 정밀검사를 준비 중이다. 나머지 9곳은 사실상 무산됐거나 무기한 사업이 보류 중이다.

용인시 기흥구 중동 일원에 설립 예정인 동백세브란스병원(780병상)은 연세의료원의 자금부족 문제로 공사가 진행되다 지난 2014년 12월 중단됐다. 또 새빛학원이 추진한 시흥시 정왕동 일원 안산1대학 시흥유베스트종합병원(500병상) 역시 자금난을 이유로 사업이 무기한 보류된 상태다. 서울대가 계획됐던 오산병원은 지난 2014년 무산됐고, 시흥국제캠퍼스 종합병원(시흥시 정왕동 1771-1번지)은 현재 사업 검토 중으로 진행시점을 알 수가 없는 상황이다. 수원시가 추진 중인 서수원 종합병원은 투자 대비 수익성이 낮다는 평가 속에 민간투자자를 찾지 못하고 있다. 앞서 의정부병원을 공사 중인 을지재단의 경우 함께 추진했던 1천병상 규모의 수원병원은 2011년 2월 보류를 선언했고, 경희학원도 안산과 용인에 추진했던 대학병원 건립 계획을 재원마련 등의 이유로 백지화 한 바 있다. 파주 세종병원도 지난 2013년 11월 무산됐다.

해당 시·군 및 의료기관 관계자들은 "현재 재원조달 등 여러 가지 문제로 인해 공사 재개 시점이 언제가 될진 알 수가 없다"고 입을 모았으나 일각에선 "수원과 용인 등 대도시는 이미 의료수요가 포화상태고, 중소도시는 인구가 적어 수익구조가 맞지 않기 때문"이라고 지적했다.

〈경기신문, 2016. 4. 18〉

KEY WORD

주 · 요 · 용 · 어

- **고유위험(stand-alone risk)**
  병원위험과 시장위험에 영향을 받지 않는 독립적인 위험으로 투자안 자체의 현금흐름의 변동성을 의미한다.

- **병원위험(hospital risk)**
  원천별로 경영위험(business risk)과 재무위험(financial risk)으로 구분할 수 있는데, 선자는 병원 내 여러 개의 투자안이 결합되어 나타나는 현금흐름의 변동성을 의미하며, 후자는 병원이 타인자본을 사용할 때 발생되는 고정적인 재무비용, 즉 이자비용으로 인해 나타나는 순이익의 변동성을 의미한다.

- **시장위험(market risk)**
  시장상태가 변화하여 투자안의 미래의 현금흐름을 변동시키는 위험을 말하는 것으로 좀 더 엄격한 의미로 투자안(투자자산)의 변동위험 가운데 시장에서 분산투자로 소멸시킬 수 없는 위험을 체계적 위험(systematic risk)이라고 한다.

- **기대수익률(expected return)**
  미래에 평균적으로 예상되는 수익률로서, 각 상황별로 발생가능한 수익률에 그 상황이 발생할 확률을 곱한 다음 이를 모두 합하여 구한다.

  기대수익률 = (수익률 × 확률)의 총합

- **수익률의 분산(variance of returns)**
  기대수익률이 실현되지 않을 가능성, 즉 위험을 나타내는 척도로서 발생가능한 수익률과 기대수익률의 차이인 편차(deviation)를 제곱한 후, 그것의 기대치를 구한 것이다.

  수익률의 분산 = (편차^2 × 확률)의 총합

- **표준편차(standard deviation)**
  분산의 제곱근을 의미한다.

  수익률의 표준편차 = $\sqrt{분산}$

- **증권시장선(security market line : SML)**

  모든 위험자산의 체계적 위험과 기대수익률의 선형관계를 나타내는 직선이다.

$$E(r_j) = r_f + [E(r_M) - r_f]\beta_j$$

- **베타계수(beta coefficient)**

  체계적 위험의 측정치로서 시장수익률의 변동에 대한 개별자산의 민감도(sensitivity)를 나타낸다.

$$\beta_j = \frac{Cov(r_j, r_M)}{Var(r_M)}$$

EXERCISE

연·습·문·제

1. 병원의 고유위험, 병원위험, 시장위험을 비교하여 설명하라.

2. 병원의 자산평가에서 CAPM이 어떻게 이용될 수 있는지를 설명하라.

3. **기대수익률, 분산, 표준편차의 측정**

   다음과 같은 확률분포를 가지는 두 투자안이 있다.

상황	확률	수익률	
		투자안 A	투자안 B
호황	0.6	0.40	0.15
불황	0.4	−0.05	0.20

   투자안 A와 B의 기대수익률, 분산, 표준편차를 각각 구하라.

4. **증권시장선과 투자안 평가**

   무위험이자율은 4%, 시장의 기대수익률은 12%이다. CAPM의 제 가정이 성립한다고 가정하여 다음의 물음에 답하라.

   (1) 증권시장선을 구하라.

   (2) 베타가 1.5인 투자안의 요구수익률을 구하라.

   (3) 만약 베타가 0.8인 투자안에 대해서 9.8%의 기대수익률을 얻을 수 있다면, 이 투자안을 채택하여야 하는가?

5. **위험투자안의 자본비용과 순현가**

   다음과 같은 현금흐름이 예상되는 투자안이 있다.

연도 말	기대현금흐름(만원)
0	−100
1	40
2	60
3	70

   이 투자안의 베타는 1.5이다. 그리고 무위험이자율과 시장의 기대수익률은 각각 8%와 16%이다. 투자안의 자본비용을 추정하고 순현가를 구하라.

PART 4

병원의 성과분석과 자본구조

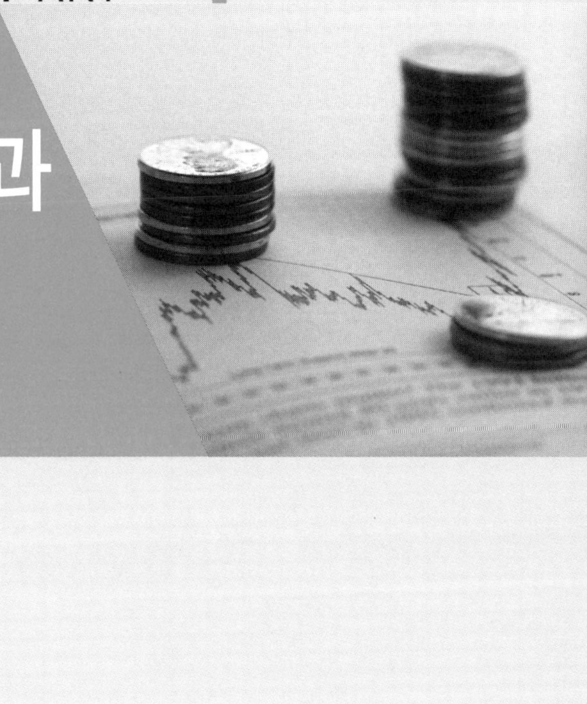

HOSPITAL FINANCIAL MANAGEMENT

CHAPTER 8

손익분기점분석

1. 손익분기점분석의 의의와 의료비용
2. 손익분기점의 도출
3. 손익분기점분석의 활용
4. 손익분기점분석의 확장 및 한계점

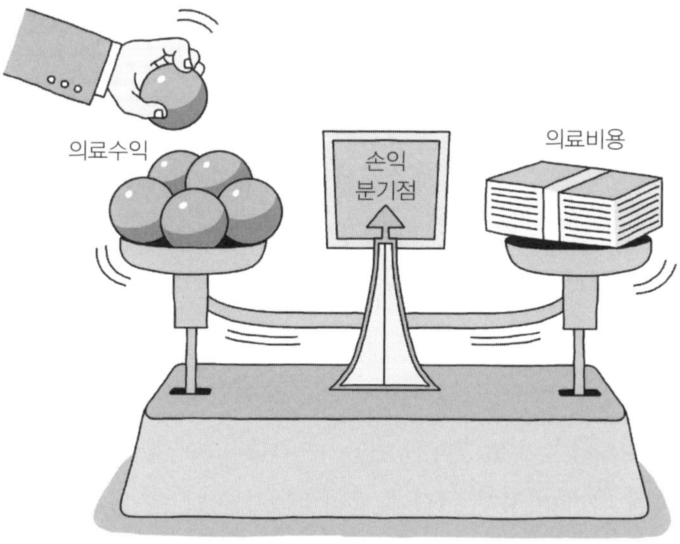

손익분기점은 의료수익과 의료비용이 같아지는 점, 즉 의료이익이 0원이 되는 의료서비스량(환자수 또는 진료량)이나 의료수익을 의미한다.

병원은 지역사회가 요구하는 양질의 의료서비스를 제공해야 하며, 이를 위해서 적정한 수준의 이익을 추구할 수 있다. 그러므로 병원경영활동에 있어서 미래의 위험을 고려한 이익계획(profit planning)이 중요하게 된다. 이익계획은 병원경영에 영향을 미치는 내·외적 환경요인을 고려하여 목표이익을 설정한 후, 이를 실현하는 데 요구되는 병원경영활동을 계획하는 일련의 과정을 의미한다. 보다 구체적으로 말하면 이익계획은 병원시설확장이나 병원서비스개선 등과 같은 투자정책과 자본조달정책의 선택 여부를 결정하기 위한 목적에서 이와 같은 정책결정이 병원의 비용구조에 미치는 영향을 평가하는 일련의 과정을 의미한다. 이익계획에서는 본장에서 설명할 손익분기점분석과 다음 장에서 설명할 레버리지분석이 핵심적 내용이 된다.

1 손익분기점분석의 의의와 의료비용

1.1 손익분기점분석의 의의

손익분기점(break-even point : BEP)은 병원이 의료서비스생산능력(병상규모)의 범위 내에서 의료비용을 회수하는 데 필요한 최소한의 조업도(의료서비스량 또는 의료수익)를 의미한다. 다시 말하면 손익분기점은 의료이익(의료수익−의료비용)이 0원이 되는 의료서비스량(환자수 또는 진료량)이나 의료수익을 의미한다.[1]

병원의 조업도가 손익분기점 이상이면 의료이익이 발생하고 손익분기점 이하로 떨어지면 의료손실이 발생하게 된다. 손익분기점분석을 실시함으로써 의료수익이 변화함에 따라 이익이 어떻게 달라지는지를 알 수 있으며, 목표이익을 달성하기 위한 의료수익의 규모도 추정할 수 있다. 손익분기점분석은 병원을 운영할 때 발생하게 되는 의료비용(cost), 의료서비스량 또는 의료수익(volume),

1 실무에서는 손익분기점을 법인세비용차감전순이익(의료이익+의료외수익−의료외비용)이 0이 되는 조업도를 의미하기도 한다. 그러나 본서에서는 의료외수익과 의료외비용이 무시할 정도로 작다고 가정하여 손익분기점분석에서 이들을 고려하지 않을 것이다.

의료이익(profit)의 상호관계를 분석하기 때문에 CVP분석(cost-volume-profit relationship analysis)이라고도 한다.

손익분기점분석은 비용을 변동비(variable costs)와 고정비(fixed costs)로 구분할 수 있다는 것을 기본전제로 하고 있다. 즉 비용은 의료수익이 증가함에 따라 동일한 비율로 증가하는 변동비와 의료수익의 증가와 관계없이 일정한 고정비(주어진 의료서비스생산능력의 범위 내에서)로 분류될 수 있다.

1.2 의료비용의 구조

많은 자금을 고정자산에 투자할수록 고정자산의 유지 · 운영비, 감가상각비 등과 같은 고정의료비용의 부담이 증가하기 때문에 의료비용의 구조가 달라진다. 이와 같은 의료비용의 구조변화가 의료이익의 크기와 질에 영향을 미친다.

병원시설 및 장비에 대한 투자를 확대할수록 의료서비스생산능력(병상규모)이 증가하여 보다 많은 의료서비스를 제공할 수 있기 때문에 의료이익이 증가할 수 있다. 그러나 병원시설 및 장비투자의 증가로 고정의료비용의 비중이 높아지기 때문에 의료수익이 줄어드는 경우에는 의료이익이 크게 줄어들 가능성도 높아진다.[2] 따라서 병원시설 및 장비투자가 증가할수록 의료이익이 증가할 수 있지만, 다른 한편으로 의료이익의 질이 떨어짐을 알 수 있다. 의료이익의 질이 떨어진다는 것은 영업위험이 증가한다는 것을 의미한다.

의료비용의 구조에 대하여 살펴보기로 하자. 의료비용은 고정의료비용과 변동의료비용으로 구성된다.

의료비용 = 고정의료비용 + 변동의료비용

2 이는 영업레버리지효과와 관련된 것으로서 자세한 내용은 제9장 레버리지와 자본비용에서 설명하기로 한다.

고정의료비용은 병원의 의료서비스생산능력 범위 내에서 조업도(의료서비스량 또는 의료수익)의 변화와 관계없이 일정하게 발생하는 의료비용으로서, 감가상각비, 임차료, 고정급 급여, 보험료, 재산세 등이 이에 속한다. 의료서비스생산능력을 증대시키기 위하여 병원이 추가로 시설투자를 하는 경우 고정의료비용이 증가하게 된다. 따라서 고정의료비용이 일정하다는 의미는 주어진 의료서비스생산능력 범위 내에서만 적용된다.

고정의료비용은 의료서비스량(환자수 또는 진료량)의 변화와 관계없이 일정하지만, 단위당 고정의료비용은 의료서비스량이 증가함에 따라 감소하는 특성을 보인다. 따라서 여유 의료서비스생산능력이 있을 경우 의료서비스량이 증가하면 단위당 고정의료비용이 감소하게 되어 병원의 수익성을 호전시킬 수 있다. 예를 들어 고정의료비용이 10억원인 병원을 생각해 보자. 이 병원의 조정환자수가 10만명이라면 조정환자 1인당 고정의료비용은 10,000원이 된다.[3] 그러나 이 병원의 조정환자수가 20만명으로 늘어난다면 조정환자 1인당 고정의료비용은 5,000원으로 줄어들게 된다.

변동의료비용은 조업도의 변화에 따라 비례적으로 변동하는 의료비용으로서, 약품 및 진료재료비, 성과급 급여 등이 이에 속한다. 변동의료비용은 의료서비스량의 변화에 따라 일정한 비율로 변동하는 비용이지만, 단위당 변동의료비용은 의료서비스량의 변화와 관계없이 일정한 특성을 보인다.

1.3 고정의료비용과 변동의료비용의 분류

손익분기점분석에서는 의료비용을 고정의료비용과 변동의료비용으로 명확하게 구분할 수 있다는 점을 가정하고 있다. 그러나 의료비용의 성격이 명확하지 않아서 고정의료비용이나 변동의료비용으로 분류하기가 어려운 항목들도 있다.

---

3 $\text{조정환자수} = \text{연입원환자수} + \text{연외래환자수} \times \dfrac{\text{외래환자 1인당 일평균 진료비}}{\text{입원환자 1인당 일평균 진료비}}$

예를 들어 연료비, 전기수도료 등의 의료비용은 조업도가 0일 때도 일정하게 발생하는 고정비적인 특성을 지니고 있을 뿐만 아니라 조업도의 증가에 따라 비례적으로 증가하는 변동비적인 특성을 동시에 지니고 있다.

의료비용을 분해하는 데 이용되는 방법으로는 회계적 방법, 기간비교법, 통계적 방법 등이 있다.

회계적 방법

회계적 방법은 가장 전통적인 방법으로 회계담당자가 주관적인 판단에 따라 각 계정과목의 성격을 분석하여 고정의료비용과 변동의료비용으로 분류하는 방법이다. 따라서 회계적 방법을 흔히 계정분류법 또는 개별법이라고도 부른다. 예를 들어 감가상각비, 임차료 등의 관리운영비는 의료서비스량(환자수 또는 진료량)과 관계없이 지출되기 때문에 고정비적 성격을 갖는 의료비용으로 분류하며, 약품비, 진료재료비 등 재료비는 의료서비스량에 따라 변하기 때문에 변동비적 성격을 갖는 의료비용으로 분류할 수 있다.

이 방법은 이해하기 쉽고 각 병원의 실정에 맞게 응용할 수 있다는 점에서 가장 널리 이용되고 있다. 그러나 고정비적 특성과 변동비적 특성을 동시에 가지고 있는 준변동비 등에 대한 분류가 자의적일 수 있기 때문에 이에 대한 분류기준을 구체적으로 설정해야 할 것이다.

기간비교법

기간비교법은 두 기간의 고정의료비용이 동일하다는 가정하에서 두 기간의 조업도(의료수익)와 의료비용을 비교 · 분석하여 고정의료비용과 변동의료비용으로 분류하는 방법이다. 기간비교법에 의하면, 먼저 식 (8−1)과 같이 두 기간의 의료비용증가분($t+1$년도의 의료비용 − t년도의 의료비용)을 의료수익증가분($t+1$년도의 의료수익 − t년도의 의료수익)으로 나누어 변동의료비용률을 추정한다.

$$\text{변동의료비용률} = \frac{\text{의료비용증가분}}{\text{의료수익증가분}} \tag{8-1}$$

그리고 변동의료비용률과 의료수익을 곱하여 변동의료비용을 계산한 후, 의료비용에서 변동의료비용을 차감하여 고정의료비용을 계산한다.

> 변동의료비용 = 변동의료비용률 × 의료수익
> 고정의료비용 = 의료비용 − 변동의료비용

예를 들어 어떤 병원의 의료수익이 100억원에서 110억원으로 증가하고, 의료비용은 80억에서 85억원으로 증가한 경우, 이 병원의 변동의료비용률, 변동의료비용, 고정의료비용을 각각 구하면 다음과 같다.

- 변동의료비용률 $= \dfrac{85\text{억원} - 80\text{억원}}{110\text{억원} - 100\text{억원}} = 0.5$
- 변동의료비용 $= 0.5 \times 110$억원 $= 55$억원
- 고정의료비용 $= 85$억원 $- 55$억원 $= 30$억원

이 방법은 두 기간의 실제 관측치를 직접 이용하므로 객관적이라 할 수 있다. 그러나 두 기간에서의 관측치가 비정상적 상황에서 발생되는 이상치(outlier)일 경우에는 문제가 발생할 수 있다.

통계적 방법

통계적 방법은 과거의 회계자료를 이용하여 의료비용(종속변수)을 의료서비스량(독립변수)에 대하여 단순회귀시킴으로써 의료서비스 단위당(환자 1인당 또는 진료건당) 변동의료비용을 추정한 후, 의료비용을 고정의료비용과 변동의료비용으로 분해하는 방법이다.

$$TC_t = \alpha + \beta Q_t + \varepsilon_t \quad (8\text{-}2)$$

TC_t : t기의 의료비용
Q_t : t기의 조업도(의료서비스량)
α : 절편값
β : 회귀계수(단위당 변동의료비용)
ε_t : t기의 잔차

식 (8−2)에서 β는 회귀계수로 단위당 변동의료비용을 의미한다.[4] 따라서 변동의료비용과 고정의료비용을 다음과 같이 분해할 수 있다.

변동의료비용 = 단위당 변동의료비용(β) × 의료서비스량
정의료비용 = 의료비용 − 변동의료비용

통계적 방법, 즉 회귀분석법은 모든 관찰값을 이용하여 비용함수(회귀식)를 추정하는 가장 객관적인 방법이라 할 수 있다.

2 손익분기점의 도출

2.1 손익분기점분석의 가정

의료비용을 고정의료비용과 변동의료비용으로 구분할 수 있다면, 의료수익과 의료비용이 일치하여 의료이익이 0원이 되는 손익분기점(의료서비스량 또는 의료수익)을 추정할 수 있다. 손익분기점은 이익계획의 수립에서 중요한 정보로 이용된다. 손익분기점분석과 다음 장에서 설명할 레버리지분석을 병행함으로써 투

4 의료수익을 독립변수로 하는 경우 β는 변동의료비용률(변동의료비용/의료수익)을 의미한다. 이와 같은 경우 변동의료비용은 변동의료비용률(β)과 의료수익을 곱하여 구할 수 있다.

자정책과 자본조달정책이 병원의 수익력, 영업위험과 재무위험에 미치는 영향을 평가할 수 있다.

손익분기점분석은 모형의 단순화를 위하여 다음과 같은 가정을 하고 있다.

첫째, 모든 의료비용은 고정의료비용과 변동의료비용으로 구분될 수 있다.

둘째, 의료서비스생산능력(병상규모) 범위 내에서 고정의료비용, 단위당(환자 1인당 또는 진료건당) 변동의료비용은 일정하다.

셋째, 모든 병원은 환자종류(입원환자, 외래환자 등) 또는 의료서비스종류와 관계없이 단위당 의료수익(진료비 또는 의료수가)이 일정하다.

2.2 손익분기점과 손익분기도표

손익분기점은 의료수익과 의료비용이 일치하는 점으로서 의료서비스량 또는 의료수익의 두 가지로 나타낼 수 있다. 먼저 손익분기점에서의 의료서비스량을 살펴보자.

의료수익은 단위당 의료수익과 의료서비스량을 곱하여 구할 수 있으며, 변동의료비용은 단위당 변동의료비용과 의료서비스량을 곱하여 구할 수 있다. 따라서 손익분기점, 즉 의료수익과 의료비용이 일치하는 점은 다음과 같이 나타낼 수 있다.[5]

$$p \times Q^* = FC + v \times Q^* \tag{8-3}$$

p : 단위당 의료수익
Q^* : 손익분기점에서의 의료서비스량
FC : 고정의료비용
v : 단위당 변동의료비용

식 (8−3)을 손익분기점의 의료서비스량 Q^*에 대하여 정리하면 식 (8−4)와

5 손익분기점의 분석기간은 월간 또는 연간 등으로 분석목적에 맞게 설정하면 된다.

같다.[6]

$$Q^* = \frac{FC}{p - v} \tag{8-4}$$

식 (8–4)에서 $(p - v)$는 단위당 공헌이익(contribution margin per unit)을 의미한다. **단위당 공헌이익**은 의료서비스를 1단위 제공할 때 고정의료비용을 회수하거나 의료이익에 기여하는 크기를 의미한다. 따라서 손익분기점의 의료서비스량 이하에서는 공헌이익이 고정의료비용을 회수하는 역할을 하며, 그 이상에서는 의료이익에 기여하는 역할을 하게 된다.

한편 손익분기점에서의 의료수익을 구하기 위하여 식 (8–4)의 양변에 단위당 의료수익(p)을 곱하여 정리하면 식 (8–5)와 같다.

$$R^* = p \times Q^* = \frac{FC}{\frac{p - v}{p}} = \frac{FC}{1 - \frac{v}{p}} \tag{8-5}$$

R^* : 손익분기점에서의 의료수익

$\frac{v}{p}$: 변동의료비용률(변동의료비용/의료수익)

식 (8–5)에서 $\left(1 - \frac{v}{p}\right)$는 공헌이익률(contribution margin ratio)을 의미한다. 이는 의료수익이 1원 증가할 때 고정의료비용을 회수하거나 의료이익에 기여하는 크기를 의미한다.

의료서비스량의 변화에 따른 의료수익, 의료비용, 의료이익의 관계를 나타내는 손익분기도표는 [그림 8–1]과 같다. [그림 8–1]에서 볼 수 있는 것처럼, 손익분기점(BEP)에서는 의료수익과 의료비용이 일치하기 때문에 의료이익은 0원이

6 법인세비용차감전순이익이 0이 되는 손익분기점은 다음과 같이 구할 수 있다.

법인세비용차감전순이익 $= p \times Q^* - FC - v \times Q^* +$ 의료외수익 $-$ 의료외비용 $= 0$

$$\therefore Q^* = \frac{FC - \text{의료외수익} + \text{의료외비용}}{p - v}$$

그림 8-1 | 손익분기도표

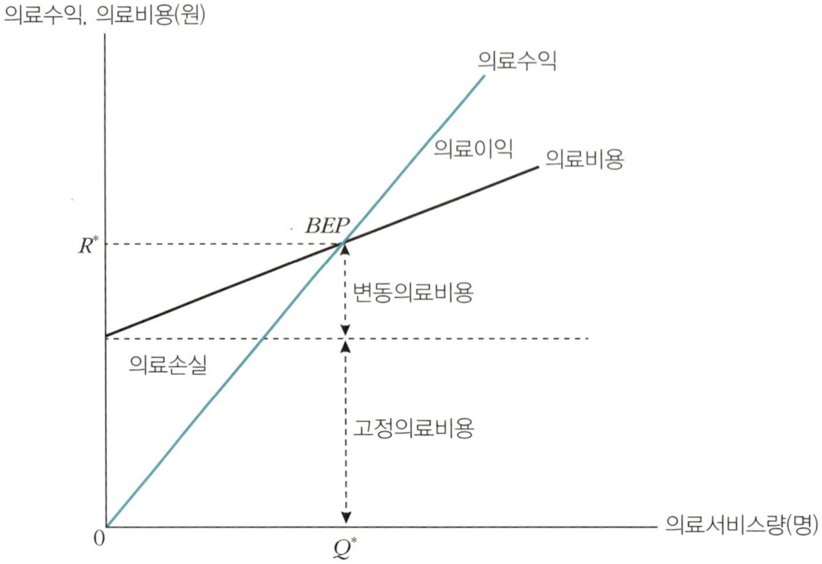

예제 8-1 손익분기점과 손익분기도표

늘푸른병원의 조정환자 1인당 진료비는 20,000원이고, 고정의료비용과 조정환자 1인당 변동의료비용은 각각 2,000만원과 15,000원이다.

(1) 이 병원의 손익분기점에서의 조정환자수와 의료수익을 구하라.

(2) 조정환자수가 5,000명일 경우 의료이익(손실)은 얼마인가?

(3) 조정환자수가 3,000명일 경우 의료이익(손실)은 얼마인가?

(4) 물음 (1), (2), (3)의 결과를 손익분기도표에 표시하라.

| 해설 |

(1) 이 병원의 손익분기점(의료이익 = 0)에서의 조정환자수(Q^*)와 의료수익(R^*)을 각각 구하면 다음과 같다.

- $Q^* = \dfrac{FC}{p - v} = \dfrac{2{,}000\text{만원}}{20{,}000\text{원} - 15{,}000\text{원}} = 4{,}000\text{명}$

- $R^* = p \times Q^* = 20{,}000\text{원} \times 4{,}000\text{명} = 8{,}000\text{만원}$

또는 $R^* = \dfrac{FC}{1 - \dfrac{v}{p}} = \dfrac{2{,}000\text{만원}}{1 - \dfrac{15{,}000\text{원}}{20{,}000\text{원}}} = 8{,}000\text{만원}$

(2) 의료이익 = 의료수익 − 의료비용
= 20,000원 × 5,000명 − (2,000만원 + 15,000원 × 5,000명)
= 500만원

(3) 의료이익 = 의료수익 − 의료비용
= 20,000원 × 3,000명 − (2,000만원 + 15,000원 × 3,000명)
= −500만원

즉 이 병원은 500만원의 의료손실이 발생하게 된다.

(4)

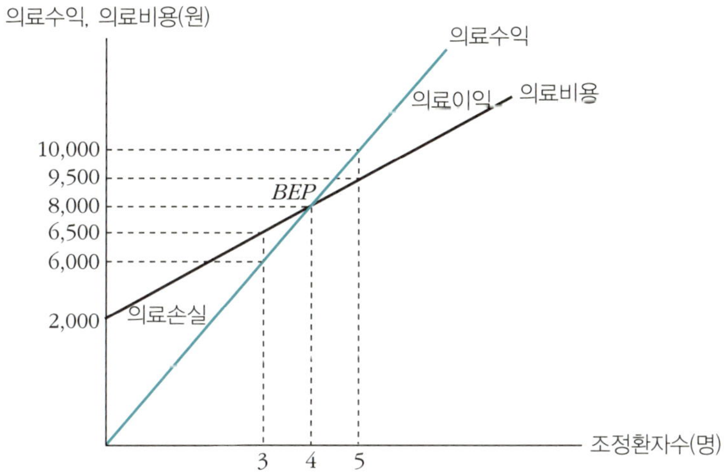

된다. 따라서 손익분기점을 초과하는 의료서비스를 제공하는 경우에는 의료이익을 얻을 수 있으나, 손익분기점보다 적은 의료서비스를 제공하는 경우에는 의료손실이 발생하게 된다.

3 손익분기점분석의 활용

의료수익과 의료비용의 관계를 통하여 의료서비스량의 변화에 따른 손익관계를 분석함으로써 재무정책결정에서 요구되는 다양한 정보를 얻을 수 있다. 예를 들어 손익분기점분석을 통해서 시설확장 또는 고가의 의료장비투자로부터 최소한의 의료이익을 확보할 수 있는 의료서비스량을 추정하거나, 의료비용의 구조를 어느 수준으로 유지해야만 목표의료이익을 달성할 수 있는가를 파악할 수 있다.

3.1 수익력의 안전도 측정

수익력의 안전도는 예상되는 의료수익이 손익분기점에서의 의료수익보다 얼마나 더 높은가를 의미하며, 이것에 의해 의료이익이 어느 정도 확실하게 실현될 수 있는가를 알 수 있다. 예상의료수익이 손익분기점에서의 의료수익보다 높을수록 수익력의 안전도가 높다고 말할 수 있다. 수익력의 안전도는 안전율(margin of safety ratio)을 계산함으로써 측정할 수 있다. **안전율**은 예상의료수익과 손익분기점에서의 의료수익의 차이를 예상의료수익으로 나누어 계산된다.

$$\text{안전율} = \frac{E(R) - R^*}{E(R)} \tag{8-6}$$

$E(R)$: 예상의료수익
R^* : 손익분기점에서의 의료수익

예제 8-2 안전율

[예제 8-1]에서 늘푸른병원의 예상의료수익이 10,000만원으로 추정된다. 이 병원의 안전율을 계산하라.

| 해설 |

식 (8-6)을 이용하여 늘푸른병원의 안전율을 계산하면 다음과 같다.

$$\text{안전율} = \frac{10{,}000\text{만원} - 8{,}000\text{만원}}{10{,}000\text{만원}} = 0.2\ (\text{또는 } 20\%)$$

늘푸른병원의 경우 의료수익이 예상보다 20% 이상 감소하면, 의료수익이 손익분기점 아래로 떨어져서 의료손실이 발생될 수 있음을 알 수 있다.

3.2 목표의료이익

손익분기점분석을 이용함으로써 어느 정도의 의료서비스량을 확보해야만 목표의료이익을 달성할 수 있는가를 분석할 수 있다. 목표의료이익을 달성하는 데 필요한 의료수익은 의료비용과 목표의료이익을 합한 것과 같아야 한다.

$$p \times Q_\pi = FC + v \times Q_\pi + \pi \tag{8-7}$$

Q_π : 목표의료이익을 달성하는 데 필요한 의료서비스량

π : 목표의료이익

식 (8-7)을 목표의료이익을 달성하는 데 필요한 의료서비스량 Q_π에 대하여 정리하면 식 (8-8)과 같다.

$$Q_\pi = \frac{FC + \pi}{p - v} \tag{8-8}$$

그리고 목표의료이익을 달성하는 데 필요한 의료수익 R_π는 다음과 같이 구할 수 있다.

$$R_\pi = p \times Q_\pi = \frac{FC + \pi}{1 - \frac{v}{p}} \tag{8-9}$$

예상되는 의료서비스량(또는 의료수익)과 목표의료이익의 달성에 필요한 의료서비스량(또는 의료수익)을 상호 비교하면 목표의료이익의 달성가능성 정도를 판단할 수 있다. 목표의료이익의 달성에 필요한 의료서비스량(또는 의료수익)을 그림으로 나타내면 [그림 8-2]와 같다.

그림 8-2 | 손익분기점분석과 목표의료이익

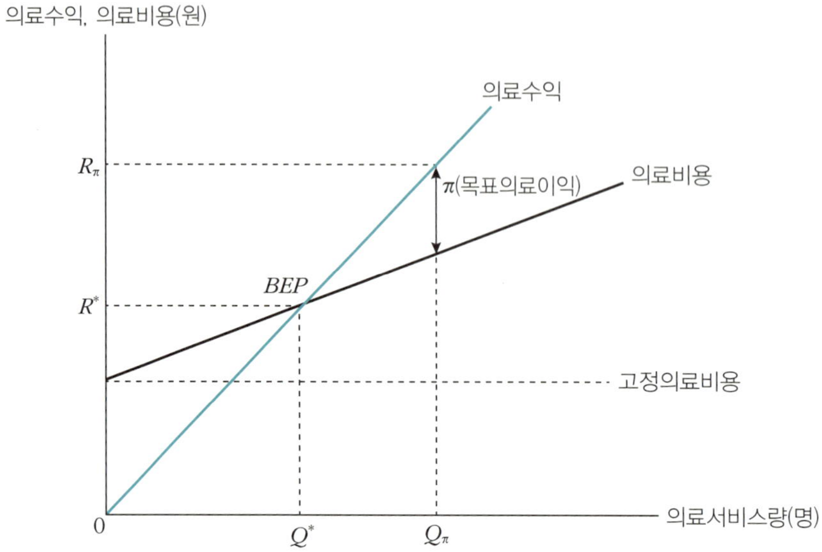

예제 8-3 손익분기점분석과 목표의료이익

늘푸른병원은 현재의 의료서비스생산능력을 두 배로 확장시키는 시설투자를 계획하고 있다. 시설투자를 하는 경우 고정의료비용이 현재의 2,000만원에서 4,000만원으로 증가하나, 조정환자 1인당 진료비 및 변동의료비용은 각각 20,000원, 15,000원으로 변하지 않을 것이다. 목표의료이익 1,000만원을 달성하는 데 필요한 조정환자수를 구하라.

| 해설 |

식 (8-8)을 이용하여 목표의료이익 1,000만원을 달성하는 데 필요한 조정환자수 Q_π를 구하면 다음과 같다.[7]

$$Q_\pi = \frac{4,000\text{만원} + 1,000\text{만원}}{20,000\text{원} + 15,000\text{원}} = 10,000\text{명}$$

7 목표의료이익 1,000만원을 달성하는 데 필요한 의료수익 R_π는 다음과 같이 구할 수 있다.

$$R_\pi = p \times Q_\pi = 20,000\text{원} \times 10,000\text{명} = 20,000\text{만원}$$

$$\text{또는 } R_\pi = \frac{FC + \pi}{1 - \dfrac{v}{p}} = \frac{4,000\text{만원} + 1,000\text{만원}}{1 - \dfrac{15,000\text{원}}{20,000\text{원}}} = 20,000\text{만원}$$

따라서 늘푸른병원의 경우 조정환자수가 10,000명이 되어야 1,000만원의 목표 의료이익을 확보할 수 있다.

$$\begin{aligned}\pi &= p \times Q_{\pi} - (FC + v \times Q_{\pi}) \\ &= 20{,}000\text{원} \times 10{,}000\text{명} - (4{,}000\text{만원} + 15{,}000\text{원} \times 10{,}000\text{명}) \\ &= 1{,}000\text{만원}\end{aligned}$$

3.3 의료비용의 구조조정과 손익분기점분석

주어진 의료비용구조하에서 목표의료이익을 달성하기 위해서는 의료서비스량을 증가시켜야 한다. 그러나 의료서비스량을 증가시키는 것이 어려운 경우에는 투자정책을 조정하여 고정의료비용을 변동의료비용으로 대체하거나 변동의료비용을 고정의료비용으로 대체하는 등 의료비용의 구조조성을 통하여 목표의료이익을 확보할 수 있다.

의료비용의 구조조정에 따른 손익분기점에서의 의료서비스량의 변화를 정리하면 다음과 같다.

- 고정의료비용을 조정하는 경우 :

$$Q^* = \frac{FC \pm \Delta FC}{p - v} \tag{8-10}$$

- 단위당 변동의료비용을 조정하는 경우 :

$$Q^* = \frac{FC}{p - (v \pm \Delta v)} \tag{8-11}$$

• 단위당 의료수익을 조정하는 경우 :

$$Q^{*} = \frac{FC}{(p \pm \Delta p) - v} \tag{8-12}$$

• 고정의료비용과 단위당 변동의료비용을 조정하는 경우 :

$$Q^{*} = \frac{FC \pm \Delta FC}{p - (v \pm \Delta v)} \tag{8-13}$$

식 (8−10), 식 (8−11)과 식 (8−12)를 그림으로 나타내면 [그림 8−3]과 같다. [그림 8−3]에서 볼 수 있는 바와 같이 고정의료비용, 단위당 변동의료비용 등을 감소시키거나 단위당 의료수익을 증가시킴으로써 손익분기점에서의 의료서비스량(또는 의료수익)을 감소시킬 수 있다. 이와 같은 의료비용 등의 구조조정에 의해 현재의 의료서비스량하에서 의료이익을 증가시킬 수 있음을 알 수 있다.

그러나 의료비용의 구조가 이처럼 단순한 것은 아니다. 예를 들어 의료비용에서 고정의료비용을 줄이면 단위당 변동의료비용이 높아질 수 있으며, 또한 단위당 의료수익에도 영향을 미칠 수 있기 때문에 의료비용의 구조변화가 손익분기점에 미치는 영향은 복잡해진다. 따라서 손익분기점분석을 이용할 때는 민감도분석(sensitivity analysis) 또는 시뮬레이션분석(simulation analysis) 등을 통하여 여러 대체적인 병원경영환경에서 의료비용의 구조조정이 손익분기점(의료서비스량 또는 의료수익)에 미치는 영향을 분석해야 한다.[8]

8 민감도분석은 손익분기점에 영향을 미치는 변수 중 어느 한 변수의 변화에 의해서 다른 변수가 어떤 영향을 받으며, 그 결과 손익분기점이 어느 정도 영향을 받는가를 분석하는 기법이다. 시뮬레이션분석은 민감도분석과는 달리 여러 변수가 동시에 변할 경우에 손익분기점이 어떻게 되는지를 살펴보는 방법이다.

그림 8-3 | **의료비용의 구조조정과 손익분기점**

(a) 고정의료비용의 하향조정

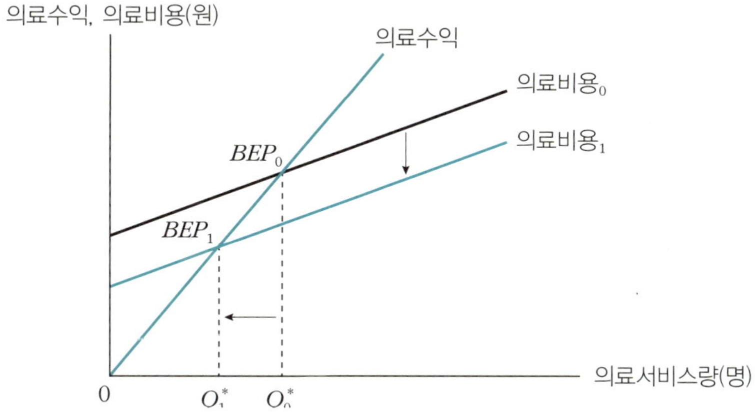

(b) 단위당 변동의료비용의 하향조정

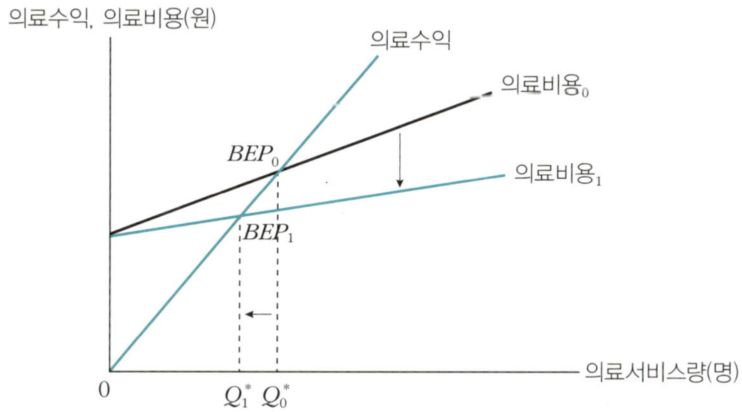

(c) 단위당 의료수익의 상향조정

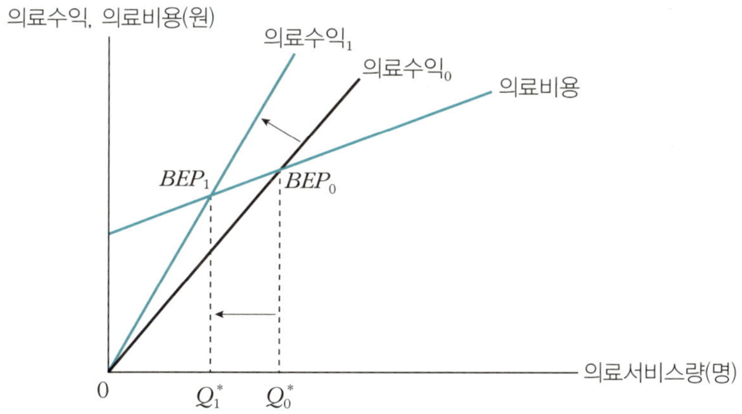

예제 8-4 의료비용의 구조조정과 손익분기점

현재 새나라병원의 조정환자 1인당 진료비는 30,000원이고, 고정의료비용과 조정환자 1인당 변동의료비용은 각각 4,000만원과 20,000원이다. 이 병원은 의료비용구조를 개선시키기 위하여 일용직 직원을 정규직 직원으로 교체하는 고용정책을 고려하고 있다. 일용직 직원을 정규직 직원으로 교체하는 경우 조정환자 1인당 변동의료비용은 17,500원으로 감소하나 고정의료비용은 5,000만원으로 증가하게 된다.

(1) 이 병원의 고용정책 변경 전 손익분기점에서의 조정환자수와 의료수익을 구하라.

(2) 이 병원의 고용정책 변경 후 손익분기점에서의 조정환자수와 의료수익을 구하라.

(3) 이 병원의 고용정책 조정이 손익구조에 미치는 영향을 분석하라.

| 해설 |

(1) 이 병원의 고용정책 변경 전 손익분기점에서의 조정환자수(Q_0^*)와 의료수익(R_0^*)을 각각 구하면 다음과 같다.

$$\bullet\ Q_0^* = \frac{FC_0}{p - v_0} = \frac{4,000\text{만원}}{30,000\text{원} - 20,000\text{원}} = 4,000\text{명}$$

$$\bullet\ R_0^* = p \times Q_0^* = 30,000\text{만원} \times 4,000\text{명} = 12,000\text{만원}$$

$$\text{또는 } R_0^* = \frac{FC_0}{1 - \frac{v_0}{p}} = \frac{4,000\text{만원}}{1 - \frac{20,000\text{원}}{30,000\text{원}}} = 12,000\text{만원}$$

(2) 이 병원의 고용정책 변경 후 손익분기점에서의 조정환자수(Q_1^*)와 의료수익(R_1^*)을 각각 구하면 다음과 같다.

$$\bullet\ Q_1^* = \frac{FC_1}{p - v_1} = \frac{5,000\text{만원}}{30,000\text{원} - 17,500\text{원}} = 4,000\text{명}$$

$$\bullet\ R_1^* = p \times Q_1^* = 30,000\text{만원} \times 4,000\text{명} = 12,000\text{만원}$$

$$\text{또는 } R_1^* = \frac{FC_1}{1 - \frac{v_1}{p}} = \frac{5,000\text{만원}}{1 - \frac{17,500\text{원}}{30,000\text{원}}} = 12,000\text{만원}$$

(3) 앞의 물음 (1)과 (2)에서 구한 손익분기점은 동일하기 때문에 이 병원에서 고

려하고 있는 고용정책의 조정이 손익분기점에 영향을 미치지 않음을 알 수 있다. 그러나 이 병원에서 고려하고 있는 고용정책의 조정은 손익분기점 이상 또는 이하에서 의료이익 또는 의료손실을 확대시키는 결과를 가져온다. 고용정책의 변경으로 인한 의료비용의 구조조정이 의료이익에 미치는 영향을 그림으로 나타내면 다음과 같다.

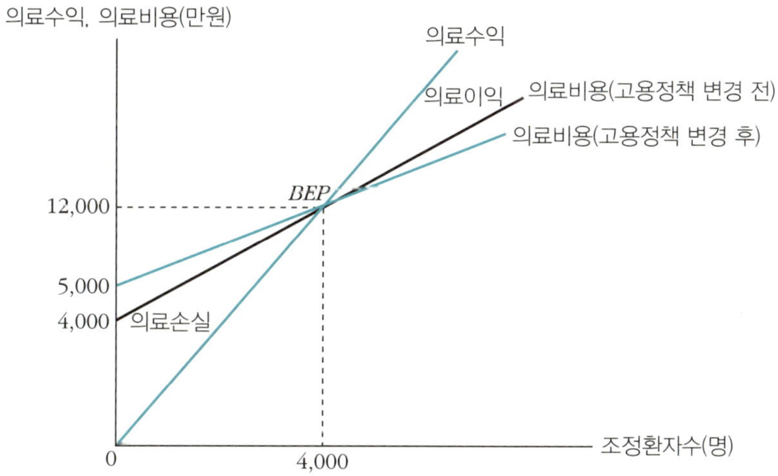

일용직 직원을 고용직 직원으로 교체하여 고정의료비용을 증가시키고 단위당 변동의료비용을 감소시키는 경우 공헌이익이 커지기 때문에 의료서비스량의 변동에 따라 의료이익의 변동폭이 확대된다.[9] 따라서 조정환자수를 손익분기점(4,000명) 이상으로 유지할 수 있다면 고용정책을 변경하는 것이 유리하지만, 그렇지 않은 경우에는 병원경영환경의 변화에 대한 면밀한 검토를 통하여 고용정책의 조정 여부를 신중하게 결정해야 할 것이다.

9 이와 같은 효과를 영업레버리지효과라 하며, 이에 대해서는 제9장에서 자세히 설명할 것이다.

4 손익분기점분석의 확장 및 한계점

4.1 다양한 의료서비스를 제공하는 경우의 손익분기점분석

손익분기점분석에서는 모든 병원은 단일종류의 의료서비스를 제공한다고 가정하고 있다. 그러나 병원은 환자종류별(입원, 외래, 건진 등), 진료행위별, 수가종목별로 다양한 의료서비스를 제공하는 것이 일반적이다.

병원이 다양한 의료서비스를 제공하는 경우에는 의료서비스별로 변동의료비용과 고정의료비용으로 분류하여 각 의료서비스에 대한 손익분기점에서의 의료서비스량(또는 의료수익)을 측정하여야 한다. 그러나 고정의료비용과 변동의료비용을 의료서비스별로 할당하는 일은 쉽지 않다. 예를 들어 전기료, 보험료, 임대료, 감가상각비 등을 의료서비스별로 할당하는 문제는 현실적으로 매우 어려운 문제이다.

다양한 의료서비스를 제공하는 병원의 경우 손익분기점을 정확하게 계산하기는 어렵지만 현실적으로 많이 활용되는 방법으로는 가중평균공헌이익률법이 있다. 가중평균공헌이익률법에서는 각 의료서비스의 의료수익 구성비율이 시간의 경과와 관계없이 일정하며, 변동의료비용을 의료서비스별로 정확하게 할당시킬 수 있다는 가정에서 다음과 같은 과정을 거쳐 손익분기점에서의 의료수익을 산출한다.

첫째, 각 의료서비스의 공헌이익률을 구한다.

둘째, 각 의료서비스의 공헌이익률에 의료수익 구성비율을 곱한 후 이를 합산하여 가중평균공헌이익률(weighted average contribution margin ratio)을 계산한다.[10]

---

10 가중평균공헌이익률은 병원 전체의 의료수익과 변동의료비용을 이용하여 다음과 같이 구할 수도 있다.

$$\text{가중평균공헌이익률} = 1 - \frac{\text{병원 전체 변동의료비용}}{\text{병원 전체 의료수익}}$$

셋째, 병원 전체의 고정의료비용을 가중평균공헌이익률로 나누어 병원 전체에 대한 손익분기점에서의 의료수익을 구한다.

넷째, 병원 전체에 대한 손익분기점에서의 의료수익을 의료수익 구성비율에 따라 각 의료서비스에 배분하여 의료서비스별로 손익분기점에서의 의료수익을 구한다.

예제 8-5 가중평균공헌이익률법

희망병원의 고정의료비용은 260백만원이고, 환자종류별 재무사료는 다음과 같다.

(단위 : 백만원, %)

환자종류	의료수익	변동의료비용	의료수익 구성비율	변동의료비용률*	공헌이익률**
입원환자	300	90	60	30	70
외래환자	150	60	30	40	60
건진환자	50	25	10	50	50
합계	500	175	100		

* 변동의료비용률은 환자종류별 변동의료비용을 환자종류별 의료수익으로 나누어 계산한다.

** 공헌이익률 = 1 − 변동의료비용률

가중평균공헌이익률법을 이용하여 희망병원의 손익분기점에서의 의료수익을 구한 후, 이를 각 환자별로 할당하라.

| 해설 |

① 가중평균공헌이익률[11] = (공헌이익률 × 의료수익구성비율)의 합계

$$= (0.7 \times 0.6) + (0.6 \times 0.3) + (0.5 \times 0.1) = 0.65$$

② 병원 전체의 손익분기점에서의 의료수익 $= \dfrac{\text{고정의료비용}}{\text{가중평균공헌이익률}}$

$$= \frac{260\text{백만원}}{0.65} = 400\text{백만원}$$

---

11 가중평균공헌이익률은 병원 전체의 의료수익과 변동의료비용을 이용하여 다음과 같이 구할 수도 있다.

$$\text{가중평균공헌이익률} = 1 - \frac{\text{병원 전체 변동의료비용}}{\text{병원 전체 의료수익}} = 1 - \frac{175}{500} = 0.65$$

③ 환자별 손익분기점에서의 의료수익 : 병원 전체에 대한 손익분기점에서의 의료수익 400백만원을 환자별로 의료수익 구성비율에 따라 할당

- 입원환자의 손익분기점에서의 의료수익 = 400백만원 × 0.6 = 240백만원
- 외래환자의 손익분기점에서의 의료수익 = 400백만원 × 0.3 = 120백만원
- 건진환자의 손익분기점에서의 의료수익 = 400백만원 × 0.1 = 40백만원

4.2 손익분기점분석의 한계

손익분기점분석은 이해하기가 쉬울 뿐만 아니라 간편하다는 장점을 지니고 있으나 다음과 같은 한계가 있다.

첫째, 손익분기점분석에서는 단위당 의료수익과 단위당 변동의료비용이 일정하다고 가정하고 있으나, 현실적으로 볼 때 의료서비스량이 변동함에 따라 단위당 의료수익이나 단위당 변동의료비용이 변동할 수 있다. 예를 들어 의료수준이 향상되거나 의료진과 직원들의 숙련도가 개선됨에 따라 생산성이 향상될 뿐만 아니라 규모의 경제효과를 얻을 수 있기 때문에 이와 같은 경우에는 단위당 변동의료비용이 체감하는 현상이 나타난다. 그러나 의료서비스량이 일정한 수준 이상으로 증가하면 원재료의 공급부족이나 의료인력의 부족 등에 따라 단위당 변동의료비용이 체증하는 양상을 보인다. 이와 같은 손익분기점분석의 가정을 현실화하기 위하여 의료수익과 의료서비스량, 의료비용과 의료서비스량의 관계를 비선형(곡선)으로 나타내는 비선형 손익분기점분석을 사용할 수 있다. [그림 8-4]에서 볼 수 있는 바와 같이 비선형 손익분기점분석에서는 손익분기점이 두 개가 나타나며, 의료이익이 최대가 되는 점을 얻기 위해서는 이 두 점 사이의 적절한 의료서비스량을 선택해야 한다.

둘째, 손익분기점분석에서는 모든 의료비용을 고정의료비용과 변동의료비용으로 구분할 수 있다고 가정하고 있으나 고정의료비용과 변동의료비용으로 분류하기가 매우 어렵다. 왜냐하면 일부 항목의 의료비용은 고정비적 성격과 변동비

그림 8-4 | 비선형 손익분기도표

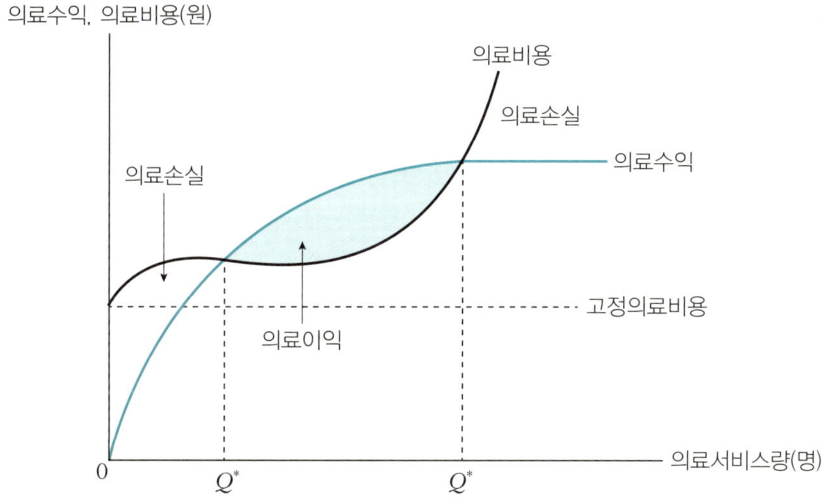

적 성격을 동시에 지니기 때문이다.

셋째, 보는 병원이 단일의 의료서비스를 제공한다고 가정하고 있으나 현실적으로 단일의 의료서비스를 제공하는 병원은 거의 없다. 대부분의 병원에서는 다양한 의료서비스를 제공하고 있는데, 이와 같은 경우 여러 의료서비스를 제공하는 데 공통적으로 지출된 의료비용을 의료서비스별로 어떻게 할당할 것인가 하는 문제가 발생된다.

넷째, 손익분기점분석에서는 일정한 병원경영환경을 가정하고 있으나 시간의 경과에 따라 병원경영환경이 달라지며, 병원경영환경의 변화에 따라 의료비용의 구조가 변화하기 때문에 손익분기점에서의 의료서비스량도 변화하게 된다.

KEY WORD

주·요·용·어

■ **손익분기점(break-even point : BEP)**

병원이 의료서비스생산능력(병상규모)의 범위 내에서 의료비용을 회수하는 데 필요한 최소한의 조업도, 즉 의료이익이 0원이 되는 의료서비스량(Q^*) 또는 의료수익(R^*)]을 의미한다.

$$Q^* = \frac{FC}{p - v}$$

$$R^* = p \times Q^* = \frac{FC}{1 - \frac{v}{p}}$$

■ **고정의료비용**

병원의 의료서비스생산능력 범위 내에서 조업도(의료서비스량 또는 의료수익)의 변화와 관계없이 일정하게 발생하는 의료비용으로서, 감가상각비, 임차료, 고정급 급여, 보험료, 재산세 등이 이에 속한다.

■ **변동의료비용**

조업도의 변화에 따라 비례적으로 변동하는 의료비용으로서, 약품 및 진료재료비, 성과급 급여 등이 이에 속한다.

■ **회계적 방법**

가장 전통적인 방법으로 회계담당자가 주관적인 판단에 따라 각 계정과목의 성격을 분석하여 고정의료비용과 변동의료비용으로 분류하는 방법이다.

■ **기간비교법**

두 기간의 고정의료비용이 동일하다는 가정하에서 두 기간의 조업도(의료수익)와 의료비용을 비교·분석하여 고정의료비용과 변동의료비용으로 분류하는 방법이다.

■ **통계적 방법**

과거의 회계자료를 이용하여 의료비용(종속변수)을 의료서비스량(독립변수)에 대하여 단순회귀시킴으로써 의료서비스 단위당(환자 1인당 또는 진료건당) 변동의료비용을 추정한 후, 의료비용을 고정의료비용과 변동의료비용으로 분해하는 방법이다.

■ **단위당 공헌이익(contribution margin per unit)**

의료서비스를 1단위 제공할 때 고정의료비용을 회수하거나 의료이익에 기여하는 크기를 의미한다.

■ **수익력의 안전도**

예상되는 의료수익이 손익분기점에서의 의료수익보다 얼마나 더 높은가를 의미하며, 이것에 의해 의료이익이 어느 정도 확실하게 실현될 수 있는가를 알 수 있다.

■ **안전율(margin of safety ratio)**

의료이익이 어느 정도 확실하게 실현될 수 있는가를 나타내는 것으로서 예상의료수익($E(R)$)과 손익분기점에서의 의료수익(R^*)의 차이를 예상의료수익으로 나누어 계산된다.

$$\text{안전율} = \frac{E(R) - R^*}{E(R)}$$

EXERCISE

연·습·문·제

1. 의료비용의 분류방법으로서 회계적 방법, 기간비교법, 통계적 방법을 각각 설명하라.

2. 손익분기점분석의 의의 및 필요성에 대하여 설명하여라.

3. 손익분기점분석의 한계에 대하여 설명하라.

4. 인천병원의 연간 고정의료비용, 조정환자 1인당 진료비, 조정환자 1인당 변동의료비용이 각각 2억원, 20,000원, 15,000원이라고 한다.
   (1) 손익분기점에서의 조정환자수와 의료수익을 구하라.
   (2) 인천병원의 의료수익이 10억원으로 예상되는 경우 이 병원의 안전율을 계산하라.
   (3) 연간 목표의료이익 10,000만원을 달성하기 위한 조정환자수와 의료수익을 구하라.
   (4) 단위당 변동의료비용이 1,000원 상승하는 경우 손익분기점에서의 조정환자수와 의료수익을 구하라.
   (5) 조정환자 1인당 진료비를 3,000원 인상하는 경우 손익분기점에서의 조정환자수와 의료수익을 구하라.

5. 부산병원의 방사선팀에서 X-ray, CT, MRI을 각각 촬영하는 데 소요되는 비용구조와 의료수익은 다음과 같다.

수가종목	촬영단가	촬영건당 변동의료비용	의료수익 구성비율
X-ray	80,000원	40,000원	30%
CT	150,000원	90,000원	40%
MRI	200,000원	140,000원	30%

이 병원 방사선팀의 고정의료비용 월간 총고정비용은 8,000만원이며, 수가종목별 의료수익의 구성비율이 일정하다. X-ray, CT, MRI 각각에 대한 손익분기점에서의 의료수익을 구하라.

CHAPTER 9

레버리지와 자본비용

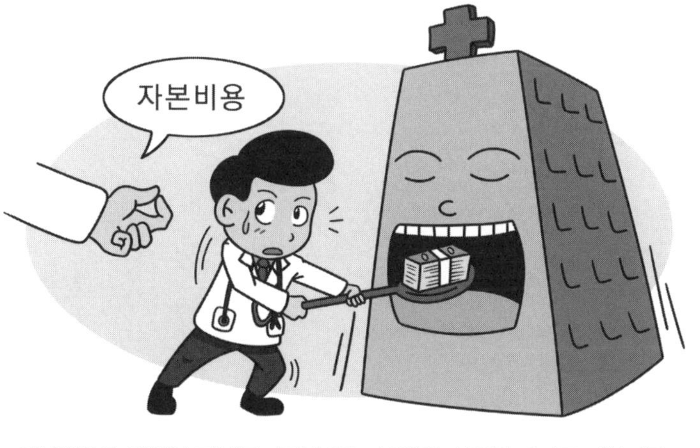

자본비용은 병원이 자본(자기자본 또는 부채)을 사용한 대가로 자본제공자(기본재산출연자 또는 채권자)에게 지급해야 하는 비용이다.

병원은 고정비용(의료수익의 변화와 관계없이 일정하게 발생하는 비용)을 발생시키는 자산(비유동자산) 또는 자본(부채)을 사용하며, 이것에 따라 병원의 위험이 달라지게 된다. 고정비용이 발생되는 비유동자산 또는 부채를 사용하는 것을 레버리지(leverage)라 하며, 이는 병원의 자본비용에 영향을 미치게 된다.

자본비용은 투자안 평가의 기준이 되며, 자본조달결정의 판단기준이 되기 때문에 병원의 재무의사결정에 있어 가장 중요한 요인이라 할 수 있다. 병원의 자본비용은 병원 전체에 대한 자본비용 또는 요구수익률로서 가중평균자본비용(weighted average cost of capital : WACC)을 의미하며, 다양한 자본조달원천으로부터 발생되는 원천별 자본비용(예를 들어 자기자본비용, 부채비용 등)을 가중평균한 것이다. 본장에서는 먼저 병원위험의 원천으로서 레버리지효과를 설명한 후, 투자결정에 있어 중요한 개념인 가중평균자본비용(WACC)에 대해서 설명하고자 한다.

1 레버리지분석

1.1 레버리지의 의의

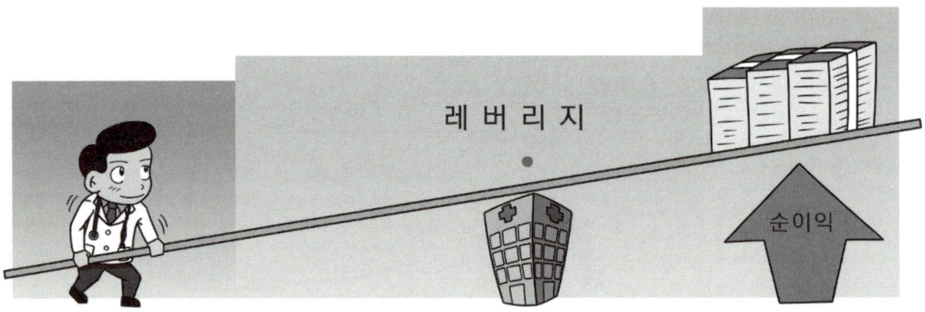

병원이 사용하는 레버리지(고정비용을 발생시키는 비유동자산 또는 부채)에 의해 순이익 등의 변동성, 즉 병원의 위험이 달라진다.

레버리지(leverage)는 지레장치 또는 지렛대 작용을 의미하는 개념으로 이용되고 있다. 지레장치는 힘들이지 않고 무거운 물건을 끌어올리는 데 이용되는 도구를 말한다. 지렛대의 원리를 이용하면 무거운 물건을 힘들이지 않고 쉽게 들어올릴 수 있다. 이와 같은 지렛대의 원리가 병원경영에도 적용된다.

병원경영에서 지레장치의 역할을 하는 것이 고정의료비용과 고정재무비용(이자비용)이다. 의료비용 중에서 고정의료비용이 차지하는 비중을 높게 조정함으로써 의료수익의 변화에 따라 그보다 높은 비율로 의료이익이 변화하는 효과를 얻을 수 있으며, 고정재무비용인 이자비용의 비중을 높게 조정함으로써 의료이익의 변화에 따라 순이익이 그보다 높은 비율로 변화하는 효과를 얻을 수 있다. 이와 같이 고정의료비용과 이자비용이 지렛대 작용을 하기 때문에 의료수익이 낮은 비율로 변동하더라도 의료이익이나 순이익이 그보다 높은 비율로 변동하는 현상이 일어나는데, 이와 같은 효과를 레버리지효과라고 한다.

레버리지는 다음과 같이 영업레버리지와 재무레버리지로 구분된다.

레버리지 = 영업레버리지 + 재무레버리지

영업레버리지(operating leverage)는 총비용 중에서 고정의료비용이 차지하는 비중으로 측정되며, 고정의료비용이 발생되는 고정자산을 이용하는 것을 의미한다. 그리고 **재무레버리지**(financial leverage)는 총비용 중에서 이자비용이 차지하는 비중으로 측정되며, 이자비용이 발생되는 부채를 이용하는 것을 의미한다. 한편 레버리지는 총비용 중에서 고정의료비용과 이자비용이 차지하는 비중으로 측정될 수 있다.

영업레버리지와 재무레버리지의 개념을 살펴보기 위하여 〈표 9-1〉과 같은 손익계산서를 생각해 보자.

| 표 9-1 | 손익계산서의 구성요인

항목	기호		
의료수익	R		
변동의료비용	VC	영업레버리지	
고정의료비용	FC		
의료이익	$EBIT$		결합레버리지
이자비용	Int		
법인세비용차감전순이익	EBT	재무레버리지	
법인세(법인세율 = T_C)	T		
순이익	NI		

1.2 영업레버리지분석

영업레버리지는 병원이 고정의료비용을 발생시키는 고정자산을 보유하는 것을 의미한다. 영업레버리지에 의해서 의료수익(또는 의료서비스량)의 변화율보다 의료이익의 변화율이 커지게 되며, 이와 같은 현상을 영업레버리지효과라 한다. 영업레버리지효과의 정도는 다음의 **영업레버리지도**(degree of operating leverage : DOL)에 의해서 측정될 수 있다.

$$DOL = \frac{\text{의료이익의 변화율}}{\text{의료수익의 변화율}} = \frac{\frac{\Delta EBIT}{EBIT}}{\frac{\Delta R}{R}} \tag{9-1}$$

Δ : 증분을 나타내는 기호로서 변동액(증가액 또는 감소액)을 의미함.

그리고 식 (9-1)에 의해서 영업레버리지도(DOL)를 다음과 같이 나타낼 수 있다.[1]

1 $DOL = \dfrac{\frac{\Delta EBIT}{EBIT}}{\frac{\Delta R}{R}} = \dfrac{\frac{(p-v)\Delta Q}{(p-v)Q-FC}}{\frac{p\Delta Q}{pQ}} = \dfrac{(p-v)Q}{(p-v)Q-FC}$

$$DOL = \frac{(p-v)Q}{(p-v)Q-FC} = \frac{R-VC}{R-VC-FC} = \frac{공헌이익}{의료이익} \quad (9\text{-}2)$$

p : 단위당 의료수익
v : 단위당 변동의료비용
Q : 의료서비스량

식 (9−2)에서 볼 수 있는 바와 같이 고정의료비용(FC)이 클수록, DOL이 크게 나타남을 알 수 있다. 즉 고정의료비용에 의해서 의료수익의 변화율보다 의료이익의 변화율(변동폭)이 커지는 것을 의미한다.[2] 예를 들어 DOL이 2.0이라면, 의료수익이 1% 증가(또는 감소)하는 경우 의료이익은 2% 증가(또는 감소)한다.

한편 의료수익(또는 의료서비스량)이 증가할수록 영업레버리지도는 감소하게 된다. 이는 의료수익(또는 의료서비스량)이 증가할수록 고정의료비용의 영향이 점차 줄어들어 영업레버리지효과가 감소하기 때문이다.

예제 9-1 영업레버리지도

대전병원에 관한 자료는 다음과 같다.

- 조정환자 1인당 진료비 = 100,000원
- 조정환자 1인당 변동의료비용 = 50,000원
- 고정의료비용 = 100,000,000원

(1) 조정환자수가 10,000명일 경우, 이 병원의 영업레버리지도(DOL)는 얼마인가?
(2) 의료수익이 10% 증가할 경우, 이 회사의 의료이익은 몇 % 증가하는가?
(3) 조정환자수가 12,000명으로 증가할 경우, 이 병원의 영업레버리지도(DOL)는 어떻게 되겠는가?

| 해설 |

(1) $DOL = \frac{(p-v)Q}{(p-v)Q-FC}$

2 고정의료비용이 0일 경우 DOL은 1이 되어 의료수익과 의료이익의 변화율이 같아지게 되므로 영업레버리지효과는 발생하지 않는다.

$$= \frac{(100,000원 - 50,000원) \times 10,000명}{(100,000원 - 50,000원) \times 10,000명 - 100,000,000원} = 1.25$$

(2) DOL의 정의에 의해서, 의료이익의 증가율을 구하면 다음과 같다.

$$\frac{\Delta EBIT}{EBIT} = DOL \times \left(\frac{\Delta R}{R}\right) = 1.25 \times 10\% = 12.5\%$$

그러므로 의료수익이 10% 증가할 경우, 의료이익은 12.5% 증가하게 된다.

(3) $$DOL = \frac{(p - v)Q}{(p - v)Q - FC}$$

$$= \frac{(100,000원 - 50,000원) \times 12,000명}{(100,000원 - 50,000원) \times 12,000명 - 100,000,000원} = 1.2$$

조정환자수가 10,000명에서 12,000명으로 증가할 경우, 영업레버리지도는 1.25에서 1.2로 감소하게 된다.

1.3 재무레버리지분석과 자본조달분기점

재무레버리지분석

병원의 자금조달원천은 부채와 자기자본으로 구분될 수 있다. 병원시설투자, 의료장비구입 등에 필요한 자금을 부채로 조달하는 경우 이자비용 등 고정적인 비용이 발생하게 된다. 재무레버리지는 병원이 이자비용을 발생시키는 부채를 사용하는 것을 의미한다. 재무레버리지에 의해서 의료이익의 변화율보다 순이익의 변화율이 커지게 되며, 이와 같은 현상을 재무레버리지효과라 한다. 재무레버리지효과의 정도는 **재무레버리지도**(degree of financial leverage : DFL)에 의해서 측정될 수 있다.[3]

3 DFL을 정의할 때 순이익의 변화율 대신 기본재산순이익률(순이익/기본재산)의 변화율을 사용할 수도 있다.

$$DFL = \frac{\text{순이익의 변화율}}{\text{의료이익의 변화율}} = \frac{\frac{\Delta NI}{NI}}{\frac{\Delta EBIT}{EBIT}} \quad (9\text{-}3)$$

그리고 식 (9–3)에 의해서 재무레버리지도(DFL)를 다음과 같이 나타낼 수 있다.[4]

$$DFL = \frac{EBIT}{EBIT - Int} = \frac{R - VC - FC}{R - VC - FC - Int} \quad (9\text{-}4)$$

식 (9–4)에서 병원의 이자비용(Int)이 많을수록 DFL은 증가한다는 것을 알 수 있다. 이는 이자비용이 클 경우, 의료이익의 변화에 따른 순이익의 변동폭이 크게 확대된다는 것을 의미한다.[5] 예를 들어 DFL이 2.0이라면, 의료이익이 1% 증가(또는 감소)하는 경우 순이익은 2% 증가(또는 감소)한다.

한편 의료이익이 증가할수록 재무레버리지도는 감소하게 된다. 이는 의료이익이 증가할수록 이자비용의 영향이 점차 줄어들어 재무레버리지효과가 감소하기 때문이다.

예제 9-2 재무레버리지도와 손익확대효과

현재 충남병원의 의료이익은 100억원이며, 매년 지급해야 하는 이자비용은 20억원이다. 그리고 이 병원의 법인세율은 40%이다.

(1) 이 병원의 재무레버리지도를 구하라.

(2) 이 병원의 의료이익이 10% 증가하거나 감소하는 경우, 순이익은 어떻게 변

---

4 $DFL = \frac{\frac{\Delta NI}{NI}}{\frac{\Delta EBIT}{EBIT}} = \frac{\frac{\Delta EBIT(1-T_C)}{(EBIT-Int)(1-T_C)}}{\frac{\Delta EBIT}{EBIT}} = \frac{EBIT}{EBIT-Int}$

5 이자비용이 0일 경우 DFL은 1이 되어 의료이익과 순이익의 변화율이 같아지게 되므로 재무레버리지효과는 발생하지 않는다.

하는지를 설명하라.

| 해설 |

(1) $DFL = \dfrac{EBIT}{EBIT - Int} = \dfrac{100\text{억원}}{100\text{억원} - 20\text{억원}} = 1.25$

(2) 이 병원의 의료이익이 10% 증가하거나 감소하는 경우, 고정재무비용인 이자비용으로 인하여 순이익이 어떻게 변하는지를 나타내면 다음과 같다.

(단위 : 억원)

	−10%		+10%
의료이익	90 ←	100	→ 110
이자비용	20	20	20
법인세비용차감전순이익	70	80	90
법인세(법인세율=40%)	28	32	36
	−12.5%		+12.5%
순이익	42 ←	48	→ 54

이 병원의 재무레버리지도가 1.25이므로 의료이익이 10% 증감함에 따라 순이익은 12.5% 증감하게 된다. 재무레버리지가 1보다 클 경우 의료이익의 변동폭보다 순이익의 변동폭이 확대되는 재무레버리지효과, 즉 손익확대효과가 나타남을 알 수 있다.

자본조달분기점

자본조달분기점(break-even point of financing)은 투자소요자금의 조달방법에 관계없이 동일한 기본재산순이익률(순이익/기본재산)을 얻을 수 있는 의료이익을 의미하는 것으로서 이는 다음과 같은 식에 의해서 구할 수 있다.

$$\frac{(EBIT^* - Int_1)(1 - T_C)}{S_1} = \frac{(EBIT^* - Int_2)(1 - T_C)}{S_2} \quad (9\text{-}5)$$

$EBIT^*$: 자금조달분기점에서의 의료이익
Int_1, Int_2 : 각각의 자본조달계획(제1안 또는 제2안)에서의 이자비용
S_1, S_2 : 각각의 자본조달계획(제1안 또는 제2안)에서의 기본재산(기본금)

식 (9−5)를 이용하여 자본조달분기점에서의 의료이익을 구하면 다음과 같다.

$$EBIT^* = \frac{S_1 \times Int_2 - S_2 \times Int_1}{S_1 - S_2} \tag{9-6}$$

자본조달분기점을 분석함으로써 투자소요자금을 부채와 기본재산 중 어느 원천으로부터 조달해야 하는가를 판단할 수 있다.

예제 9-3 자본조달분기점

현재 경남병원은 기본재산만으로 자금을 조달하고 있으며, 그 규모는 400억원이다. 이 병원은 의료수요의 증가에 대비하여 추가적인 투자자금 100억원이 소요되는 병원확장투자를 계획하고 다음의 두 가지 자금조달방안을 고려하고 있다.

- 대안 1 : 기본재산의 추가 출연으로 100억원 조달
- 대안 2 : 연 8%의 이자율로 100억원 차입

이 병원의 법인세율은 30%이다. 다음의 물음에 답하라.

(1) 자본조달분기점에서의 의료이익을 구하라.

(2) 의료이익이 30억원, 40억원, 50억원일 경우 각 대안의 기본재산순이익률이 어떻게 되는지를 보여라.

| 해설 |

(1) 자본조달분기점은 투자소요자금의 조달방법에 관계없이 동일한 기본재산순이익률(순이익/기본재산)을 얻을 수 있는 의료이익을 의미하는 것으로서 다음과 같은 식에 의해서 구할 수 있다.

$$\frac{(EBIT^* - 0)(1-0.3)}{500\text{억원}} = \frac{(EBIT^* - 0.08 \times 100\text{억원})(1-0.3)}{400\text{억원}}$$

$$\therefore EBIT^* = 40\text{억원}$$

그리고 의료이익이 40억원일 경우 기본재산순이익률은 다음과 같다.

$$\text{기본재산순이익률} = \frac{(40\text{억원} - 0)(1-0.3)}{500\text{억원}} = \frac{(40\text{억원} - 8\text{억원})(1-0.3)}{400\text{억원}}$$

$$= 0.056$$

(2) 의료이익이 30억원, 40억원, 50억원일 경우 각 대안의 기본재산순이익률을 구하면 다음과 같다.

(단위 : 억원)

계정과목	대안 1 : 기본재산으로 조달			대안 2 : 부채로 조달		
의료이익	30	40	50	30	40	50
이자비용	0	0	0	8	8	8
법인세비용차감전순이익	30	40	50	22	32	42
법인세(법인세율=30%)	9	12	15	6.6	9.6	12.6
순이익	21	28	35	15.4	22.4	29.4
기본재산순이익률(%)	4.20	5.60	7.00	3.85	5.60	7.35

의료이익과 기본재산순이익률의 관계를 나타내는 자본조달분기도표는 다음과 같다.

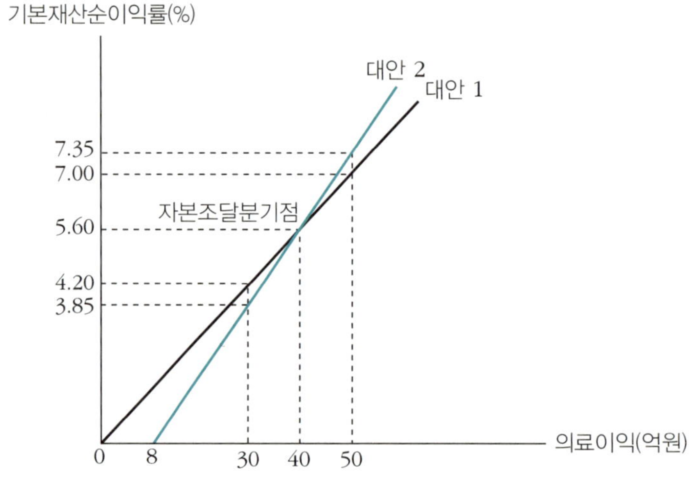

자본조달분기도표에서 볼 수 있는 바와 같이 의료이익이 자본조달분기점에서의 의료이익보다 높은 수준에서는 부채로 투자자금을 조달하는 대안 2가 유리하나, 의료이익이 자본조달분기점에서의 의료이익보다 낮은 수준에서는 기본재산으로 투자자금을 조달하는 대안 1이 유리함을 알 수 있다.

한편 대안 2(부채로 자금조달)의 경우 대안 1(기본재산으로 자금조달)보다 직선의 기울기가 크게 나타나고 있다. 부채로 투자자금을 조달하는 대안 2에서 직선의 경사가 가파른 이유는 이자비용의 존재로 인해 의료이익의 변화율보다 기본재산순이익률(또는 순이익)의 변화율이 커지는 재무레버리지효과 때문이라 할 수 있다.[6]

6 위험(재무위험)은 대안 1보다 부채로 자금을 조달하는 대안 2가 더 높다.

1.4 결합레버리지분석

결합레버리지(combined leverage)는 병원이 고정의료비용을 발생시키는 고정자산을 보유하고, 동시에 이자비용을 발생시키는 부채를 사용하는 것을 의미한다. 영업레버리지와 재무레버리지가 동시에 존재함으로써 의료수익의 변화율보다 순이익의 변화율이 커지게 되며, 이와 같은 현상을 결합레버리지효과라고 한다. 이와 같은 결합레버리지효과의 정도는 다음과 같은 **결합레버리지도**(degree of combined leverage : DCL)에 의해서 측정될 수 있다.

$$DCL = \frac{\text{순이익의 변화율}}{\text{의료이익의 변화율}} = \frac{\frac{\Delta NI}{NI}}{\frac{\Delta R}{R}} \tag{9-7}$$

식 (9-7)은 다음과 같이 나타낼 수 있다.[7]

$$DCL = DOL \times DFL = \frac{R - VC}{R - VC - FC - Int} \tag{9-8}$$

식 (9-8)에서 병원의 고정의료비용 또는 이자비용이 증가할수록 DCL이 증가한다는 것을 알 수 있다. 그리고 DCL은 영업레버리지의 효과와 재무레버리지의 효과를 모두 고려하는 것으로서, 영업레버리지도(DOL)와 재무레버리지도(DFL)를 곱한 것이라 할 수 있다. 이상에서 설명한 레버리지효과를 그림으로 나타내면 [그림 9-1]과 같다.

---

7 $DCL = \frac{\frac{\Delta NI}{NI}}{\frac{\Delta R}{R}} = \frac{\frac{\Delta EBIT}{EBIT}}{\frac{\Delta R}{R}} \times \frac{\frac{\Delta NI}{NI}}{\frac{\Delta EBIT}{EBIT}} = DOL \times DFL$

그림 9-1 | 레버리지효과

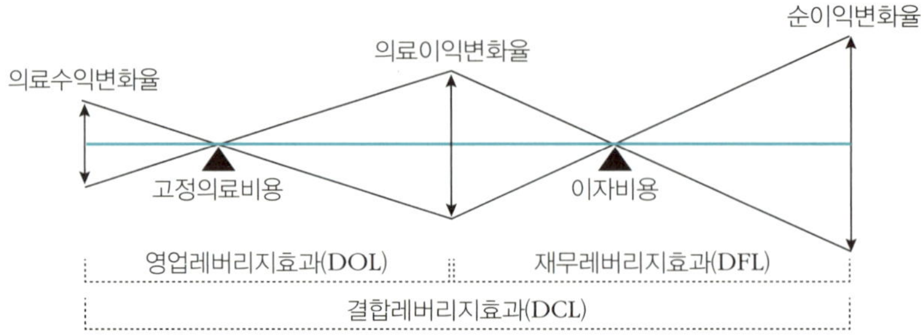

예제 9-4 결합레버리지와 손익확대효과

현재 서울병원의 조정환자 1인당 진료비 및 변동의료비용은 각각 50,000원, 20,000원이며, 연간 고정의료비용 및 이자비용은 각각 1.5억원, 1억원이다. 그리고 이 병원의 연간 조정환자수는 10,000명이며, 법인세율은 20%이다.

(1) 이 병원의 영업레버리지도, 재무레버리지도, 결합레버리지도를 각각 구하라.

(2) 이 병원의 연간 조정환자수가 10% 증가하거나 감소하는 경우, 의료이익과 순이익이 어떻게 달라지는지를 분석하라.

| 해설 |

(1) • $DOL = \dfrac{(50,000\text{원} - 20,000\text{원}) \times 10,000\text{명}}{(50,000\text{원} - 20,000\text{원}) \times 10,000\text{명} - 1.5\text{억원}} = 2.0$

• $DFL = \dfrac{(50,000\text{원} - 20,000\text{원}) \times 10,000\text{명} - 1.5\text{억원}}{(50,000\text{원} - 20,000\text{원}) \times 10,000\text{명} - 1.5\text{억원} - 1\text{억원}} = 3.0$

• $DCL = \dfrac{(50,000\text{원} - 20,000\text{원}) \times 10,000\text{명}}{(50,000\text{원} - 20,000\text{원}) \times 10,000\text{명} - 1.5\text{억원} - 1\text{억원}} = 6.0$

또는 $DCL = DOL \times DFL = 2.0 \times 3.0 = 6.0$

(2) 이 병원의 조정환자수(또는 의료수익)가 10% 증가하거나 감소하는 경우, 고정의료비용과 이자비용으로 인하여 의료이익과 순이익이 어떻게 변하는지를 나타내면 다음과 같다.

(단위 : 천명, 억원)

조정환자수	9		10		11
의료수익	4.5	← −10%	5.0	+10% →	5.5
변동의료비용	1.8		2.0		2.2
고정의료비용	1.5		1.5		1.5
의료이익	1.2	← −20%	1.5	+20% →	1.8
이자비용	1.0		1.0		1.0
법인세비용차감전순이익	0.2		0.5		0.8
법인세(법인세율=20%)	0.04		0.1		0.16
순이익	0.16	← −60%	0.4	+60% →	0.64

이 병원의 영업레버리지도와 재무레버리지도는 각각 2.0, 3.0이므로 의료수익이 10% 증감함에 따라 의료이익은 20% 증감하며, 순이익은 60% 증감하게 된다. 즉 고정의료비용과 이자비용의 존재로 인하여 의료수익이 10% 증감함에 따라 순이익은 60% 증감하는 결합레버리지효과, 즉 손익확대효과가 나타남을 알 수 있다.

1.5 레버리지와 병원위험

병원이 의료시설 및 장비에 투자하는 목적은 수익력을 개선시키는 데 있다. 그러나 수익력을 높이고자 할 때는 반드시 그에 상응하는 위험을 감수하여야 한다. 따라서 병원은 자체 역량으로 부담할 수 있는 적절한 위험수준을 미리 설정하여 그 범위 내에서 수익력을 높일 수 있는 정책결정을 해야 한다.

병원이 경영활동을 수행하는 과정에서 직면하는 병원위험은 경영위험과 재무위험으로 구분된다.

병원위험 = 경영위험 + 재무위험

경영위험(business risk)은 병원의 외부환경 변화에 따라 예상 밖으로 의료이익이 줄어들 수 있는 가능성을 의미하는 것으로서, 구체적으로는 의료이익의 변동성으로 정의될 수 있다. 경영위험을 결정하는 가장 중요한 요인은 의료비용 중에서 고정의료비용이 차지하는 비중, 즉 의료비용의 구조이다. 병원이 투자정책이나 운영정책의 결정 시 고정의료비용의 비중을 높일수록 의료수익의 변화에 따라 의료이익의 변동성이 커지기 때문이다. 예를 들어 고가의 의료장비를 도입하거나 정규직 인력비중을 높일 경우 고정의료비용의 비중이 높아지기 때문에 경영위험이 높아질 수 있다.

재무위험(financial risk)은 자금조달정책 결정 시 고정재무비용인 이자비용을 발생시키는 부채를 사용할 때 나타나는 위험을 의미하는 것으로서, 구체적으로는 순이익의 변동성으로 정의될 수 있다. 부채의존도가 높을수록 이자비용의 비중이 증가하기 때문에 의료이익이 감소할 때 순이익이 그보다 높은 비율로 줄어드는 재무위험이 발생한다. 따라서 부채를 많이 사용하는 병원일수록 재무위험이 높아진다.

레버리지가 높은 병원들의 경우 불황이 심화되어 의료수익이 큰 폭으로 감소하지만 고정적으로 지출해야 하는 고정의료비용 또는 이자비용은 줄어들지 않기 때문에 대규모의 손실이 발생하여 궁극적으로는 파산할 수도 있다. 물론 경기가 호황이면 레버리지효과에 의해 보다 높은 수익성이 기대되기도 하지만, 이와 같은 병원들이 불황의 터널을 뚫고 나오기란 매우 어려울 것이다. 따라서 병원이 불황에 생존하기 위해서는 사전에 과도한 영업레버리지 또는 재무레버리지를 적정수준으로 조정하는 등의 지속적인 구조조정이 필연적이라 하겠다.

병원이 의료시설 및 장비에 투자하거나 부채로 자금을 조달하는 경우 이와 같은 투자정책과 자금조달정책이 수익의 크기와 질에 미치는 영향을 분석하는 일은 매우 중요한 의미를 갖는다. 수익의 크기와 질을 분석하는 것은 비용구조의 변화에 따른 위험과 수익의 관계(risk-return relationship)를 검토함으로써 가능하다.

2 자본비용

2.1 자본비용의 의의

병원이 투자에 필요한 자금을 조달하는 방법에는 크게 설립자의 출연금 또는 내부유보이익을 통해 자금을 조달하는 방법, 즉 자기자본을 이용하는 방법과 은행 등 금융기관으로부터 차입하거나 채권을 발행하여 자금을 조달하는 방법, 즉 타인자본(부채)을 이용하는 방법이 있다. 투자자들(기본재산출연자 또는 채권자)이 병원에 투자하는 경우 그것과 동일한 위험을 갖는 다른 투자대상에 투자함으로써 얻을 수 있는 수익률을 포기해야 한다. 이와 같이 포기해야 하는 수익률을 기회비용(opportunity cost of capital)이라 한다. 따라서 기회비용은 병원이 벌어들여야 하는 최소한의 수익률로 **자본비용**이 된다.

자본제공자인 기본재산 출연자 또는 채권자의 입장에서 자본비용을 기대수익률(expected return), 요구수익률(required rate of return), 최저필수수익률이라고도 하며, 자본비용은 미래 현금흐름을 할인하여 자산 또는 자본의 현재가치를 환산하는 데 이용되기 때문에 자본환원율(capitalization rate), 할인율(discount rate)이라고도 한다.

자본비용은 투자안 평가의 기준이 되며, 자본조달결정의 판단기준(자본조달비용의 최소화)이 되기 때문에 병원의 재무의사결정(투자결정과 자본조달결정 등)에 있어 가장 중요한 요인이라 할 수 있다. 병원은 투자를 위해서 다양한 원천으로부터 자금을 조달하며, 병원의 자본비용은 자본조달방법과 자본제공자가 요구하게 되는 수익률에 따라 달라질 수 있다.

알아두기

평균자본비용과 한계자본비용

평균자본비용(average cost of capital)은 병원이 현재 보유하고 있는 총자본에 대한 평균적인 조달비용이며, 한계자본비용(marginal cost of capital)은 병원이 추가적으로 조달하는 자본에 대한 조달비용을 의미한다.

투자결정 등은 미래에 대한 의사결정이다. 따라서 투자결정 시 목적적합한 자본비용은 기존에 이미 투자된 자본에 대한 평균적인 자본비용이 아니라 추가로 조달하여 투자할 자본에 대한 자본비용일 것이다. 그러므로 투자결정 등에 사용될 자본비용은 한계자본비용 개념으로 측정되어야 함을 유의하여야 한다.

2.2 원천별 자본비용

자기자본비용

자기자본비용은 자기자본으로부터 얻어져야 할 최소한의 기대수익률로 정의할 수 있으나, 비영리기업인 병원의 경우 이를 정확하게 측정하는 것은 어렵다. 비영리기업의 자기자본비용은 이론적으로 다음과 같이 구할 수 있다.

$$r_S = \text{무위험이자율} + \text{위험프리미엄} \tag{9-9}$$

식 (9-9)에서 무위험이자율은 정기예금금리 또는 국공채수익률 등을 사용할 수 있으나 위험프리미엄(risk premium)을 측정하기는 어렵다. 이와 같은 경우 위험프리미엄을 경험적으로 측정하여(예를 들어, 3~5%) 사용할 수 있다. 또는 이와 같은 위험프리미엄 측정의 현실적 어려움을 고려하여 해당병원의 과거 일정기간 동안 자기자본순이익률의 평균치 또는 규모 및 진료과목이 유사한 병원들의 자기자본순이익률의 평균치 등을 자기자본비용으로 사용할 수 있을 것이다.

알아두기

영리기업의 자기자본비용 측정

일반적으로 영리기업의 자본비용, 즉 보통주의 자본비용은 CAPM 또는 배당평가모형 중 항상성장모형 등을 이용하여 측정된다.

■ CAPM을 이용한 보통주 자본비용의 추정

CAPM에 의해 산출되는 주식의 기대수익률은 자본시장의 균형하에서 투자자가 그 주식에 대해서 요구하는 수익률로 보통주의 자본비용이 된다. 그러므로 증권시장선(SML)을 이용하여 보통주의 자본비용 r_S를 산출하는 식을 나타내면 다음과 같다.

$$r_S = r_f + [E(r_M) - r_f]\beta_S$$

r_f : 무위험이자율

$E(r_M)$: 시장의 기대수익률

$$\beta_S = \frac{Cov(r_S,\ r_M)}{Var(r_M)}$$

위의 식에서 체계적 위험을 나타내는 보통주 베타 β_S는 근본적으로 투자안의 미래 수익률자료에 의해서 추정되어야 한다. 그러나 현실적으로 투자안의 미래 수익률자료를 얻기란 매우 어려운 일이다. 이와 같은 경우 그 주식의 과거 수익률자료(표본)를 이용하여 추정할 수 있다. 그러나 새로운 투자안일 경우에는 과거 수익률자료도 존재하지 않을 것이다. 이와 같은 경우 일반적으로 투자안과 동일한 위험을 가지고 있다고 생각되는 대용기업(proxy company)을 선정한 후, 그 기업의 과거 수익률자료에 의해서 베타계수를 측정하여 그것을 사용하기도 한다. 그러나 이 경우 상당한 측정오차가 발생할 수 있는데, 이 문제는 동종산업에 속해 있는 기업들의 평균베타계수를 사용함으로써 어느 정도 완화될 수 있다.

■ 항상성장모형을 이용한 보통주 자본비용의 추정

일정한 비율로 성장하는 주식의 가치를 평가하는 식, 즉 항상성장모형은 다음과 같다.

$$P_0 = \frac{D_1}{r-g}$$

위의 식에서 현재의 주가 P_0를 알고 있다면, 보통주의 자본비용 r_S를 다음과 같이 구할 수 있을 것이다.

$$r_S = \frac{D_1}{P_0} + g$$

P_0 : 현재의 주식가격

D_1 : 예상 주당배당금

g : 성장률(유보비율 × 투자수익률)

부채의 자본비용

부채의 자본비용은 병원이 부채를 사용할 때 지급해야 하는 대가, 즉 이자율이라 할 수 있다. 부채의 자본비용 r_B는 다음과 같이 측정될 수 있다.

$$r_B = \frac{\text{이자비용}}{\text{부채의 가치}} \tag{9-10}$$

일반적으로 병원이 발행한 의료채권의 유통수익률(만기수익률)은 그 병원의 경영위험과 재무위험에 따라 시장에서 형성되는 실세금리라 할 수 있다. 따라서 의료채권의 유통수익률을 부채의 자본비용으로 활용하는 것이 합리적일 것이다.

2.3 가중평균자본비용

일반적으로 자본비용이라 함은 원천별 자본비용을 가중평균하여 구한 **가중평균자본비용**(weighted average cost of capital : WACC)을 의미한다. 병원의 자본이 자기자본, 부채 등으로 조달된다면 WACC는 다음과 같이 계산된다.

$$WACC = \left(\frac{S}{S+B}\right)r_S + \left(\frac{B}{S+B}\right)r_B(1-T_C) \tag{9-11}$$

S : 자기자본의 가치
B : 부채의 가치
T_C : 법인세율

이자비용의 경우 과세소득을 감소시켜 법인세를 줄여 주므로 병원의 입장에서는 그만큼의 세금효과를 얻을 수 있다. 그러므로 식 (9-11)에서 이자비용의 세금효과를 반영하기 위해서, 부채의 자본비용에 '1-법인세율'을 곱하였음을 유의해야 한다. 그리고 식 (9-11)에서 WACC를 계산할 때 가중치로서 사용되는 자본의 구성비율은 시장가치로 산출되어야 한다.

예제 9-5 WACC의 측정

서울병원의 자기자본과 부채에 관한 자료는 다음과 같다.

- 자기자본 : 자기자본가치 = 200억원, 위험프리미엄 = 6%
- 부채 : 부채가치 = 95억원, 이자비용 = 10%

무위험이자율은 8%, 법인세율은 40%일 경우 서울병원의 가중평균자본비용을 산출하라.

| 해설 |

먼저 주식과 채권의 자본비용을 추정하면 다음과 같다.

- r_S = 무위험이자율 + 위험프리미엄 = 0.08 + 0.06 = 0.14
- r_B = 이자비용 = 0.1

그러므로 서울병원의 가중평균자본비용을 구하면 다음과 같다.

$$WACC = \left(\frac{200}{200+95}\right) \times 0.14 + \left(\frac{95}{200+95}\right) \times 0.10 \times (1-0.4) = 0.1142$$

즉 서울병원의 가중평균자본비용은 11.42%이다.

2.4 병원의 자본비용과 투자안의 자본비용

병원이 기존과 다른 새로운 투자안을 시작하는 경우, 새로운 투자안에 대한 위험은 기존 병원의 위험과 다를 것이다. 이와 같은 경우에 기존 병원의 자본비용을 사용하여 투자안을 평가한다면, 잘못된 평가결과가 나올 수 있다. 기존 병원의 자본비용에 의해서 투자안을 평가하는 경우, 위험이 낮은 투자안은 기각되는 반면에 위험이 높은 투자안은 채택될 가능성이 커진다. 예를 들어 만약 병원의 자본비용으로 투자안을 평가한다면, [그림 9-2]에서 볼 수 있는 바와 같이 투자안 A와 B는 그 기대수익률이 병원의 자본비용보다 낮기 때문에 기각되나, 투자안 C와 D는 그 기대수익률이 병원의 자본비용보다 더 높기 때문에 채택된다. 그

그림 9-2 | 병원의 자본비용과 투자안의 자본비용

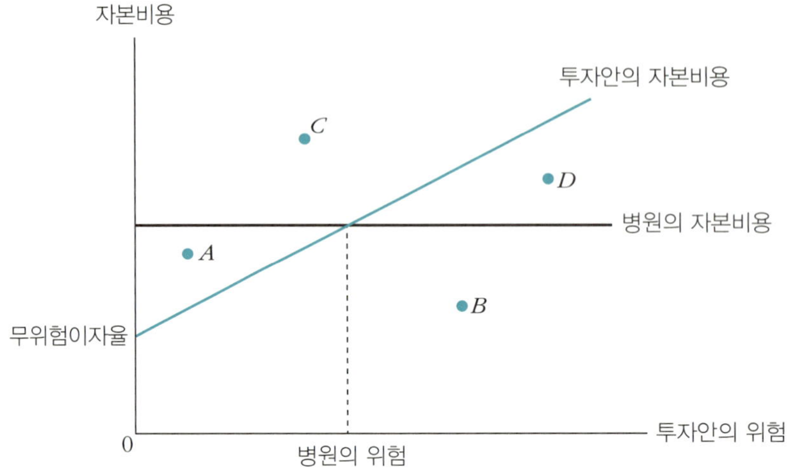

러나 이와 같은 평가결과는 각 투자안의 위험을 정확히 반영한 것이 아니기 때문에 잘못된 평가결과라 할 수 있다. 투자안의 자본비용은 반드시 그 투자안 자체의 위험에 의해서 측정되어야 한다. 병원의 자본비용이 아닌 투자안의 자본비용에 의해서 평가한다면, 투자안의 자본비용을 나타내는 직선 위에 있는 투자안 A와 C를 채택하고, 직선 아래에 있는 투자안 B와 D는 기각되어야 한다. 결론적으로 기존 병원의 위험과 투자안의 위험이 다를 경우, 투자안의 자본비용으로서 병원의 자본비용을 사용할 수 없다. 이와 같은 경우 투자안의 자본비용은 반드시 그 투자안 자체의 위험에 의해서 측정되어야 한다.

KEY WORD

주·요·용·어

- **레버리지(leverage)**

  지레장치 또는 지렛대 작용을 의미한다.

- **영업레버리지(operating leverage)**

  총비용 중에서 고정의료비용이 차지하는 비중으로 측정되며, 고정의료비용이 발생되는 고정자산을 이용하는 것을 의미한다.

- **재무레버리지(financial leverage)**

  총비용 중에서 이자비용이 차지하는 비중으로 측정되며, 이자비용이 발생되는 부채를 이용하는 것을 의미한다.

- **영업레버리지도(degree of operating leverage : DOL)**

  영업레버리지에 의해서 의료수익(또는 의료서비스량)의 변화율보다 의료이익의 변화율이 커지는 효과, 즉 영업레버리지효과의 정도를 의미한다.

$$DOL = \frac{\text{의료이익의 변화율}}{\text{의료수익의 변화율}} = \frac{R - VC}{R - VC - FC}$$

- **재무레버리지도(degree of financial leverage : DFL)**

  재무레버리지에 의해서 의료이익의 변화율보다 순이익의 변화율이 커지는 효과, 즉 재무레버리지효과의 정도를 의미한다.

$$DFL = \frac{\text{순이익의 변화율}}{\text{의료이익의 변화율}} = \frac{R - VC - FC}{R - VC - FC - Int}$$

- **자본조달분기점(break-even point of financing)**

  투자소요자금의 조달방법에 관계없이 동일한 기본재산순이익률(순이익/기본재산)을 얻을 수 있는 의료이익($EBIT^{*}$)을 의미한다.

$$EBIT^{*} = \frac{S_1 \times Int_2 - S_2 \times Int_1}{S_1 - S_2}$$

■ **결합레버리지도(degree of combined leverage : DCL)**

영업레버리지와 재무레버리지가 동시에 존재함으로써 의료수익의 변화율보다 순이익의 변화율이 커지는 효과, 즉 결합레버리지효과의 정도를 의미한다.

$$DCL = \frac{\text{순이익의 변화율}}{\text{의료이익의 변화율}} = DOL \times DFL = \frac{R - VC}{R - VC - FC - Int}$$

■ **경영위험(business risk)**

병원의 외부환경 변화에 따라 예상 밖으로 의료이익이 줄어들 수 있는 가능성을 의미한다.

■ **재무위험(financial risk)**

자금조달정책 결정 시 고정재무비용인 이자비용을 발생시키는 부채를 사용할 때 나타나는 위험을 의미하는 것으로서, 구체적으로는 순이익의 변동성으로 정의될 수 있다.

■ **자본비용(cost of capital)**

병원이 자본을 사용한 대가로 자본제공자(기본재산출연자 또는 채권자)에게 지급해야 하는 비용으로서 자본제공자가 병원에 투자하는 것과 동일한 위험을 갖는 다른 투자대상에 투자할 때 기대할 수 있는 수익률, 즉 기회비용이라 할 수 있다.

■ **자기자본비용**

자기자본으로부터 얻어져야 할 최소한의 기대수익률로 정의할 수 있으나, 비영리기업인 병원의 경우 이를 정확하게 측정하는 것은 어렵다.

$$r_S = \text{무위험이자율} + \text{위험프리미엄}$$

■ **부채의 자본비용**

병원이 부채를 사용할 때 지급해야 하는 대가, 즉 이자율이라 할 수 있다.

$$r_B = \frac{\text{이자비용}}{\text{부채의 가치}}$$

■ **가중평균자본비용(weighted average cost of capital : WACC)**

병원자본을 형성하는 각 자본의 비용을 자본구성비율에 따라 가중평균한 것이다.

$$WACC = \left(\frac{S}{S+B}\right) r_S + \left(\frac{B}{S+B}\right) r_B (1 - T_C)$$

EXERCISE

연 · 습 · 문 · 제

1. 레버리지의 의의에 대하여 설명하라.

2. 영업레버리지효과와 재무레버리지효과를 비교 · 설명하라.

3. 병원위험에 대하여 설명하라.

4. 경민병원에 관한 자료는 다음과 같다.

- 조정환자 1인당 진료비 = 20,000원
- 조정환자 1인당 변동의료비용 = 15,000원
- 고정의료비용 = 25,000만원
- 이자비용 = 5,000만원
- 조정환자수 = 100,000명

(1) 영업레버리지도(DOL)는 얼마인가?
(2) 의료수익이 1% 증가할 경우, 의료이익은 몇 % 증가하는가?
(3) 재무레버리지도(DFL)는 얼마인가?
(4) 의료이익이 1% 증가할 경우, 순이익은 몇 % 증가하는가?
(5) 이 병원의 결합레버리지도(DCL)는 얼마인가?

5. 현재 첨단병원의 조정환자 1인당 진료비 및 변동의료비용은 각각 40,000원, 30,000원이며, 연간 고정의료비용은 1억원이다. 그리고 이 병원의 연간 조정환자수는 20,000명이다. 이 병원은 새로운 의료장비를 도입할 예정이며, 이 의료장비를 도입할 경우 조정환자 1인당 변동의료비용을 25,000원으로 줄일 수 있으나, 연간 고정의료비용은 2억원으로 증가한다.
(1) 새로운 의료장비를 도입하지 않을 경우와 도입할 경우 이 병원의 영업레버리지도를 각각 구하라.
(2) 이 병원의 연간 조정환자수가 10% 증가하거나 감소하는 경우, 새로운 의료장비의 도입 여부에 따라 의료이익이 어떻게 달라지는지를 분석하라.

6. 현재 복지병원은 기본재산만으로 자금을 조달하고 있으며, 그 규모는 40억원이다. 이 병원은 의료수요의 증가에 대비하여 추가적인 투자자금 10억원이 소요되는 병원확장투자를 계획하고 다음의 두 가지 자금조달방안을 고려하고 있다.

- 대안 1 : 기본재산의 추가 출연으로 10억원 조달
- 대안 2 : 연 6%의 이자율로 10억원 차입

이 병원의 법인세율은 20%이다. 다음의 물음에 답하라.

(1) 자본조달분기점에서의 의료이익을 구하라.

(2) 의료이익이 2억원, 3억원, 4억원일 경우 각 대안의 기본재산순이익률이 어떻게 되는지를 보여라.

7. 새마음병원은 의료수익이 10% 증가할 경우, 순이익은 60% 증가한다고 생각하고 있다. 이 병원의 연간 의료이익은 9억원이며, 영업레버리지도(DOL)는 2.0이다. 이 병원이 매년 지급하는 이자비용은 얼마인가?

8. 현재 하나병원의 시장가치로 표시된 대차대조표는 다음과 같다.

대차대조표

자산	100	부채	60
		자기자본	40

그리고 이 병원의 자기자본에 대한 위험프리미엄은 5%이며, 부채비용은 8%이다. 무위험이자율이 5%이고 법인세율이 30%일 때, 이 병원의 가중평균자본비용(WACC)을 계산하라.

CHAPTER 10

병원의 자본조달과 자본구조

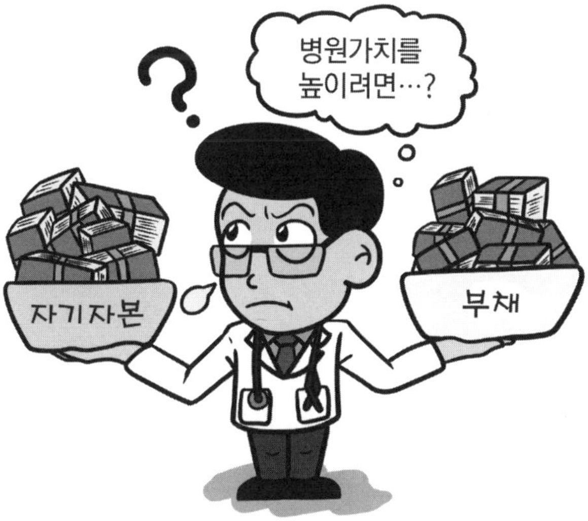

병원가치를 극대화시킬 수 있는 자기자본과 부채의 조합, 즉 최적자본구조는?

병원은 자금을 조달하기 위하여 설립자의 출연금, 내부유보자금 등의 자기자본과 외부차입금 등의 타인자본(부채)을 이용할 수 있다. 자본구조와 관련된 문제는 두 가지로 요약될 수 있다. 하나는 병원이 단순히 자본구조, 즉 자기자본과 부채의 구성만을 변경시킴으로써 병원의 가치를 증가시킬 수 있는가에 대한 것이고, 다른 하나는 만약 자본구조에 따라 병원의 가치가 달라진다면 병원의 가치를 극대화시킬 수 있는 최적자본구조(optimal capital structure)는 무엇이냐에 관한 것이다.

본장에서는 먼저 병원의 장기자본조달수단에 대해서 설명한 후, 자본구조이론의 선구자라 할 수 있는 모디글리아니와 밀러(F. Modigliani and M. Miller : 이하 MM이라 약칭함)가 1958년과 1963년에 각각 발표하였던 자본구조이론과 파산비용 등 현실적 요인을 고려한 자본구조이론에 대해서 차례로 설명하고자 한다.

1 병원의 장기자본조달

병원은 비영리기관으로서 현행 제도하에서 주식을 발행하기 어렵다.[1] 병원의 장기자본조달 방법으로는 설립자의 출연금, 내부유보자금 등의 자기자본과 의료채권 발행, 외부차입금, 리스 등의 타인자본(부채)을 이용할 수 있다.

1.1 자기자본

자기자본(기본재산)에는 설립자가 처음 병원을 설립한 당시 출연한 출연금과 내부유보자금 등이 있다. 설립자의 재정능력에는 한계가 있으므로 출연금으로 병원의 유지 및 성장에 필요한 대부분의 자금을 조달하는 것은 어렵다. 의료법인의 경우 중요한 자금조달 원천의 하나는 잉여금, 고유목적사업준비금 등의 내부유보자금이다. 여기서 고유목적사업준비금은 의료법인이 병원 건물이나 부속토지, 의료기기 등 비유동자산을 취득할 때 사용하도록 이익의 일부를 적립할 수

1 현재 국회에서 '의료채권 발행, 영리병원의 도입 등에 대한 논의가 진행 중이다.

있도록 한 비영리법인 특례조항으로서 손익계산서에서는 부채성준비금으로 비유동부채에 해당하나 실질적으로는 이익잉여금과 유사한 성격을 가지는 것으로서 자기자본조달원천으로 분류할 수 있다.[2]

1.2 타인자본(부채)

병원은 의료채권의 발행과 금융기관, 외국 등으로부터의 외부차입금을 이용하여 자금을 조달할 수 있다. 특히 의료기관의 성장 및 경쟁력을 강화하기 위해 시장으로부터 원활히 자금을 조달할 수 있는 방안의 하나로 최근 의료채권이 도입되었다. 타인자본(부채)의 이자비용은 세법상 비용으로 인정되어 법인세 절감효과를 얻을 수 있다는 점에서 유리하다. 그러나 타인자본(부채)에 의한 과도한 자금조달은 병원이 이자지급 및 원금상환 등 재무적 의무를 다하지 못할 가능성을 증가시켜 병원을 재무적 곤경에 빠뜨릴 수 있다.

향후 도입될 예정인 의료채권에 대해 살펴보면 다음과 같다.

의료채권 발행의 배경

의료채권(health service bond)은 병원 또는 의료기관이 발행주체가 되어 채권을 발행하는 것으로서 병원채권(hospital bond)이라고도 한다. 아직까지 우리나라에 의료채권제도가 도입되어 있지 않으나, 정부에서는 2007년 「의료채권 발행에 관한 법률」을 제정하여 비영리법인이 의료채권을 발행할 수 있는 근거를 만들었다.

우리나라 의료기관은 의료시장 개방 등 무한경쟁시대에 진입하게 됨에 따라 새로운 의료장비 도입, 시설규모의 확충, 인수합병이 진행되면서 자금의 수요가 증가하고 있으나 자금을 조달할 수 있는 수단이 다양하지 못하다. 이에 정부는 공공성을 강조하는 의료정책에서 공공성을 훼손하지 않는 범위에서 의료서비

2 고유목적사업비준비금전입액을 비용으로 처리함으로써 법인세를 절감할 수 있다.

스 산업의 역량과 국제적 경쟁력을 제고하는 방향으로 정책을 전환하고 있으며, 이러한 정책의 일환으로 의료기관의 자본조달의 활성화를 위하여 의료채권의 허용을 추진하고 있다. 정부가 추진 중인 「의료채권발행에 관한 법률」은 의료기관, 특히 병원을 개설한 의료법인이 간접금융 대신 자본시장을 통하여 직접금융방식으로 자금을 조달할 수 있도록 함으로써 유동성 위기 및 신규 자금수요 등에 효율적으로 대처하여 의료서비스 산업의 경쟁력을 제고하기 위한 것이다.

의료채권의 정의

의료채권법에서 의료채권이란 병원을 개설하여 운영하고 있는 의료법인이나 비영리법인이 필요한 자금을 조달하기 위하여 의료법인 신용도에 따라 발행되는 채권을 말한다. 따라서 의료채권법상 의료채권은 의료법에 의해 설립된 의료법인이나 민법에 의해 설립된 법인(학술, 종교, 자선, 기예, 사교, 기타 영리 아닌 사업을 목적으로 하는 사단 또는 재단법인)이 발행하는 특수채권이지만 상법상 회사채로 간주하여야 한다. 따라서 의료채권을 발행하는 법인은 유가증권신고서를 금융감독위원회에 제출하여야 하고 유가증권신고서 제출 시 금융감독원에 대한 분담금도 분담하여야 하는 일반 회사채와 동일한 채권이다.

의료채권 발행의 기대효과

의료채권을 발행할 수 있도록 제도적으로 허용할 때 병원입장에서 다음과 같은 기대효과를 가져 올 수 있다.

첫째, 자금조달 수단이 다양화될 수 있다. 현재 병원의 자금조달은 법인 소유주의 출연금, 금융기관차입, 리스금융으로 한정되고 있으나, 의료채권을 발행할 경우 직접 금융시장에서 자금을 조달할 수 있다. 미국의 경우 주식회사 형태의 영리법인병원은 회사채와 같은 의료채권을 발행하여 외부 자본시장으로부터 자금을 조달하고 있으며, 비영리병원은 면세채권(tax-exempt bond)을 발행하여 자금을 조달하고 있다.

| 표 10-1 | 전체병원의 연도별 부채비율 및 유동비율 추이

연도	부채비율(%)	유동비율(%)
2009년	141.0	99.9
2010년	131.5	98.3
2011년	165.3	86.4
2012년	147.5	105.0
2013년	179.3	82.7
2014년	163.9	79.9

자료 : 보건산업통계(Korea Health Industry Statistics System : KHISS, www.khiss.go.kr)

둘째, 병원의 도산위험을 줄일 수 있다. 우리나라 병원은 부채의존도, 특히 단기부채에 대한 의존도가 매우 높으며 해마다 증가 추세에 있다. 〈표 10-1〉은 우리나라 전체병원의 과거 6년간 부채비율 및 유동비율 추이를 나타낸 표이다. 부채비율이 증가하는 경향이 있으며 유동비율은 2012년도를 제외하고는 100% 이하이므로 유동성이 취약한 실정이라 할 수 있다. 따라서 의료채권을 발행하게 되면 차입금을 장기부채로 교체할 수 있어 유동성위험을 줄여 도산가능성을 감소시킬 수 있는 효과가 있다.

셋째, 병원회계의 투명성을 기대할 수 있다. 의료채권을 발행하려면 전문신용평가기관에서 엄격한 신용평가를 받아야 하며, 이러한 신용평가기준에 맞도록 회계처리가 선행되어야 한다. 따라서 채권을 발행할 수 있는 등급 이상 되려면 병원회계의 투명성, 신뢰성이 전제되어야 한다. 따라서 회계정보의 투명성과 신뢰성을 담보하기 위한 제도적인 정비가 이루어져야 한다.

의료채권 발행의 문제점

의료채권 발행의 문제점은 다음과 같다.

첫째, 병원의 기업화가 가속화될 수 있다. 병원은 공공성을 담보하는 의료기관으로서 기능을 상실하고 영리목적의 기업형 조직으로 변모할 수 있다. 의료채권은 자기자본의 4배까지 발행할 수 있으며, 투자자에게 약정된 채권수익률을 보전하기 위하여 상업적 의료행위가 더욱 심해질 수 있다. 또한 병원의 신용평가 등급을 높이고 의료채권가격을 상승시키기 위해서는 병원의 수익성이 좋아야 한다. 따라서 병원은 보다 높은 수익성을 지속시키기 위해서 공익성보다 수익성 추구에 더욱 노력하게 되고 이에 따라 과잉진료와 파행진료의 동기가 강해 질 수 있다.

둘째, 병원의 과잉투자와 지역 간 공급체계의 불균형이 심화될 수 있다. 현재 우리나라 의료서비스 공급체계는 과잉병상으로 초과공급 상태에 있다. 의료시장에서 초과공급으로 인하여 중소병원은 물론 일부 대형병원까지 도산위기에 놓여 있다. 이러한 상황에서 의료채권 발행제도가 도입되면 채권을 발행할 수 있는 대도시 지역의 병원들은 투자를 늘려 병상을 확대시키게 되고 채권을 발행할 수 없는 경영이 어려운 지방 중소병원들은 위축되거나 도산하게 되어 지역 간 공급체계의 불균형을 더욱 심화시킬 수 있다.

셋째, 병원의 채권발행은 궁극적으로 의료비의 증가와 의료기관의 양극화 현상을 초래할 수 있다. 병원의 과잉진료에 따른 의료비 증가가 가속화되어 국민들이 과중한 의료비부담을 지게 되며, 수익성을 추구하는 의료기관 간 과잉경쟁으로 투자능력이 있는 대형병원들은 성장하지만 투자여력이 적고 규모가 작은 중소병원들은 도산하게 된다.

시 사 포 커 스

일본 의료법 vs 한국 의료법

국내 의료법은 제1조에 '국민의료에 필요한 사항을 규정하여 국민건강을 보호하고 증진하는 데에 목적이 있다'고 규정되어 있다. 따라서 의료법은 국민건강과 의료에 관련한 기본 근간이 되는 법이라고 하겠다. 국내 의료법은 일본의 의료법이 준거틀이라고 해도 무리가 없을 것 같다.

최근 일본 후생노동성 2013년도 통계자료에 따르면 국민소득에서 차지하는 의료비 부담률이 8.2%이고, 국민 1인당 연간 부담하는 의료비가 30만엔을 넘어서고 있다. 이처럼 일본이 1인당 의료비부담이 증가하고 있는 가장 큰 원인은 인구의 고령화에 따른 진료비 증가라고 할 수 있다. 이 같은 의료비의 증가는 고령화와 저출산의 경향이 지속되는 2025년까지 계속될 전망이다. 일본은 그동안 초고령사회에 대비하기 위해서 다섯 차례에 걸쳐서 의료법을 개정하였다. 먼저, 1980년대에 들어서면서 의료의 공급과잉현상이 나타나기 시작하자 이를 시정하기 위해서 제1차 의료법 개정(1985년)을 단행하였다. 즉 지역별로 입원병상수 증가를 규제함으로써 의료비를 억제하겠다는 것이 주목적이었다.

제2차 의료법 개정은 1992년에 이루어졌는데, 이 개정을 통해서 의료의 양적 공급체계를 확립하기 위한 정책으로부터 의료의 질적 향상을 추구하기 위한 정책을 전개하기 시작하였다. 의과대학 부속병원을 중심으로 고도의료기술과 진료능력을 가진 병원을 특정기능병원으로 전환하고, 이 병원들을 중심으로 최신 의료기술개발을 시작하였다. 또한, 2차 개정 시에 의료보다는 장기요양이 필요한 고령자에 대해서 만성기 치료를 요양과 구분해서 의료비를 효율적으로 억제하기 시작하였다. 제3차 의료법 개정으로 1998년도에는 종합병원제도를 혁신적으로 폐지하였다. 그 대신에 지역별 고도의료기관, 중소병원, 진료소로 구분하여 이들 간의 연계와 협력을 추진하는 제도를 신설했다. 제4차 의료법개정(2000년)에서는 노인개호보험을 도입하여 만성기 노인의료 대상자를 대상으로 한 요양병동제도를 신실, 도입했다. 그리고 제5차 의료법개정(2006년)으로 환자가 의료기관을 선택할 수 있도록 의료기관의 환자정보 확대 제공을 유도하였다. 구체적으로는 환자의 안전대책 강화, 정보제공 상담창구설치 및 의료법인 개혁을 적극적으로 도입하고 있다.

이처럼 일본은 시대별로 의료법의 개정을 통해서 초고령사회와 정보화사회로 빠르게 변화하는 의료환경에 대비하는 제도적인 여건을 만들어 의료기관들이 대비토록 유도하고 있다. 그 결과 일본의 의료기관들도 기존 운영방식에서 진료전문화와 지역사회 내 타병원이나 복지시설과의 제휴전략 등을 통해서 지역의료전달체제 구축과 지속경영체계의 확립에 나서고 있다. 예로서 3차 의료법개정(1998년)으로 종합병원제도가 폐지되자, 기존의 종합병원을 보유한 의료법인들은 인수합병(M&A)을 통해서 '의료시설 복합체'로 변신한 사례가 대표적이다.

그동안 국내 의료환경을 살펴보면 고령화사회, 지역병상공급과잉, 중소병원의 도산증대현상 등 일본이 겪어온 과정과 별다른 차이가 없다. 다만 일본은 의료환경의 변화에 따른 정부와 의회에서 의료법 개정을 통해서 대응책과 정책적 지원대책의 차이가 눈에 띈다. 그동안 국내에서도 의료법 개정을 통한 시도하고자 한 법안들(의료기관 인수합병, 의료채권발행, 의료법인 기능전환 등)이 일본에서는 이미 시행되고 있지만 국내에서는 한 가지도 입법된 사례가 없는 것도 유감이다. 이처럼 국내에서 교조적으로 고착화된 의료법에서 의료공급의 80%를 차지하고 있는 중소병원들은 퇴출로가 없는

'경영절벽'으로 다가가고 있다. 이미 일부 지역 농어촌병원과 공공병원들은 경영부실화 현상을 넘어 도산직전에 있다. 지역사회에서 의료기관의 운영부실현상이 도미노현상이 되면 우려되는 점은 지역사회의 의료부담비용은 증가될 수밖에 없다는 것이다. 지금이라도 일본의 의료법 개정을 참고삼아 법 개선방안을 시급히 모색하는 것이 필요한 시점이라고 하겠다.

※ 이용균 연구실장(한국병원경영연구원)이 기고한 내용임.

〈의학신문, 2016. 9. 10〉

2 MM의 자본구조이론

2.1 MM의 무관련이론 : 법인세가 없는 경우

MM은 법인세가 없는 완전자본시장(perfect capital market)하에서 병원의 가치는 그 자본구조에 무관하다는 무관련이론(irrelevant theory)을 주장하였다.[3]

알아두기

MM의 기본적 가정

MM은 자본구조이론을 설명하기 위해서 다음과 같은 몇 가지 가정을 하였다.

① 자본시장은 완전하다.

② 모든 병원은 경영위험에 따라 같은 위험집단, 즉 동질적 위험집단(homogeneous risk class)으로 분류될 수 있다.

③ 모든 투자자는 병원의 미래 현금흐름의 확률분포에 대해 동질적 기대(homogeneous expectation)를 가진다.

---

3 F. Modigliani and M. Miller, "The Cost of Capital, Corporation Finance and the Theory of Investment," *American Economic Review*, Vol. 48 (June 1958), pp.261~296.

④ 병원의 모든 현금흐름(의료이익)은 매 연도마다 항상 일정하며 영구적으로 발생된다. 이는 병원이 동일한 규모로 계속 영업을 지속하기 위하여 지난해의 영업으로 인하여 감소된 부분(감가상각비)만 재투자한다는 것을 의미한다.
⑤ 병원은 자기자본과 부채로 자금을 조달하며, 부채는 위험이 없다고 가정한다.

MM 명제 I

일반적으로 병원의 시장가치는 매년 병원이 벌어들일 기대현금흐름을 그 병원이 속하는 위험집단의 수준에서 적절하다고 생각되는 할인율로 할인하여 계산된다.

부채(타인자본)를 사용하고 있지 않는 병원 U의 가치는 병원의 기대현금흐름, 즉 기대의료이익 $E(NOI)$를 할인하여 다음과 같이 구할 수 있다.[4]

$$V_U = S_U = \frac{E(NOI)}{r_U} \tag{10-1}$$

V_U : 무부채병원의 가치
S_U : 무부채병원의 자기자본가치
r_U : 무부채병원의 자본비용(자기자본비용)

부채를 사용하는 병원 L의 연간 기대현금흐름 CF_L은 병원 내에 유보될 수 있는 부분과 채권자에게 지급될 수 있는 부분을 합하여 다음과 같이 구할 수 있다.

$$\begin{aligned} CF_L &= \text{병원 내에 유보되는 현금흐름} + \text{채권자에게 지급되는 현금흐름} \\ &= [E(NOI) - r_B B] + r_B B \\ &= E(NOI) \end{aligned}$$

r_B : 부채의 자본비용, 즉 이자율
B : 부채가치

4 MM은 병원의 모든 현금흐름이 영구연금과 동일한 형태라고 가정하였기 때문에 영구연금의 현재가치를 구하는 공식에 의해 병원 등의 가치를 구할 수 있다.

그러므로 이와 같은 현금흐름을 적절한 할인율, 즉 병원의 가중평균자본비용(WACC)으로 할인하여 부채를 사용하고 있는 병원 L의 총시장가치를 구할 수 있다.

$$V_L = S_L + B = \frac{E(NOI)}{WACC} \tag{10-2}$$

V_L : 부채를 사용하는 병원의 가치
S_L : 부채를 사용하는 병원의 자기자본가치

MM은 "병원의 가치는 병원이 벌어들일 의료이익에 의해서 결정되는 것이지, 부채사용의 유무와는 관계가 없다"고 주장하였다. 이와 같은 MM의 주장, 즉 명제 I 을 요약하면 다음과 같다.

> MM 명제 I : 병원의 가치는 자본구조와 무관하다. 즉 $V_U = V_L$

MM 명제 I 은 자본구조만 서로 다르고 영업위험과 의료이익이 동일한 두 병원의 가치는 동일하여야 한다는 것을 의미한다. 이와 같은 두 병원의 가치는 일시적으로 서로 다를 수 있지만, 차익거래이익(arbitrage profit)을 얻기 위한 투자자들의 차익거래과정(arbitrage process)을 통해서 결국 같아지게 된다. **차익거래이익**은 추가적인 자금과 위험을 부담하지 않고서 얻을 수 있는 이익을 의미한다. 그리고 이와 같은 차익거래이익을 얻기 위해서 실시하는 거래를 차익거래라고 한다.

알아두기

차익거래과정의 예

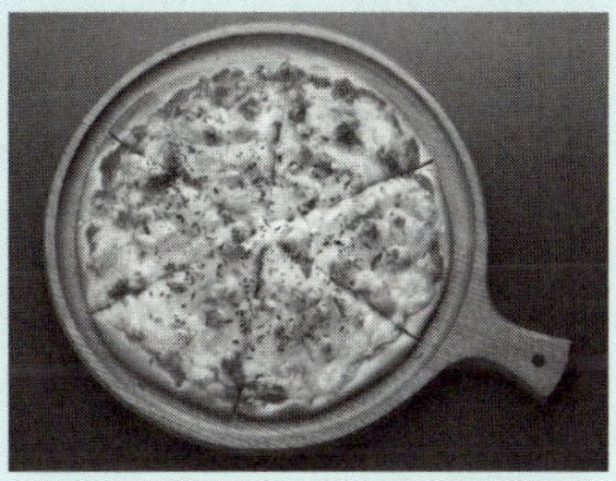

차익거래과정을 쉽게 설명하기 위하여 피자 1판은 10,000원이나, 그것을 4등분하여 조각당 3,000원에 팔 수 있다고 생각해 보자. 피자의 판매에 따른 거래비용이 존재하지 않는 완전시장이라면, 사람들은 어떤 행동을 할 것인가?

이와 같은 경우 사람들은 피자 1판을 10,000원에 구입한 후, 그것을 4등분하여 1조각에 3,000원씩 판매하려고 할 것이다. 이렇게 함으로써 사람들은 2,000원(=3,000원×4조각−10,000원)의 이익을 얻을 수 있다. 이와 같은 행동을 통해 얻게 되는 이익을 차익거래이익이라 한다.

2,000원의 차익거래이익을 얻기 위해서 모든 사람들은 이와 같은 차익거래에 참여하게 된다. 그 결과 피자 1판에 대한 수요는 증가하여 그 가격이 상승하게 되는 반면, 피자 1조각에 대한 공급이 증가하여 그 가격은 하락할 것이다. 결국에는 피자 1판의 가격이나 4조각의 가격은 동일하게 되며, 이때 차익거래는 일어나지 않게 된다.

이와 같이 완전시장하에서는 피자의 가격(병원가치)은 피자의 크기(병원의 의료이익)에 달려 있는 것이지, 그것을 어떻게 나누느냐(자기자본 또는 부채)에 달려 있는 것이 아님을 알 수 있다.

MM 명제 Ⅱ

부채를 사용하는 병원 L의 자기자본비용(자기자본에 대한 요구수익률) r_S는 병원 내 유보되는 현금흐름을 자기자본가치로 나누어 구할 수 있다.[5]

$$r_S = \frac{E(NOI) - r_B B}{S_L} = r_U + (r_U - r_B)\left(\frac{B}{S_L}\right) \tag{10-3}$$

식 (10−3)에서 볼 수 있는 바와 같이 병원의 자기자본비용 r_S는 부채비율($B/$

---

5 앞의 식 (10−1)에서 $E(NOI) = V_U \cdot r_U$, MM 명제 I 에 의해서 $V_U = S_L + B$이므로 r_S는 다음과 같다.

$$r_S = \frac{(S_L + B)r_U - r_B B}{S_L} = r_U + (r_U - r_B)\left(\frac{B}{S_L}\right)$$

S_L)에 비례함을 알 수 있다.[6] 부채를 사용하는 경우, 자기자본비용은 상대적으로 저렴한 비용으로 사용할 수 있는 부채의 이점을 완전히 상쇄할 정도로 증가하게 된다. 이를 MM 명제Ⅱ라고 하며 그 내용을 요약하면 다음과 같다.

> MM 명제Ⅱ : 자기자본비용 r_S는 부채비율(B/S_L)이 증가함에 따라 증가하여 상대적으로 저렴한 비용으로 사용할 수 있는 부채의 이점을 완전히 상쇄시킨다. 즉
> $$r_S = r_U + (r_U - r_B)\left(\frac{B}{S_L}\right)$$

부채를 사용하는 경우 상대적으로 저렴한 비용으로 부채를 사용하는 이점이 자기자본비용의 증가로 인하여 완전히 상쇄됨으로써 병원의 가중평균자본비용은 일정하게 되고, 결과적으로 병원의 가치는 자본구조에 의해서 영향을 받지 않게 된다. 이상에서 설명한 재무레버리지와 자본비용의 관계를 그림으로 나타내면 [그림 10-1]과 같다.

그림 10-1 | 재무레버리지와 자본비용의 관계 : 법인세가 없는 경우

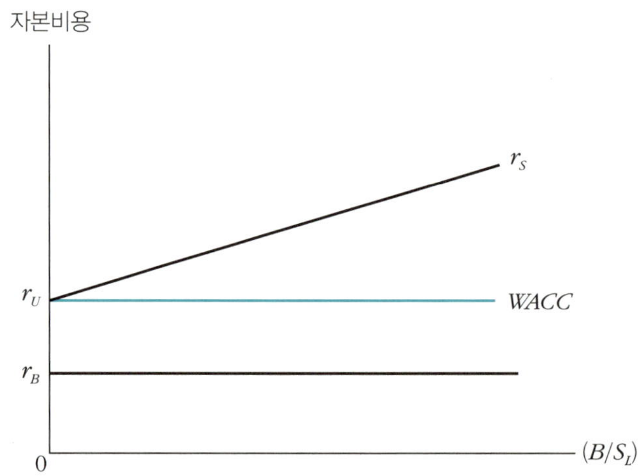

---

6 제9장에서 설명한 바와 같이 재무레버리지(부채)가 증가할수록 재무위험이 증가하기 때문에 자기자본비용이 증가하는 것으로 볼 수 있다.

예제 10-1 자기자본비용 : 법인세가 없는 경우

현재 부채를 사용하지 않고 있는 청운병원의 자본비용은 15%이다. 이 병원은 10%의 이자율로 차입할 수 있다. 법인세가 없다고 가정하여 다음의 물음에 답하라.

(1) 자기자본 80%, 부채 20%로 구성된 자본구조가 이 병원의 목표자본구조일 경우, 자기자본비용과 가중평균자본비용을 구하라.

(2) 자기자본 50%, 부채 50%로 구성된 자본구조가 이 병원의 목표자본구조일 경우, 자기자본비용과 가중평균자본비용을 구하라.

(3) 이상의 결과에 의해 MM 명제Ⅱ를 설명하라.

| 해설 |

(1) $r_S = r_U + (r_U - r_B)\left(\frac{B}{S_L}\right)$

$$= 0.15 + (0.15 - 0.10)\left(\frac{0.2}{0.8}\right) = 0.1625$$

$$WACC = \left(\frac{S_L}{S_L + B}\right)r_S + \left(\frac{B}{S_L + B}\right)r_B$$

$$= 0.8 \times 0.1625 + 0.2 \times 0.10 = 0.15$$

(2) $r_S = r_U + (r_U - r_B)\left(\frac{B}{S_L}\right)$

$$= 0.15 + (0.15 - 0.10)\left(\frac{0.5}{0.5}\right) = 0.20$$

$$WACC = \left(\frac{S_L}{S_L + B}\right)r_S + \left(\frac{B}{S_L + B}\right)r_B$$

$$= 0.5 \times 0.20 + 0.5 \times 0.10 = 0.15$$

(3) 레버리지가 증가함에 따라 자기자본비용이 증가하여 상대적으로 저렴한 비용인 부채의 이점을 완전히 상쇄하기 때문에 자본구조에 관계없이 WACC는 15%로 항상 일정함을 알 수 있다.

2.2 MM의 수정이론 : 법인세가 있는 경우

MM의 무관련이론은 법인세가 없다는 가정을 전제로 하고 있다. 그러나 법인세가 있는 경우 자본구조의 변경이 병원의 가치에 영향을 줄 수 있을 것이다. MM은 병원의 법인세가 있는 완전자본시장하에서 앞의 명제가 어떻게 달라지는

지를 보였는데 이를 **MM의 수정이론**이라 한다.[7] MM은 법인세가 있는 경우 부채로 인한 이자비용의 세금절감효과(tax shield effect)를 얻을 수 있으므로 부채가 증가함에 따라 비례적으로 병원의 가치가 증가한다고 주장하였다.

MM 명제 I

부채를 사용하고 있지 않는 병원 U의 가치는 세후 기대현금흐름, 즉 세후 기대의료이익 $E(NOI)(1-T_C)$을 할인하여 다음과 같이 구할 수 있다.

$$V_U = S_U = \frac{E(NOI)(1-T_C)}{r_U} \tag{10-4}$$

T_C : 병원의 법인세율

그리고 부채를 사용하는 병원 L의 세후 기대현금흐름 CF_L은 병원 내에 유보될 수 있는 부분과 채권자에게 지급될 수 있는 부분을 합하여 다음과 같이 구할 수 있다.

$$\begin{aligned} CF_L &= \text{병원 내에 유보되는 현금흐름} + \text{채권자에게 지급되는 현금흐름} \\ &= [E(NOI) - r_B B](1-T_C) + r_B B \\ &= E(NOI)(1-T_C) + T_C \cdot r_B B \end{aligned} \tag{10-5}$$

식 (10−5)에서 우변의 첫째 항은 부채를 사용하지 않는 병원의 현금흐름과 동일하므로 무부채병원의 자본비용 r_U에 의해서 할인될 수 있다. 그리고 둘째 항은 부채의 사용에 따른 법인세의 절감액으로서 부채의 자본비용 rB로 할인되어야 한다. 그러므로 부채를 사용하고 있는 병원 L의 가치는 다음과 같이 구할 수 있다.

7 F. Modigliani and M. Miller, "Taxes and Cost of Capital : A Correction," *American Economic Review*, Vol. 53 (June, 1963), pp.433~443.

$$V_L = S_L + B = \frac{E(NOI)(1-T_C)}{r_U} + \frac{T_C \cdot r_B B}{r_B} \tag{10-6}$$

$$= V_U + T_C B$$

식 (10−6)에서 법인세가 있을 경우 부채를 사용하는 병원의 가치 V_L은 자기자본만 사용하는 병원의 가치 V_U보다 이자비용의 법인세절감액의 현가 T_CB만큼 크다. 따라서 부채가 증가함에 따라 V_L은 비례하여 증가하게 된다. 이를 MM 명제 I 이라 하며 그 내용을 요약하면 다음과 같다.

> MM 명제 I : 부채를 사용하는 병원의 가치 V_L은 부채를 전혀 사용하고 있지 않은 병원의 가치 V_U와 이자비용의 법인세 절감액의 현가 T_CB를 합한 것과 같다. 즉 $V_L = V_U + T_CB$

MM 명제 II

부채를 사용하는 병원 L의 자기자본비용은 다음과 같이 나타낼 수 있다.[8]

$$r_S = \frac{[E(NOI) - r_B B](1-T_C)}{S_L}$$

$$= r_U + (r_U - r_B)(1-T_C)\left(\frac{B}{S_L}\right) \tag{10-7}$$

식 (10−7)을 앞의 식 (10−3)과 비교해 보면, 부채비율(B/S_L)이 증가함에 따라 자기자본비용 r_S는 증가하나, $(1 - T_C)$가 항상 1보다 작기 때문에 식 (10−7)에서 r_S는 식 (10−3)보다 작게 증가함을 알 수 있다. 즉 부채비율이 증가하는 경우 자

---

8 식 (10−4)와 식 (10−6)에 의해서 $E(NOI)(1-T_C) = V_U \cdot r_U$, $V_U = S_L + B - T_CB$이므로 r_S는 다음과 같다.

$$r_S = \frac{(S_L + B - T_CB)r_U - r_BB(1-T_C)}{S_L} = r_U + (r_U - r_B)(1-T_C)\left(\frac{B}{S_L}\right)$$

기자본비용은 상대적으로 저렴한 부채의 이점을 완전히 상쇄할 정도로 증가하지는 않는다는 것을 의미한다. 이를 MM 명제Ⅱ라고 하며 그 내용을 요약하면 다음과 같다.

MM 명제Ⅱ : 자기자본비용 r_S는 부채비율(B/S_L)이 증가함에 따라 증가하나 상대적으로 저렴한 비용으로 사용할 수 있는 부채의 이점을 완전히 상쇄하지는 못한다. 즉 $r_S = r_U + (r_U - r_B)(1 - T_C)\left(\frac{B}{S_L}\right)$

그러므로 부채비율의 증가에 따른 상대적으로 저렴한 부채의 이점은 자기자본비용의 증가에 의해서 완전히 상쇄되지 않기 때문에 부채비율이 증가함에 따라 가중평균자본비용(WACC)이 감소하여 병원의 가치는 증가하게 된다.

법인세가 있는 경우 병원의 가중평균자본비용은 다음과 같다.[9]

$$WACC = r_U\left[1 - T_C\left(\frac{B}{V_L}\right)\right] \tag{10-8}$$

식 (10−8)에서 볼 수 있는 바와 같이 WACC는 부채비율이 증가함에 따라 점점 감소하기 때문에 병원가치가 증가하게 됨을 알 수 있다.

지금까지의 결과를 종합하여 재무레버리지와 자본비용의 관계를 그림으로 나타내면 [그림 10−2]와 같다.

9 $WACC = \left(\frac{S_L}{S_L + B}\right)r_S + \left(\frac{B}{S_L + B}\right)r_B)(1 - T_C)$에 $r_S = r_U + (r_U - r_B)(1 - T_C)\left(\frac{B}{S_L}\right)$를 대입하여 정리하면 식 (10−8)을 도출할 수 있다.

그림 10-2 | **재무레버리지와 자본비용의 관계 : 법인세가 있는 경우**

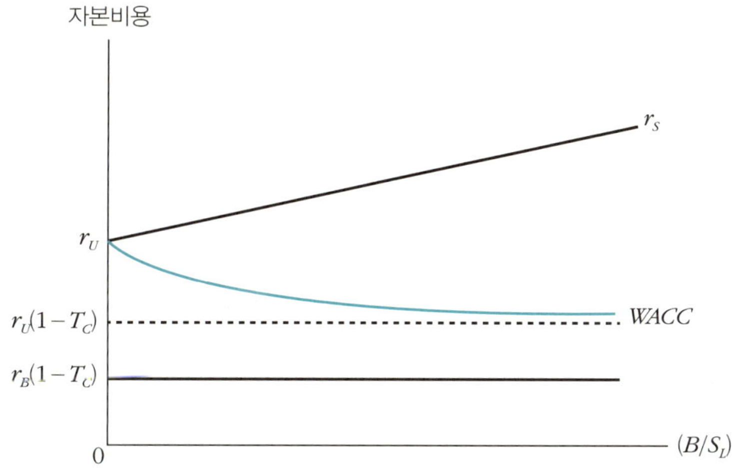

예제 10-2 자기자본비용 : 법인세가 있는 경우

앞의 [예제 10-1]에서 법인세율이 40%일 경우 다음의 물음에 답하라.

(1) 자기자본 80%, 부채 20%로 구성된 자본구조가 청운병원의 목표자본구조일 경우, 자기자본비용과 가중평균자본비용을 구하라.

(2) 자기자본 50%, 부채 50%로 구성된 자본구조가 청운병원의 목표자본구조일 경우, 자기자본비용과 가중평균자본비용을 구하라.

(3) 이상의 결과에 의해 MM 명제Ⅱ를 설명하라.

| 해설 |

(1) $r_S = r_U + (r_U - r_B)(1-T_C)\left(\frac{B}{S_L}\right)$

$$= 0.15 + (0.15 - 0.10)(1-0.4)\left(\frac{0.2}{0.8}\right) = 0.1575$$

$$WACC = \left(\frac{S_L}{S_L+B}\right)r_S + \left(\frac{B}{S_L+B}\right)r_B(1-T_C)$$

$$= 0.8 \times 0.1575 + 0.2 \times 0.10 \times (1-0.4) = 0.138$$

또는

$$WACC = r_U\left[1 - T_C\left(\frac{B}{V_L}\right)\right] = 0.15 \times (1 - 0.4 \times 0.2) = 0.138$$

(2) $r_S = r_U + (r_U - r_B)(1-T_C)\left(\frac{B}{S_L}\right)$

$$= 0.15 + (0.15 - 0.10)(1 - 0.4)\left(\frac{0.5}{0.5}\right) = 0.18$$

$$WACC = \left(\frac{S_L}{S_L + B}\right) r_S + \left(\frac{B}{S_L + B}\right) r_B (1 - T_C)$$

$$= 0.5 \times 0.18 + 0.5 \times 0.10 \times (1 - 0.4) = 0.12$$

또는

$$WACC = r_U\left[1 - T_C\left(\frac{B}{V_L}\right)\right] = 0.15 \times (1 - 0.4 \times 0.5) = 0.12$$

(3) 앞의 [예제 10-1]과 비교해 보면, 레버리지가 증가함에 따라 자기자본비용이 상대적으로 적게 증가하여 부채사용의 이점이 완전히 상쇄되지 않기 때문에 *WACC*가 15%(무부채)에서 12%(부채비율 = 1)로 감소됨을 알 수 있다.

3 자본구조의 현실

3.1 파산비용

파산비용의 의의

부채가 증가함에 따라 병원이 재무적 의무를 다하지 못할 가능성은 커지게 된다. 만약 이와 같은 상황이 악화되면, 병원은 재무적 곤경에 처하게 될 것이다. 예를 들어 공급자 또는 은행 등은 병원에 대한 신용(credit)을 확대하지 않을 것이다. 이와 같은 제약은 궁극적으로 병원에 영향을 미칠 수 있다. 만약 이러한 상황이 일정기간 동안 지속되면, 병원은 매력적인 투자기회도 어쩔 수 없이 포기하여야 하는 경우가 발생할 수 있기 때문에 병원

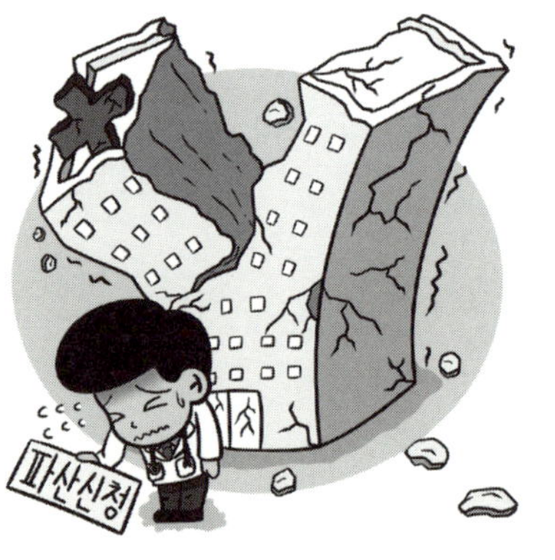

부채의 증가에 따른 재무적 곤경에 의해서 병원이 파산할 수 있다.

의 수익성이 나빠질 수 있다. 극단적인 경우 재무적 곤경에 의해서 병원은 파산(bankruptcy)할 수도 있다.

파산의 가능성에 의해서 채권자들은 항상 그들의 청구권의 가치보다 작은 것을 얻게 될 위험에 직면하게 된다. 더구나 파산 시 발생하게 되는 파산비용(bankruptcy costs)에 의해서 채권자들의 몫은 더 작아지게 된다. 그러므로 채권자들은 파산가능성이 클수록 파산 시 그들이 입게 되는 손실을 보전하기 위하여 더 높은 수익률을 요구하게 된다. 결국 파산비용은 주주들이 부담하게 되는 비용으로서 병원의 가치를 감소시킨다. 여기서 파산으로 인하여 병원의 가치가 감소하는 것은 파산 그 자체의 위험에 의해서가 아니라 파산과 관련된 비용, 즉 파산비용 때문이라는 사실을 유의하여야 한다. 즉 파산의 가능성이 존재하더라도 파산비용이 발생하지 않는 경우에는 완전자본시장의 가정을 벗어난 것이 아니다.[10]

파산비용은 부채를 과다하게 사용하는 병원이 부채의 원리금을 갚지 못해 파산하는 경우 발생하는 제반비용으로서 직접파산비용과 간접파산비용으로 구분될 수 있다. 직접파산비용은 파산이 선고된 병원의 청산과 재조직에 소요되는 법률비용과 관리비용을 의미한다. 즉 직접파산비용은 병원의 파산과정에서 병원이 제3자에게 지급하는 보수로서 변호사수수료, 회계사수수료, 소송비용 등을 말한다. 그리고 간접파산비용은 주요 직원의 병원이탈, 정상가격 이하로 병원자산 매각, 매출액 감소 등에 의해서 간접적으로 병원이 입게 되는 기회비용을 의미한다.

파산비용과 최적자본구조

부채로 인하여 파산비용이 나타나게 되며, 이와 같은 파산비용은 부채를 사용하는 병원의 가치를 감소시킨다. 부채가 증가할수록 실제로 파산한다는 것이 아니라 파산가능성이 커지는 것이므로 엄밀하게 말하면 파산비용은 기대파산비용

10 이와 같은 경우 MM(1958년, 1963년)의 명제가 성립할 수 있다.

을 의미하는 것이다. 대개의 경우 파산은 부채사용 후 수년 뒤에 나타날 것이기 때문에 이 파산비용의 현가만큼 병원의 가치가 감소할 것이다. 따라서 법인세와 파산비용을 동시에 고려할 경우 부채를 사용하고 있는 병원의 가치는 다음과 같이 나타낼 수 있다.

$$V_L = V_U + T_C B - PV(BC) \quad (10\text{-}9)$$

$PV(BC)$: 파산비용의 현가

식 (10−9)에서 볼 수 있는 바와 같이 부채의 사용을 증가시킴에 따라 이자비용의 세금절감효과에 의해 병원의 가치가 증가하는 반면, 파산비용의 증가로 인하여 병원의 가치가 감소하게 된다. 이와 같이 부채의 사용은 병원의 가치에 상반된 영향을 미칠 수 있다. 이와 같은 관계를 그림으로 나타내면 [그림 10−3]과 같다.

[그림 10−3]에서 볼 수 있는 바와 같이 부채의 사용에 의해서 나타나는 상반관계(trade−off relationship)에 의해서 최적자본구조가 존재할 수 있음을 알 수 있다. **최적자본구조**는 이론적으로 부채사용으로 인한 한계이익(감세효과)과 한계비용(파산비용)이 같아지는 점에서 이루어진다.

파산비용과 병원의 가치의 관계를 구체적으로 나타내면 [그림 10−4]와 같다.

[그림 10−4]에서 볼 수 있는 바와 같이 파산비용을 고려할 경우 병원의 가치는 부채를 이용함에 따라 부채발행액이 B^*일 때까지 증가하다가 그 이후부터는 오히려 감소함을 알 수 있다. 즉 B^* 이전에는 법인세 감세효과에 의한 병원가치의 증가액이 파산비용에 의한 병원가치의 감소액보다 크게 되어 병원의 가치가 증가하다가, B^*보다 많은 부채를 사용하는 경우 법인세 감세효과에 의한 병원가치의 증가액이 파산비용에 의한 병원가치의 감소액보다 작아져서 병원의 가치가 감소함을 의미한다. 따라서 병원이 부채를 B^*만큼 사용할 경우 그 병원은 최적자본구조에 도달하게 된다. 그러나 파산비용의 정확한 측정은 아주 어려운 일이기 때문에 최적부채수준을 결정하는 정확한 공식을 도출할 수는 없다.

그림 10-3 | 파산비용과 부채사용의 효과

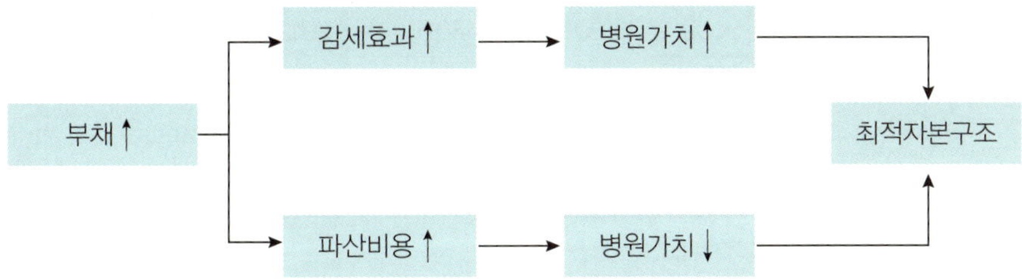

그림 10-4 | 파산비용과 병원의 가치

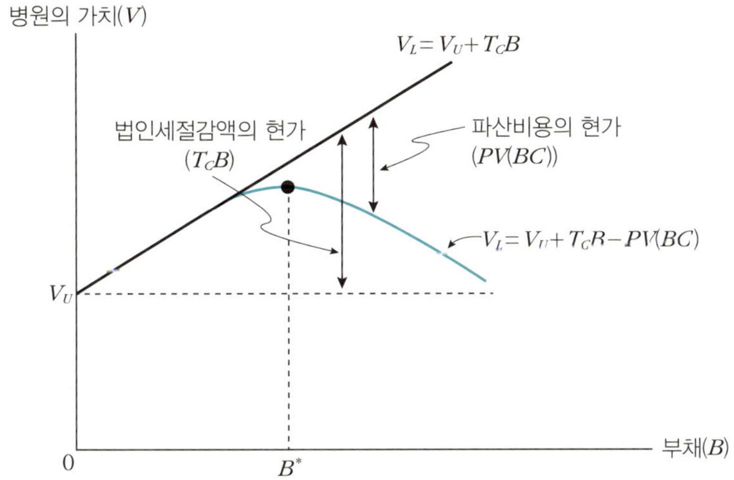

3.2 우리나라 병원의 자본구조

최근 6년간 한국보건산업진흥원의 「병원경영분석」 자료와 한국은행의 「기업경영분석」 자료를 활용하여 국내병원과 타산업(제조업)의 자본구조 관련지표의 변화 추이를 살펴보면 〈표 10-2〉, 〈표 10-3〉과 같다.

| 표 10-2 | 자기자본비율(자기자본/총자본)

(단위 : %)

구분	2009	2010	2011	2012	2013	2014
전체병원	41.5	43.2	37.7	40.4	35.8	37.9
일반병원	38.3	40.1	37.4	38.7	35.4	37.4
제조업	47.7	49.6	47.8	49.8	51.8	52.8

자료 : 보건산업통계(www.khiss.go.kr)

| 표 10-3 | 타인자본의존도(부채/총자본)

구분	2009	2010	2011	2012	2013	2014
전체병원	58.5	56.8	60.5	51.0	63.9	62.2
일반병원	61.7	59.9	60.7	61.6	64.2	62.8
제조업	52.3	50.4	52.2	50.2	48.2	47.2

자료 : 보건산업통계(www.khiss.go.kr)

〈표 10-2〉의 자기자본비율을 살펴보면 전체병원의 자기자본비율이 일반병원(특수병원 제외)보다 높게 나타나고 있다. 이는 특수병원(정신병원, 전염성병원, 한방병원, 치과병원)의 자기자본비율이 양호하기 때문이다. 병원이 아닌 일반 제조업의 자기자본비율은 50% 내외로서 병원보다 높게 나타나고 있다. 그러므로 타산업에 비해 병원의 자본구조가 더 취약함을 알 수 있다.

또한 〈표 10-3〉에서 타인자본에 대한 의존도 역시 거의 60% 내외 수준의 다소 취약한 자본구조를 나타내고 있으며, 일반병원의 타인자본의존도는 전체병원보다 더 높은 수준을 보이고 있다.

이상의 결과를 종합적으로 분석하면 최근 병원의 재무안정성은 타산업에 비해 취약하며, 특히 전체병원에 비해 일반병원의 재무안정성이 더 취약한 것으로 나타나고 있다.

시 사 포 커 스

재무개념 없는 서울대치과병원…부채비율 2,460%로 1위

국립대학교병원 14곳 중 서울대치과병원이 부채비율이 가장 높으면서 자기자본비율도 가장 낮은 것으로 나타났다. 반면 제주대병원은 자기자본비율이 높으면서 부채비율도 낮아 가장 건전한 국립대병원으로 꼽혔다. 16일 보건의료 분석평가 전문사이트 팜스코어가 기획재정부의 공공기관 경영정보자료를 토대로 전국 14개 국립대병원 '2014년도 자산현황'을 분석한 결과 이 같이 나타났다. 이들 병원의 지난해 평균 자기자본비율은 44.4%, 부채비율은 125.1%였다.

자기자본비율이 가장 높은 병원은 제주대병원으로 63.4%를 보였다. 자기자본비율은 총자산에서 총자본이 차지하는 비율이다. 일반적으로 자기자본은 장기적 운용이 가능한 자본이란 점에서 그 비율이 높을수록 재무구조가 건전하다. 제주대병원은 총자산 2조 26억원, 총자본 1조 285억원을 기록했다. 자기자본비율 2위는 분당서울대병원(61.8%)이었고, 충남대병원 53.1%, 경상대병원 50.9%, 강원대병원 49.7% 순이었다. 반면 자기자본비율이 가장 낮은 곳은 3.9%인 서울대치과병원으로 나타났다. 아울러 부산대치과병원 15.6%, 경북대병원 22%, 충북대병원 23.5%, 강릉원주대치과병원 25.1% 등의 순으로 낮은 자기자본비율을 보였다.

서울대치과병원은 부채비율도 가장 높았다. 이 병원의 부채총액과 자본총액은 각각 826억원과 34억원을 보여 부채비율이 무려 2,460%에 달했다. 부채비율은 총자본에서 부채가 차지하는 비율로 타인자본의존도를 말하기 때문에 그 비율이 높을수록 재무구

자기자본비율 상·하위 5개 병원 현황(2014년 기준)

상위 5위	병원	자본비율	하위 5위	병원	자본비율
1	제주대병원	63.4	1	강릉원주대치과병원	25.1
2	분당서울대병원	61.8	2	충북대병원	23.5
3	충남대병원	53.1	3	경북대병원	22.0
4	경상대병원	50.9	4	부산대치과병원	15.6
5	강원대병원	49.7	5	서울대치과병원	3.9

부채비율 상·하위 5개 병원 현황(2014년 기준)

상위 5위	병원	부채비율	하위 5위	병원	부채비율
1	서울대치과병원	2460.3	1	강원대병원	101.2
2	부산대치과병원	541.1	2	경상대병원	96.6
3	경북대병원	354.3	3	충남대병원	88.3
4	충북대병원	324.9	4	분당서울대병원	61.7
5	강릉원주대치과병원	298.1	5	제주대병원	57.7

자료 : 팜스코어 14개 국립대병원 '2014년도 자산현황' 분석

조가 불안정하다. 이어 부산대치과병원 541%, 경북대병원 354%, 충북대병원 325%, 강릉원주대치과병원 298.1% 순으로 부채비율이 높았다. 반면 부채비율이 100% 이하로 건전한 곳은 제주대병원 57.5%, 분당서울대병원 61.7%, 충남대병원 88.3%, 경상대병원 96.6% 4곳뿐이었다.

자산총액은 서울대병원(1조 2,148억원), 분당서울대병원(1조 545억원), 부산대병원(6,714억원), 전남대병원(4,220억원), 경북대병원(4,002억원) 순으로 높았다.

〈뉴스1, 2015. 7. 16〉

KEY WORD

주 · 요 · 용 · 어

■ **자기자본(기본재산)**

설립자가 처음 병원을 설립한 당시 출연한 출연금과 내부유보자금(잉여금, 고유목적사업준비금 등) 등을 의미한다.

■ **의료채권(health service bond)**

병원 또는 의료기관이 발행주체가 되어 채권을 발행하는 것으로서 병원채권(hospital bond)이라고도 한다.

■ **MM의 무관련이론(법인세가 없는 경우)**

- MM 명제 I : 기업의 가치는 자본구조와 무관하다.

$$V_U = V_L$$

- MM 명제 II : 자기자본비용 r_S는 부채비율(B/S_L)이 증가함에 따라 증가하여 상대적으로 저렴한 비용으로 사용할 수 있는 부채의 이점을 완전히 상쇄시킨다.

$$r_S = r_U + (r_U - r_B)\left(\frac{B}{S_L}\right)$$

■ **차익거래이익(arbitrage profit)**

자금을 추가로 투자하지 않고, 위험도 부담하지 않으면서 얻을 수 있는 이익을 의미한다.

■ **MM의 수정이론(법인세가 있는 경우)**

- MM 명제 I : 부채를 사용하는 기업의 가치 V_L은 부채를 전혀 사용하고 있지 않은 기업의 가치 V_U와 이자비용의 법인세 절감액의 현가 $T_C B$를 합한 것과 같다.

$$V_L = V_U + T_C B$$

- MM 명제 II : 자기자본비용 r_S는 부채비율(B/S_L)이 증가함에 따라 증가하나 상대적으로 저렴한 비용으로 사용할 수 있는 부채의 이점을 완전히 상쇄하지는 못한다.

$$r_S = r_U + (r_U - r_B)(1 - T_C)\left(\frac{B}{S_L}\right)$$

- **파산비용(bankruptcy costs)**

  부채를 과다하게 사용하는 병원이 부채의 원리금을 갚지 못해 파산하는 경우 발생하는 제반비용으로서 직접파산비용(파산이 선고된 기업의 청산과 재조직에 소요되는 법률비용과 관리비용 등)과 간접파산비용(주요 직원의 기업이탈, 정상가격 이하로 기업자산 매각, 매출액 감소 등에 의해서 간접적으로 기업이 입게 되는 기회비용)으로 구분된다.

- **파산비용과 기업가치**

$$V_L = V_U + T_C B - PV(BC)$$

- **파산비용과 최적자본구조**

  이론적으로 부채사용으로 인한 한계이익(감세효과)과 한계비용(파산비용)이 같아지는 점에서 이루어진다.

EXERCISE

연·습·문·제

1. 병원의 자금조달수단을 설명하라.

2. MM의 명제 Ⅰ, Ⅱ를 법인세가 없는 경우와 있는 경우로 구분하여 설명하라.

3. 병원가치와 파산비용의 관계에 대해서 설명하라.

4. 부산병원의 가중평균자본비용(WACC)은 15%이며, 부채의 자본비용은 12%이다. 만약 부산병원의 부채비율(부채/자기자본)이 1이라면, 이 병원의 자기자본비용은? (단, 법인세가 없다고 가정한다)

5. 서울병원의 가중평균자본비용(WACC)은 15%이며, 부채의 자본비용은 12%이다. 만약 서울병원의 부채비율(부채/자기자본)이 1이라면, 이 병원의 자기자본비용은? (단, 법인세율은 40%이다)

6. 우리병원은 현재 부채를 사용하지 않으며, 병원가치는 50억원, 자본비용은 15%이다. 이 병원은 부채비율(부채/자기자본)을 1.0으로 변경하려고 한다. 부채에 대한 이자율은 10%, 법인세율은 40%일 경우 다음의 물음에 답하라.
   (1) 부채비율을 1.0으로 변경할 경우 이 병원의 자기자본비용과 가중평균자본비용은?
   (2) 부채비율을 1.0으로 변경하려면 이 병원이 부채로 조달해야 하는 자금은?

CHAPTER 11

병원의 리스금융

1. 리스의 의의와 유형
2. 리스의 경제성 평가
3. 리스의 동기

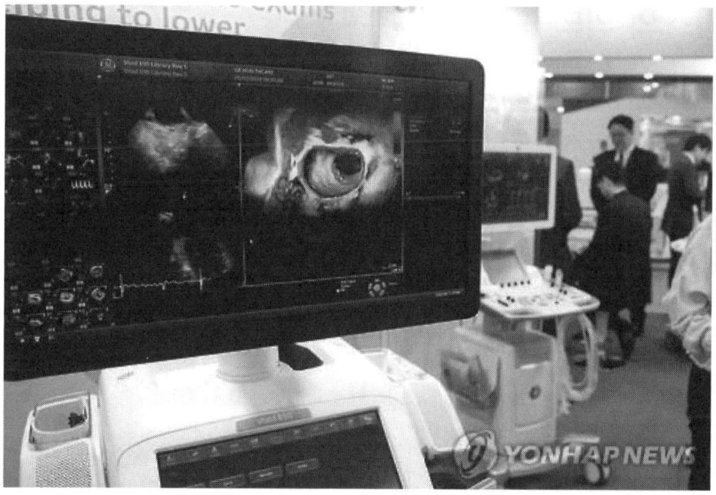

서울코엑스에서 열린 제32회 국제의료기기 병원설비 전시회에 출품한 심혈관 초음파 기기

병원이 의료장비 등 자산을 보유하는 근본적인 이유는 양질의 의료서비스를 제공하기 위한 것이다. 그러나 병원은 의료서비스의 제공에 필요한 자산을 반드시 직접 구입할 필요는 없다. 왜냐하면 병원은 임차료를 지급하고 필요한 자산을 임차하여 사용하는 리스(lease)라는 금융거래를 통해 자산의 사용권을 얻을 수 있기 때문이다. 대부분의 리스는 고가의 의료장비 등을 구입하기 위한 자금을 조달하는 수단으로 사용된다.
모든 리스계약은 임차인(lessee)과 임대인(lessor)의 두 당사자가 존재한다. 임차인은 자산의 사용자(user)이고 임대인은 그 소유주(owner)이다. 임차인의 관점에서 리스는 담보부대출(secured loan)로 고정설비자산을 구입하는 것과 유사하다. 그러므로 리스는 자금조달수단의 한 형태로 간주될 수 있다. 본장에서는 리스의 의의와 유형, 리스의 경제성평가, 리스의 이용동기 등을 살펴보고자 한다.

1 리스의 의의와 유형

1.1 리스의 의의

리스(lease)는 임차인(리스이용자)이 자산의 사용권을 갖는 대가로 임대인(리스회사)에게 일정한 임차료(리스료)를 지급하는 계약을 의미한다.[1] 임대인은 주로 제조업자이거나 독립된 리스회사이다. 만약 임대인이 독립된 리스회사일 경우에는 제조업체로부터 임차인이 필요로 하는 자산을 구입한 후, 그 자산의 사용권을 임차인에게 이전시킴으로써 리스계약이 성립된다. 임차인은 자산의 이용자이나, 자산의 소유자는 아니다. 자산의 이용은 리스계약으로 이루어진다.

그리고 자산의 이용자가 자산을 직접 구입할 수도 있기 때문에, 리스와 구입은 자산이용을 위한 대체적인 수단이라 할 수 있다. 자산의 구입과 리스를 상호 비교하면 [그림 11-1]과 같다. [그림 11-1]의 좌측은 구입(buy)을 나타내는데, 이는 자산의 이용자인 병원이 출연금 또는 차입금으로 필요한 자산을 직접 구입

1 호텔방, 승용차, 예복, 산업용 계기나 공구 등의 일시적 임대는 렌탈(rental)이라고 부른다. 렌탈은 리스와 같은 성격의 경제행위이지만 보통 단기계약이라는 점에서 리스와는 구별된다.

그림 11-1 | 구입과 리스의 비교

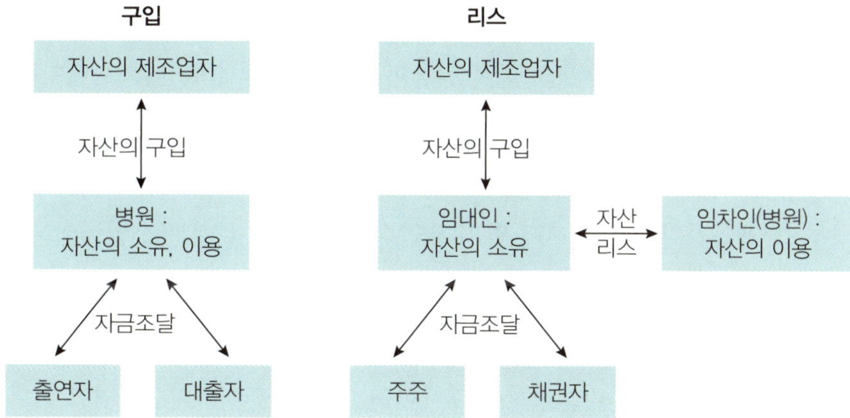

하는 것으로 자산의 소유자와 이용자가 일치한다. 그리고 [그림 11-1]의 우측은 리스를 나타내는데, 이는 임대인이 주식 또는 채권을 발행하여 제조업체로부터 자산을 구입한 후 임차인에게 자산의 이용권을 넘겨주는 것으로서 자산의 소유자(임대인)와 자산의 사용자(임차인 : 병원)가 서로 다르다.

1.2 리스의 유형

오늘날 리스는 매우 광범위하게 활용되고 있다. 병원의 의료장비부터 항공회사의 항공기에 이르기까지 다양한 종류의 물건이 리스의 대상이 되고 있다. 리스는 다양한 물건을 대상으로 이루어질 뿐만 아니라 그 조건 역시 매우 다양하다. 그러나 이러한 다양성에도 불구하고, 대체로 리스는 그 기능적 성격에 따라 운용리스(operating lease)와 금융리스(financial lease)로 나누어진다.

운용리스

운용리스는 임차인이 리스기간 동안 일정한 리스료를 정기적으로 지불하면서 리스자산을 이용하다가 더 이상 이용할 필요가 없을 때는 언제라도 임대인에게 리스자산을 되돌려 줄 수 있는 선택권이 부여된 것으로서, 그 계약기간이 통상 자산의 내용연수에 비해 짧은 단기리스를 말한다.[2] 운용리스는 자산확보를 위한 자금조달 측면보다는 자산의 효율적 이용이라는 성격이 강한 리스형태이다. 운용리스는 다음과 같은 몇 가지 중요한 특성을 갖고 있다.

첫째, 리스자산의 상각(amortization)이 완전히 이루어지지 않는다. 운용리스의 경우 그 계약기간이 통상 자산의 내용연수에 비해 짧기 때문에 임대인은 운용리스에 의해 자산의 원가를 완전히 보상받을 수 없다. 즉 임차인이 지급하는 리스료의 총합계는 자산의 취득가액보다 작다. 따라서 임대인은 리스계약 만료 시 그 계약을 재갱신하거나 리스자산을 매각하여 미상각잔액을 회수하여야 한다.

둘째, 일반적으로 임대인이 리스자산의 유지, 보수 및 보험 등 제반관리에 대한 서비스를 부담한다.

셋째, 운용리스의 가장 중요한 특징은 계약기간 만료 전이라도 계약을 해지할 수 있는 권리, 즉 중도해지권(cancelation option)을 임차인에게 부여하고 있다는 점이다. 그러므로 임차인은 기술적·경제적 변화에 따른 자산의 진부화위험을 피할 수 있게 된다.

일반적으로 운용리스의 대상자산은 그 성격상 컴퓨터, 복사기, 의료기기, 항공기 등과 같이 지속적인 관리가 필요하거나 기술적·경제적 진부화의 위험이 높은 자산이다. 그리고 운용리스의 경우 중도해지 등에 따른 위험을 임대인이 지게 되므로 리스료는 다소 높게 책정된다.

금융리스

금융리스는 운영리스와 그 성격이 상이한 것으로서 임차인이 리스자산에 대한 관리의무를 부담하는 동시에 중도해지가 원칙적으로 허용되지 않는 장기리스를 말한다. 금융리스는 그 성격상 자산구입을 위한 자금조달의 대체적 수단으로 이용되는 리스로서 자본리스(capital lease)라고도 한다. 금융리스의 중요한 특성

2 일반적으로 운용리스의 경우 자산의 유지보수 서비스가 기본적으로 리스회사에 의해 제공되며, 이와 같은 측면에서 이를 서비스 리스(service lease)라고도 한다.

을 살펴보면 다음과 같다.

첫째, 리스자산이 완전히 상각된다. 즉 리스자산의 취득가액이 리스계약기간 동안의 리스료에 의해 완전히 회수된다.

둘째, 임대인은 리스자산의 유지, 보수 및 보험 등 제반관리 서비스를 부담하지 않는다.

셋째, 일반적으로 금융리스는 중도해지될 수 없다.

넷째, 임차인은 계약종료 후에 리스계약을 갱신하여 그 자산을 계속 사용하거나 매입할 수 있는 권리, 즉 염가구매권을 갖는다.

금융리스는 운용리스에 비하여 내용연수가 길고 고가인 기계설비 등을 주대상으로 하고 있다. 운용리스와 금융리스사이의 특성상 차이점을 요약하면 〈표 11-1〉과 같다.

금융리스의 특수한 형태로는 매각 후 재리스(sale and lease-back)와 레버리지 리스(leveraged lease) 등이 있다.

매각 후 재리스는 기업이 이미 보유하고 있는 자산이나 일단 필요에 따라 취득한 자산을 다른 기업(임대인 또는 리스회사)에게 매각한 후, 즉시 그 자산을 다시 임차하는 것을 말한다. 매각 후 재리스는 임차인이 보유자산을 매각하여 임대인(리스회사)으로부터 자금을 조달하는 동시에, 임차인은 정기적인 리스료를 지급하고 그 자산을 계속 이용할 수 있다는 특징이 있다.

레버리지 리스는 임대인이 자금의 일부를 차입하여 리스자산을 구입한 후, 그

| 표 11-1 | 운용리스와 금융리스의 특성 비교

구분	운용리스	금융리스
계약기간	비교적 단기(자산의 경제적 수명보다 짧은 기간)	장기(자산의 경제적 수명에 가까운 기간)
리스자산의 취득가액	부분 상환	완전 상환
유지관리책임	임대인(리스회사)	임차인(리스이용자)
중도해지권	인정함	원칙적으로 인정하지 않음
염가구매권	없음	있음

자산을 임차인에게 임대해 주는 것을 말한다. 일반적으로 리스계약은 임대인과 임차인 두 당사자 간의 관계인 반면, 레버리지 리스는 임차인, 임대인, 대출자 등 제3자가 개입된 계약이다. 레버리지 리스의 경우 일반적인 리스와 마찬가지로 임차인은 자산을 이용하고, 정기적으로 리스료를 임대인에게 지급한다. 그러나 임대인은 리스자산의 구입 시 구입가격의 40~50%만을 자기자본으로 지급하고, 나머지는 그 자산을 담보로 제3자로부터 차입한다. 이 경우 대출자는 잔여자금을 융자해 주고 임대인으로부터 원금과 이자를 수령한다. 만약 자산의 구입자금 일부를 임대인이 채권을 발행하여 조달하는 경우 [그림 11-1]의 우측은 레버리지 리스가 된다. 임대인인 리스회사는 레버리지 리스를 이용하여 리스료 수입을 얻는 동시에 자산의 소유 및 타인자본 사용에 따른 이중의 법인세절감효과(감가상각비의 법인세절감효과와 이자비용의 법인세절감효과)를 누릴 수 있다. 레버리지 리스는 임대인에게 유리한 리스방식이라 할 수 있지만, 경쟁적 시장에서 이와 같은 법인세절감효과는 낮은 리스료 산정의 근거가 되므로 임차인도 그 혜택을 누릴 수 있다.

운영리스는 재무상태표상에 나타나지 않으나, 금융리스의 경우 이를 비유동부채로 간주하여 자본화한 금액을 재무상태표상에 비유동자산 및 비유동부채로 표시하도록 의무화하고 있다. 따라서 운용리스를 이용하는 회사는 금융리스를 이용하는 회사보다 재무상태표상에 비유동부채가 상대적으로 작게 나타나므로 유리하다. 그러므로 대부분의 회사는 리스자산을 운영리스로 구분하려는 경향이 있기 때문에, 세법 및 리스회계처리기준은 금융리스의 판정기준을 엄격히 적용하고 있다.[3]

---

3 법인세법(기본통칙 2-3-56 … 9) 및 리스회계처리기준(제4조)에 의하면 다음 요건 중 하나만 충족하면 강제로 금융리스로 구분시켜야 한다.

1. 리스종료 시 리스물건의 소유권을 임차인에게 이전하기로 약정한 경우
2. 리스물건의 염가구매선택권(리스기간 종료 시 취득원가의 10% 미만으로 구매 또는 재리스할 권리)이 임차인에게 주어진 경우
3. 리스기간이 자산의 경제적 내용연수(세법상 내용연수)를 초과하는 경우

2 리스의 경제성 평가

리스의 경제성은 리스의 현금흐름을 적절한 할인율로 할인하여 구해진 순현가에 의해 평가될 수 있다. 리스의 경제성을 평가할 때 유의해야 하는 사항은 리스를 차입에 의한 구입과 비교해야 한다는 점이다. 리스는 고정금융비용인 이자비용과 유사한 성격을 가진 리스료를 부담해야 하기 때문에 기업의 부채수용능력을 감소시키며, 그 결과 주주들은 보다 높은 재무위험을 부담해야 한다. 따라서 리스의 평가 시 추가적인 재무위험의 증가에 따른 효과를 고려해야 하는데, 이를 정확히 측정한다는 것은 현실적으로 매우 어려운 일이다. 한편 리스는 차입에 의한 구입과 유사한 성격을 가지기 때문에, 양자는 기업의 재무위험에 동일한 영향을 미친다고 할 수 있다. 그러므로 리스가 기업의 재무위험에 미치는 영향을 제거하기 위하여, 리스의 경제성 평가 시 리스와 차입에 의한 구입을 상호 비교한다고 가정한다.

2.1 리스의 현금흐름 추정

리스로 인한 현금흐름을 추정하기 위하여 리스료, 리스자산의 구입비용, 그리고 리스료 및 감가상각비의 세금절감액 등을 고려해야 한다. 예를 들어 새한병원은 새 의료장비를 도입하여 진료원가를 절감시키려 하고 있다. 새 의료장비의 구입가격은 9,000만원, 내용연수는 3년이며, 이 의료장비 이용 시 매년 6,000만원의 원가가 절감될 수 있다고 한다. 그리고 이 기계는 정액법으로 완전상각되며, 법인세율은 34%이다. 이 기계에 대하여 (주)경민리스가 3년 동안 매년 말에 4,000만원의 리스료를 지급하는 조건으로 리스해 주겠다고 제의해 왔다. 이 경우 새한병원이 이 의료장비를 직접 구입하는 경우와 리스하는 경우의 현금흐름은 각각 〈표 11-2〉, 〈표 11-3〉과 같다.

| 표 11-2 | 새한병원의 새 의료장비 구입에 따른 현금흐름 (단위 : 만원)

	현재	1년도 말	2년도 말	3년도 말
의료장비의 구입가격	−9,000			
세후 의료비용절감액*		3,960	3,960	3,960
감가상각비의 세금절감액**		1,020	1,020	1,020
합 계	−9,000	4,980	4,980	4,980

* $6{,}000 \times (1-0.34) = 3{,}960$, ** $\left(\frac{9{,}000-0}{3}\right) \times 0.34 = 1{,}020$

| 표 11-3 | 새한병원의 새 의료장비 리스에 따른 현금흐름 (단위 : 만원)

	현재	1년도 말	2년도 말	3년도 말
리스료		−4,000	−4,000	−4,000
리스료의 세금절감액*		1,360	1,360	1,360
세후 의료비용절감액		3,960	3,960	3,960
합 계		1,320	1,320	1,320

* $4{,}000 \times 0.34 = 1{,}360$

새한병원이 고려하고 있는 두 대안(새 의료장비의 구입 또는 리스)을 비교하기 위하여 증분기준(리스 − 구입)에 의한 현금흐름을 계산하면 〈표 11−4〉와 같다.[4]

〈표 11−4〉에서 증분현금흐름은 리스에 따른 순효과를 나타낸 것으로서 이는 다음과 같은 사항을 포함하고 있다.

첫째, 리스와 구입은 모두 동일한 의료장비에 대한 것이므로 운영비절감액은 리스에 따른 증분현금흐름에 직접 영향을 미치지 않는다.

둘째, 새 의료장비를 리스하면, 현재시점에서 의료장비구입비용 9,000만원을 지출하지 않아도 된다. 따라서 리스로 인해 현재시점에서 9,000만원의 현금유입효과를 얻을 수 있다.

4 이는 리스의 현금흐름에서 구입의 현금흐름을 직접 차감하여 구할 수도 있다.

	현재	1년도 말	2년도 말	3년도 말
리스의 현금흐름		1,320	1,320	1,320
(−) 구입의 현금흐름	−9,000	4,980	4,980	4,980
증분현금흐름	9,000	−3,660	−3,660	−3,660

| 표 11-4 | 새한병원의 증분현금흐름(리스-구입)

(단위 : 만원)

	현재	1년도 말	2년도 말	3년도 말
리스 :				
리스료		−4,000	−4,000	−4,000
리스료의 세금절감액		1,360	1,360	1,360
구입(차감) :				
의료장비의 구입가격	−9,000			
감가상각비의 세금절감액		1,020	1,020	1,020
증분현금흐름	9,000	−3,660	−3,660	−3,660

셋째, 새 의료장비를 리스하는 경우, 감가상각비의 세금절감효과를 얻을 수 없다. 이는 현금유출로 나타난다.

넷째, 새 의료장비를 리스하면, 새한병원은 3년 동안 매년 4,000만원의 리스료를 (주)경민리스에게 지불해야 하며, 이는 현금유출로 나타난다. 그러나 리스료는 비용항목으로 매년 1,360만원의 세금절감효과를 얻을 수 있으며, 이는 현금유입으로 나타난다.

〈표 11-4〉에서 리스로 인한 증분현금흐름을 구성하는 항목들은 대부분 현재 시점에서 확실하게 예측가능한 값이라 할 수 있다. 즉 무위험현금흐름이라 할 수 있다.

2.2 리스의 평가

리스를 평가하기 위해서는 증분현금흐름을 측정한 다음, 이를 적절한 할인율로 할인하여야 한다. 리스는 임차인이 담보부채권을 발행하여 자산을 구입하는 것과 그 성격이 유사하다. 따라서 리스로 인한 현금흐름의 적절한 할인율은 이러한 부채의 이자율과 동일해야 한다.[5] 즉 리스의 증분현금흐름은 담보부채권의 세

5 리스의 평가는 리스와 차입에 의한 구입간의 비교이므로 리스로 인한 재무위험의 증가는 무시해도 된다. 왜냐하면 증분개념에서는 양자간 동일하게 발생하는 효과(재무위험)는 서로 상쇄될 수 있기 때문이다.

후 이자율(또는 세후 무위험이자율)로 할인되어야 할 것이다. 새한병원이 담보부 채권을 발행하는 경우 그 채권의 세전 이자율이 7.57576%라 한다면, 리스의 현금흐름의 적절한 할인율은 5%[7.57576%×(1−0.34)]이다.[6] 이 세후 할인율로 증분현금흐름을 할인하여 순현재가치(NPV)를 계산하면 다음과 같다.

$$\begin{aligned} NPV &= 9{,}000\text{만원} - \frac{3{,}660\text{만원}}{1+0.05} - \frac{3{,}660\text{만원}}{(1+0.05)^2} - \frac{3{,}660\text{만원}}{(1+0.05)^3} \\ &= 9{,}000\text{만원} - 3{,}660\text{만원} \times PVIFA_{0.05,\,3} = -967.09\text{만원} \end{aligned}$$

새 의료장비의 직접 구입과 비교한 리스의 순현가가 −967.09만원으로서 음(−)의 값을 가지므로, 새한병원은 새 의료장비를 리스하지 않고 직접 구입해야 할 것이다.

자산의 구입가격을 제외한 증분현금흐름(현금유출)은 리스로 인해 대체된 부채의 원리금 상환액이라 할 수 있다. 그러므로 새한병원의 경우 **리스의 부채대체액**(debt displacement)을 다음과 같이 구할 수 있다.

$$\text{리스의 부채대체액} = 3{,}660\text{만원} \times PVIFA_{0.05,\,3} = 9{,}967.09\text{만원}$$

새한병원이 리스를 하는 경우 현재시점에서 설비구입가격(9,000만원)을 절약하지만, 리스의 부채대체액(9,967.09만원)에 해당하는 원리금을 향후 3년 동안 상환해야 할 것이다. 이와 같은 관점에서 구입에 대한 리스의 순현가를 다음과 같이 나타낼 수도 있다.

$$\begin{aligned} NPV &= \text{구입가격} - \text{리스의 부채대체액} \\ &= 9{,}000\text{만원} - 9{,}967.09\text{만원} = -967.09\text{만원} \end{aligned}$$

6 차입에 의한 구입 시 발생될 수 있는 이자비용의 세금절감효과를 할인율에 간접적으로 반영해 주는 것이다.

일반적으로 구입에 대한 리스의 순현가는 다음과 같다.[7]

$$NPV = NPV(\text{리스}) - NPV(\text{구입})$$
$$= I_0 - \sum_{t=1}^{n} \frac{L_t(1-T_C) + T_C \times dep_t}{(1+r)^t} \quad (10\text{-}1)$$

I_0 : 리스대상자산의 취득원가
L_t : t시점의 리스료
dep_t : t시점의 감가상각비
T_C : 법인세율
r : 담보부채권의 세후 이자율

2.3 리스료의 산정

지금까지 임차인, 새한병원의 관점에서 리스–구입의사결정을 실펴보았다. 이제 임대인 (주)경민리스의 관점에서 의사결정을 생각해 보자. (주)경민리스의 경우 의료장비를 구입하여 새한병원에 리스해 줄 경우 다음과 같은 세 가지 현금흐름을 고려해야 한다.

첫째, (주)경민리스는 현재시점에서 의료장비의 구입에 의해 9,000만원의 현금지출이 발생한다. 둘째, 의료장비는 3년 동안 정액법으로 완전상각되기 때문에 매년도 말 감가상각비는 3,000만원이다. 따라서 매년 감가상각비로 인한 세금절감액 1,020만원(3,000만원×0.34)만큼 현금유입효과가 나타난다. 그리고 셋째, 매년 리스료 수입은 4,000만원이기 때문에 세후 리스료수입은 2,640만원 [4,000만원 × (1−0.34)]이다. 이들을 고려하여 임대인, 즉 (주)경민리스의 관점에서 현금흐름을 구하면 〈표 11−5〉와 같다.

〈표 11−5〉에서 볼 수 있는 바와 같이 임대인의 현금흐름은 임차인의 현금흐름과 정반대로 나타난다. 이와 같이 임대인의 현금흐름과 임차인의 현금흐름이 정반대라면, 두 집단의 현금흐름의 합은 0이 된다. 그러므로 리스에 의한 결합

7 자산의 잔존가치는 없다고 가정한다.

| 표 11-5 | (주)경민리스의 증분현금흐름(구입－리스)

(단위 : 만원)

	현재	1년도 말	2년도 말	3년도 말
의료장비의 구입가격	−9,000			
감가상각비의 세금절감액		1,020	1,020	1,020
세후 리스료		2,640	2,640	2,640
증분현금흐름	−9,000	3,660	3,660	3,660

이득은 없다고 할 수 있다. 임차인의 NPV가 −967.09만원이기 때문에 임대인의 NPV는 967.09만원이 될 것이다. 즉 두 당사자 NPV의 합은 0이다.

앞의 예에서 임대인은 967.09만원의 이익을 보는 반면, 임차인은 동일한 금액만큼 손해를 보게 된다. 그러나 이와 같은 경우 임차인이 리스계약을 하지 않을 것이기 때문에 리스계약이 이루어질 수 없을 것이다. 따라서 리스료는 임대인 또는 임차인 모두에게 불만이 없는 수준에서 결정되어야 한다. 앞의 예에서는 임대인과 임차인의 세율구조가 같고 감가상각방법이 동일하며, 거래비용이 없다고 묵시적으로 가정하고 있다. 이 경우 임대인이나 임차인 모두에게 불만이 없는 리스료, 즉 균형리스료는 NPV가 0이라는 조건하에서 산출될 수 있다. 즉 NPV가 0이 되는 리스료는 다음과 같은 식에 의해 구할 수 있다.

$$9,000\text{만원} = \sum_{t=1}^{3} \frac{L(1-0.34)+1,020\text{만원}}{(1+0.05)^t}$$

$$\rightarrow 9,000\text{만원} = PVIFA_{0.05,\,3} \times (0.66L + 1,020\text{만원})$$

$$\therefore L = 3,461.93\text{만원}$$

즉 균형리스료는 3,461.93만원이 된다. 이 경우 임대인 또는 임차인의 순현가는 모두 0이 된다. 그러나 현실적으로 임차인과 임대인의 세율구조 및 감가상각방법의 차이, 거래비용의 존재 등으로 인하여 양 당사자 모두가 정(+)의 순현가, 즉 리스로 인한 혜택을 얻을 수 있다.

3 리스의 동기

리스에 따른 이점으로는 세제상의 이점, 불확실성의 감소, 거래비용의 감소 등을 들 수 있다.

3.1 세제상의 이점

장기적인 리스에 대한 가장 중요한 이유는 세금절감효과이다. 만약 법인세가 존재하지 않으면 장기리스는 존재할 수 없을 것이다. 리스의 세금혜택은 기업 또는 병원이 다양한 세율구조를 가지고 있기 때문이다. 만약 낮은 세율구조하에 있는 병원이 자산을 차입에 의해 구입할 경우, 감가상각비나 이자비용에 의한 세금절감효과는 낮을 것이다. 그러나 이 병원이 구입 대신에 리스를 이용한다면, 임대인은 감가상각비와 이자비용에 따른 세금절감효과를 얻게 되고 경쟁적 시장에서는 이와 같은 임대인의 이득 중 일부가 임차인에게도 돌아갈 수 있다. 즉 임대인은 세금절감에 따른 이득을 고려하여 리스료를 낮게 산정함으로써 임차인은 구입할 경우보다 더 큰 혜택을 얻을 수 있다. 이와 같은 이유로 병원은 구입보다 리스를 더 선호하게 된다.

앞의 새한병원과 (주)경민리스 간의 리스 예에서 (주)경민리스의 리스의 가치는 967.09만원이었다. 그러나 새한병원의 리스의 가치는 정반대로 −967.09만원이었다. 이 경우 임대인의 이득은 임차인의 비용하에 얻어지기 때문에 리스계약은 성립될 수 없을 것이다.

그러나 새한병원의 법인세율이 0%이고 리스료가 4,000만원에서 3,465만원으로 감소할 경우, (주)경민리스와 새한병원 모두 리스로부터 정(+)의 순현가를 얻을 수 있다.

먼저 새한병원에 적용되는 법인세율이 0%이고 리스료가 3,465만원으로 낮아

| 표 11-6 | 새한병원의 현금흐름

(단위 : 만원)

	현재	1년도 말	2년도 말	3년도 말
리스 :				
리스료		−3,465	−3,465	−3,465
구입(차감) :				
의료장비의 구입가격	−9,000			
증분현금흐름	9,000	−3,465	−3,465	−3,465

질 경우, 앞의 〈표 11−4〉를 재작성하여 리스를 구입과 비교할 때의 증분현금흐름을 구하면 〈표 11−6〉과 같다.

따라서 새한병원에 대한 리스의 가치는 다음과 같다.

$$리스의\ 가치 = 9{,}000만원 - \sum_{t=1}^{3} \frac{3{,}465만원}{(1+0.0757576)^t} = 1.56만원$$

여기서 이 병원의 법인세율이 0%이기 때문에 세후 할인율은 세전 할인율과 같은 7.57576%이며, 리스료와 감가상각비로 인한 세금절감효과가 나타나지 않는다는 점을 유의하여야 한다.

그리고 (主)경민리스에 적용되는 법인세율이 34%이고, 리스료가 3,465만원일 때, 이 회사의 리스로 인한 현금흐름은 〈표 11−7〉과 같다.

| 표 11-7 | (主)경민리스의 현금흐름

(단위 : 만원)

	현재	1년도 말	2년도 말	3년도 말
의료장비의 구입가격	−9,000			
감가상각비의 세금절감액		1,020	1,020	1,020
세후 리스료*		2,286.9	2,286.9	2,286.9
증분현금흐름	−9,000	3,306.9	3,306.9	3,306.9

* 3,465 × (1 − 0.34) = 2,286.9만원

따라서 (主)경민리스에 대한 리스의 가치는 다음과 같다.

$$리스의\ 가치 = -9{,}000만원 + \sum_{t=1}^{3} \frac{3{,}306.9만원}{(1+0.05)^t} = 5.51만원$$

위의 예와 같이 서로 다른 법인세율하에서는 임차인은 1.56만원, 임대인은 5.51만원의 이득을 얻을 수 있다.

임차인이 얻을 수 없는 감가상각비와 이자비용에 따른 세금절감효과를 임대인은 얻을 수 있기 때문에, 법인세율이 서로 다른 경우 리스료를 협의를 통해 산정함으로써 두 당사자 모두 정(+)의 순현가를 얻을 수 있을 것이다.

3.2 불확실성의 감소

리스기간이 만료될 때까지 임차인이 그 재산을 소유하지 않고 임차하는 것이므로, 기술혁신 등으로 인하여 리스기간 중에 발생되는 자산의 진부화 또는 자산가격의 하락과 같은 자본손실의 위험을 회피할 수 있다. 이 경우는 주로 운용리스에 해당되며, 금융리스의 경우에는 임차인이 진부화의 위험을 부담하게 된다.

3.3 거래비용의 감소

자산의 소유권을 이전할 경우 소요되는 거래비용은 리스계약에 따른 비용보다 크게 나타난다. 예를 들어 며칠 동안 여행을 위하여 자동차가 필요한 경우에 그 자동차를 구입하여 재판매하는 데 소요되는 거래비용은, 리스에 의해 그 자동차를 단기간 사용하는 데 지급되는 비용보다 클 것이다.

그러나 리스의 경우 대리인비용이 나타날 수 있다. 예를 들어 임차인은 자산의 잔존가치에 무관심하기 때문에 자산을 잘못 또는 무리하게 사용할 수 있다. 이와 같은 비용은 높은 리스료에 의해 임차인에게 부과될 것이다. 임대인은 감시에 의해 이와 같은 대리인비용을 감소시킬 수는 있지만 이 또한 비용이 소요된다.

따라서 구입과 재판매의 거래비용이 리스의 대리인비용과 감시비용보다 높을 경우 리스는 가치를 가지게 된다.

3.4 리스의 동기에 대한 그릇된 설명

리스와 회계적 이익

자산을 리스할 때 금융리스보다 운용리스로 처리하는 경우 재무상태표상에 부채가 더 적게 표시될 수 있다. 따라서 병원은 상대적으로 재무구조가 양호한 재무상태표를 보여주고자 운용리스를 선호한다. 추가적으로 병원의 총자산순이익률은 금융리스나 차입을 통해 구입할 경우보다 운용리스할 경우에 일반적으로 더 높다. 이는 총자산순이익률 공식의 분자와 분모를 비교해 보면 알 수 있다.[8]

그러나 리스로 인해 이러한 총자산순이익률이 증가되는 효과는 병원의 가치에 영향을 미치지 않을 것이다. 경제적 가치의 변화 없이 장부상 수치인 회계적 이익의 단순한 증감은 중요하지 않고, 병원가치에도 영향을 주지 않는다.

100%의 자금조달효과

일반적으로 리스가 100%의 자본조달효과를 제공하므로 자금조달상에 이점이 있다고 주장된다. 그러나 리스는 부채를 대체하는 효과를 가져오기 때문에 현금으로 설비를 먼저 구입하고 이 설비를 담보로 하여 차입하는 경우와 자본조달 측면에서 별차이가 없을 것이다.

---

8 먼저 분자부문을 살펴보면, 운용리스에서는 리스료만이 비용으로 처리된다. 반면에 차입으로 자산을 구입하면 감가상각비와 이자비용이 발생한다. 그러므로 대부분의 경우 초기에는 리스료가 감가상각비와 이자비용의 총액보다 적기 때문에 회계적 이익은 운용리스를 이용할 때 더 높게 나타난다. 그리고 분모부문을 살펴보면, 운용리스의 경우 재무상태표상에서 자산과 부채의 변동이 나타나지 않는다. 그래서 회사의 총자산가치는 구입이나 금융리스 때보다 운용리스를 이용할 때 더 적다.

시 사 포 커 스

의료기기 리스 잘 쓰면 잘 쓰면 약, 못 쓰면 독

의료기기를 구입할 때 현금으로 구입하는 것이 유리할까? 아니면 리스로 구입하는 것이 유리할까?

분업 이후 병원급 의료기관의 의료기기 투자가 급증하면서 의료기기를 리스로 구입하는 의료인들이 많아지고 있으며 이와 함께 의료기기 리스시장도 함께 커지고 있다.

리스업체 한 관계자는 “최고 수십억까지 하는 의료기기는 초기 투자비용이 높아 아무래도 직접구입에 따른 부담이 클 수밖에 없어 의료기기 리스시장의 전망은 밝은 편”이라고 진했다. 특히 최근 들어 불황에 시달리는 개원가들이 불황 타개책으로 피부나 비만성형을 많이 다루면서 피부 · 성형외과 전문의가 아닌 타 과 의사들도 피부 및 비만성형 기기들을 앞다퉈 구입하고 있는 실정이다. 세한메디테크 관계자는 “피부 관련 의료기기들은 가격대가 500만원에서 1,000만원 사이인데 일반적으로 새로 시작하는 의사들은 비교적 저가의 제품을 찾으며 고가의 제품을 구입한다고 해도 리스를 이용하는 경우가 많다”고 설명했다. 또 예전 한 개원미용정보 박람회에서 비만 관련 제품을 선보인 업체는 “1억 이상의 장비부터 저가의 중국산 제품까지 가격의 폭이 다양한데 가격의 차가 너무 크다 보니 비전문의들은 아무래도 저가의 제품 위주로 찾고 있으며 가격부담 때문에 리스를 많이 이용하고 있다”고 덧붙였다.

의료기기 리스업체인 연합캐피탈의 한 관계자는 “의료기기 구입 시 여유자금이 많지 않을 경우 리스로 구입한 뒤 남은 자금으로 병원을 운영하는 것도 한 방법이다”고 전했다. 리스에는 크게 금융리스와 운용리스가 있는데 금융리스는 임대자의 서비스는 설비에 대한 금융제공에 한정되고 임차인이 임차자산의 유지·보수에 관한 책임을 지는 리스를 말한다. 금융리스는 리스이용자가 초기 구입자금을 금융기관으로부터 차입하는 형식을 띄기 때문에 회계기준에서는 리스이용자가 자산으로 장부에 기록하도록 하고 법인세법에 따라 감가상각을 하도록 규정하고 있다. 금융리스는 명의를 리스회사뿐만 아니라 리스이용자의 명의로도 할 수 있다. 운용리스는 임차인이 임차자산을 필요한 기간 동안에만 이용하고 리스회사에 반환하는 비교적 단기간의 리스로, 서비스 리스 또는 유지리스라고도 한다. 운용리스는 금융리스와는 달리 계약기간 만료 이전이라도 임차인의 희망에 따라 언제라도 중도 해약할 수 있다. 운용리스의 대상자산은 컴퓨터, 사무용기계, 의료기기, 자동차, 항공기 등과 같이 진부화의 위험이 큰 자산이 보통이며 금융리스와는 달리 주선 및 유지관리비용과 책임을 임대인이 부담한다.

금융리스와 운용리스를 엄격하게 구별하는 이유는 재무제표에 미치는 영향이 매우 크기 때문이며, 이해관계자들로부터 해석의 오류를 불러 일으킬 요소를 많이 내포하고 있기 때문이다. 연합캐피탈 관계자는 "오토리스의 경우 범용성이 있고 중고차 시장도 활발하기 때문에 운용리스가 가능하지만 의료기기는 범용성이 없어서 운용리스 대상이 아니다"라고 덧붙였다. 즉 의료기기리스는 렌탈의 개념보다는 할부의 개념이라는 것이다.

한편 무분별한 리스 이용은 병 · 의원 운영에 큰 타격을 줄 수도 있기 때문에 신중해야 한다는 지적이다. 이에 의료계 관계자는 "불황으로 인한 의료기관 간 과당경쟁으로 앞다퉈 신 의료기기를 도입하고 있는데 리스된 의료기기는 자산이 아닌 빚이며 이런 점들을 명확히 이해하고 의료장비들을 구입해야 할 것"이라고 강조했다.

〈medifonews, 2006. 3. 29〉

KEY WORD

주 · 요 · 용 · 어

■ **리스(lease)**

임차인(리스이용자)이 자산의 사용권을 갖는 대가로 임대인(리스회사)에게 일정한 임차료(리스료)를 지급하는 계약을 의미한다.

■ **운용리스(operating lease)**

임차인이 리스기간 동안 일정한 리스료를 정기적으로 지불하면서 리스자산을 이용하다가 더 이상 이용할 필요가 없을 때는 언제라도 임대인에게 리스자산을 되돌려 줄 수 있는 선택권이 부여된 것으로서, 그 계약기간이 통상 자산의 내용연수에 비해 짧은 단기리스를 말한다.

■ **금융리스(financial lease)**

임차인이 리스자산에 대한 관리의무를 부담하는 동시에 중도해지가 원칙적으로 허용되지 않는 장기리스를 말하며, 금융리스는 그 성격상 자산구입을 위한 자금조달의 대체적 수단으로 이용되는 리스로서 자본리스(capital lease)라고도 한다.

■ **매각 후 재리스(sale and lease-back)**

기업이 이미 보유하고 있는 자산이나 일단 필요에 따라 취득한 자산을 다른 기업(임대인 또는 리스회사)에게 매각한 후, 즉시 그 자산을 다시 임차하는 것을 말한다.

■ **레버리지 리스(leveraged lease)**

임대인이 자금의 일부를 차입하여 리스자산을 구입한 후, 그 자산을 임차인에게 임대해 주는 것을 말한다.

■ **리스의 경제성**

리스의 현금흐름을 적절한 할인율로 할인하여 구해진 순현가에 의해 평가될 수 있다.

■ **리스의 부채대체액(debt displacement)**

자산의 구입가격을 제외한 증분현금흐름(현금유출)은 리스로 인해 대체된 부채의 원리금 상환액이라 할 수 있다.

EXERCISE

연·습·문·제

1. 운용리스와 금융리스를 비교 · 설명하라.

2. 리스의 동기를 설명하라.

3. 다음의 각 사항에 대한 타당성을 논하라.
   (1) 리스는 병원의 위험을 줄여주고, 병원의 자본비용을 감소시킬 수 있다.
   (2) 리스는 100%의 자금조달효과를 제공해 준다.
   (3) 리스를 많이 하는 병원은 차입을 많이 하지 않을 것이다.
   (4) 리스에 대한 세금혜택이 없다면 리스는 사라질 것이다.

4. 우리병원은 취득가격이 6,000만원인 새로운 의료장비를 구입할 것을 결정하였다. 이 의료장비는 5년에 걸쳐 정액법으로 상각되며, 그 잔존가치는 1,000만원으로 추정된다. 한일리스회사는 5회에 걸쳐 매년 초 1,200만원의 리스료를 지급하는 조건으로 우리병원에게 동일한 의료장비를 리스해 주겠다고 제안했다. 한계법인세율은 34%이며, 담보부사채의 이자율은 10%이다(단, 리스료의 세금절감효과는 리스료 지급시점에서 이루어진다고 가정한다).
   (1) 우리병원은 이 의료장비를 리스해야 하는가 또는 차입에 의해 구입하여야 하는가?
   (2) 우리병원이 이 의료장비를 리스 또는 차입에 의해 구입하는 두 대안에 대해 무차별하게 생각하기 위해서는 매년 초에 지급하는 리스료는 얼마이어야 하는가?

PART 5

병원의 운전자본관리

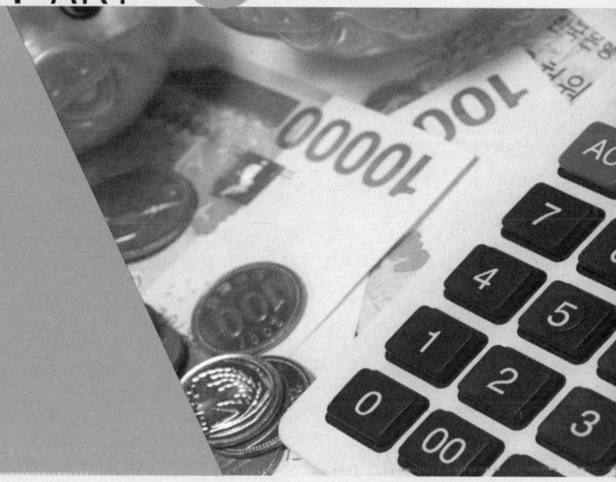

CHAPTER 12 병원의 운전자본정책

CHAPTER 13 병원의 운전자본관리

CHAPTER 12

병원의 운전자본정책

1. 단기적 재무의사결정
2. 단기재무정책
3. 현금예산과 단기재무계획

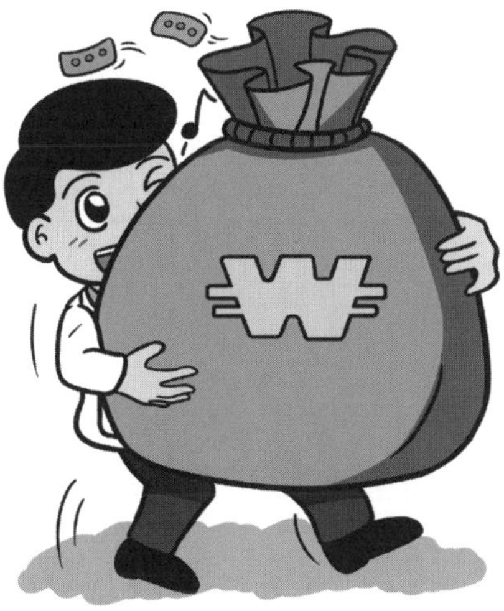

병원은 운전자본정책을 통해 단기영업활동에 필요한 현금 등을 확보할 수 있다.

병원의 단기적 재무의사결정(short-term financial decision making)은 주로 1년 이내 병원에 영향을 미치는 것으로서 순운전자본(net working capital)에 관한 의사결정이다. 순운전자본은 넓은 의미에서 유동자산을 포함한 개념이며, 좁게는 유동자산에서 유동부채를 차감한 순운전자본을 의미한다.
본장에서는 유동자산투자와 유동자금조달에 관한 합리적인 의사결정을 위한 순운전자본정책에 관하여 설명하고자 한다.

1 단기적 재무의사결정

단기적 재무의사결정은 주로 1년 이내 발생되는 현금의 유입과 유출에 관련된 의사결정으로 유동자산과 유동부채에 관한 의사결정을 말한다. 예를 들어 병원은 약품이나 진료재료를 주문하고 대금을 지급하며 환자의 의료미수금을 회수하는 일련의 과정에서 재무의사결정을 하게 되는데, 약품이나 진료재료를 얼마나 주문할 것인가? 보유하고 있는 현금을 사용할 것인가? 아니면 은행에서 차입할 것인가? 환자의 의료미수금을 어떻게 효율적으로 관리할 것인가? 등이 단기적 재무의사결정에 관한 사항이다. 단기적으로 발생하는 현금유입과 유출은 발생시점이 서로 다르며 미래에 발생되므로 단기자금관리 측면에서 이와 관련된 재무의사결정은 매우 중요한 의미를 가진다.

1.1 순운전자본

운전자본(working capital)은 두 가지 의미로 사용된다. 하나는 재무상태표상에 나타나는 모든 유동자산을 말하며, 다른 하나는 유동자산에서 유동부채를 차감한 **순운전자본**을 의미한다. 일반적으로 운전자본은 순운전자본을 의미하며, 이는 유동자산과 유동부채의 변화에 의해 결정된다. 유동자산은 현금이나 1년 이내에 현금화가 가능한 자산으로 현금및현금성자산, 단기투자자산, 의료미수금, 재고자산 등을 포함하며, 유동부채는 1년 이내에 지급하여야 하는 채무로서 단기차입금, 매입채무, 미지급비용 등을 포함한다.

순운전자본은 현금유입과 유출의 예측이 확실할수록 작게 보유해도 되지만 예측이 불확실할수록 단기부채 상환을 위하여 보다 많은 순운전자본을 필요로 한다. 병원에서 발생하는 현금유입액과 유출액이 그 규모와 발생시점이 각각 다르고 현금유입액과 유출액에 대해서 정확하게 예측하기가 어렵기 때문에 자금수요에 대비하여 적정규모의 순운전자본을 항상 유지하여야 한다.

병원의 운전자본 흐름을 보면, 병원은 현금으로 약품 등 재고자산을 구매하여 놓고 환자의 진료에 대비하고 있다가 의료진에 의해 병원에 내원한 환자에게 제공하게 된다. 서비스 제공결과, 재고자산이 소진되면서 의료비용이 발생되고 그 대가로 일부는 현금으로 수령하며 일부는 의료보험 등으로 청구하게 되어 미수금으로 남아 있다가 일정기간 후에 현금으로 회수하게 된다. 이와 같이 현금이 재고자산 및 의료미수금으로, 다시 현금화되는 과정에서 병원은 일정수준의 재고자산·의료미수금 등을 유지하여야 하며, 약품 및 진료재료비, 인건비, 경비 등을 지불하는 과정에서 일부는 현금으로 지불하고 일부는 외상매입 또는 미지급으로 남아 있지만, 현금이 요구되므로 이 과정에서 일정수준의 순운전자본을 유지하여야 한다.

순운전자본이 적정수준 이상 보유하면 유동성 측면에서 단기부채 지급불능의 위험을 해소할 수 있지만 수익자산에 대한 투자가 그만큼 감소하여 수익성을 향상시킬 수 있는 기회가 상실되는 문제점이 있다. 반면에 순운전자본을 적정수준 이하로 유지하게 되면 수익성을 향상시킬 수 있는 기회는 증대하지만, 상대적으로 단기채무 불이행 위험이 증가하게 된다. 따라서 적정수준의 순운전자본 유지가 단기자금관리 측면에서 매우 중요하다.

운전자본관리는 재무관리자의 일상적이고 반복적인 업무라고 할 수 있지만 병원의 경우 총자산 중에서 유동자산이 차지하는 비중이 높기 때문에 자산의 효율적 이용 측면에서도 중요하다. 병원은 비유동자산에 대한 투자는 리스(lease)나할부구입을 통해서 그 지출을 줄일 수 있지만, 금융시장을 통한 직접적인 자본조달이 불가능하기 때문에 유동부채에 크게 의존하지 않을 수 없다. 따라서 병원은 적정한 유동성을 유지하면서 수익성을 높이기 위해서 운전자본의 효율적 관리가 필수적이라 할 수 있다.

1.2 병원의 현금흐름순환

병원이 의료서비스를 제공하는 의료활동과정에서 현금흐름이 순환된다. 환자 진료를 위하여 약품 및 진료재료를 구입하여 대금을 지불한 후, 환자의 진료과정을 거쳐 일부는 현금으로, 일부는 의료미수금으로 회수되는 반복적인 현금순환과정을 거치게 된다. 이와 같은 과정에서 일관성이 없거나 불확실한 현금유입과 유출이 발생하게 되는데 그 이유는 약품이나 진료재료 구입 시 현금지급(매입채무지급)과 의료미수금의 현금회수의 시점이 서로 일치하지 않거나, 미래의 의료수익이나 비용의 수준과 발생시점을 사전에 정확히 예측할 수 없기 때문이다.

이러한 측면에서 현금흐름순환의 관리가 중요하다. 현금흐름순환은 영업주기와 현금주기로 구분하는데, **영업주기**(operating cycle)는 원재료의 구입에서 의료미수금이 현금으로 회수되기까지의 기간으로 재고기간과 의료미수금회수기간을 합한 것과 같다.[1]

$$\text{영업주기} = \text{재고기간} + \text{의료미수금회수기간}$$

현금주기(cash cycle)는 약품 등 진료재료 구입 후 매입채무의 지급시점(현금

---

1 $\text{재고자산회전율(회)} = \dfrac{\text{의료수익}}{\text{재고자산}}$, $\text{재고기간(일)} = \dfrac{365}{\text{재고자산회전율}}$

$\text{의료미수금회전율(회)} = \dfrac{\text{의료수익}}{\text{의료미수금}}$, $\text{의료미수금회수기간(일)} = \dfrac{365}{\text{의료미수금회전율}}$

회전율을 계산할 때, 기초와 기말 간 변동을 반영해 주기 위해서는 평균액을 사용하는 것이 좋다.

유출)과 의료서비스 제공 후 의료미수금의 회수시점(현금유입) 사이의 시간가격으로 영업주기에서 매입채무지급기간을 차감한 것이다.[2]

현금주기 = 영업주기 − 매입채무지급기간

이상에서 설명한 영업주기와 현금주기를 그림으로 나타내면 [그림 12-1]과 같다.

운전자본관리가 필요한 이유는 현금유출(약품 및 진료재료 구입대금지급)과 현금유입(의료미수금회수)의 발생시점이 서로 일치하지 않기 때문이다. 현금유출과 현금유입 간의 간격(gap), 즉 현금주기는 영업주기 및 매입채무지급기간과 관련이 있다. 이 간격은 단기차입에 의존하거나 유동성 높은 유가증권을 보유함으로써 메울 수 있다. 그리고 재고기간 또는 의료미수금회수기간을 단축하거나(영업주기를 단축하거나), 매입채무지급기간을 길게 함으로써 그 간격을 줄일 수 있을 것이다. 현금주기를 단축함으로써 병원은 추가적인 운전자본을 조달하지 않고도 유동성을 증가시킬 수 있게 된다.

그림 12-1 | 영업주기와 현금주기

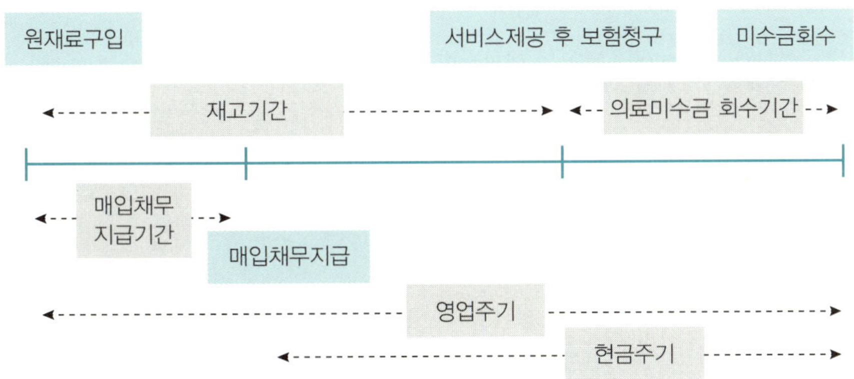

2 매입채무회전율(회) = $\frac{\text{의료수익}}{\text{매입채무}}$, 매입채무지급기간(일) = $\frac{365}{\text{매입채무회전율}}$

예제 12-1 영업주기와 현금주기

대한병원의 2개년도 재고자산, 의료미수금, 매입채무, 의료수익은 다음의 표와 같다.

(단위 : 만원)

구분	20×1년	20×2년
재고자산	20,000	30,000
의료미수금	16,000	20,000
매입채무	7,500	10,000
의료수익	107,000	115,000

대한병원의 재고기간, 의료미수금회수기간, 매입채무지급기간을 구하고 영업주기와 현금주기를 계산하라.

| 해설 |

(1) 재고기간

- $\text{재고자산회전율} = \dfrac{\text{의료수익}}{\text{평균재고}} = \dfrac{115{,}000\text{만원}}{(30{,}000\text{만원} + 20{,}000\text{만원})/2} = 4.6\text{회}$

  재고자산회전율이 4.6회라는 것은 재고자산이 1년에 4.6번 현금 또는 의료미수금으로 전환됨을 의미한다. 따라서 재고자산이 1번 현금 또는 의료미수금으로 전환되는 데 소요되는 기간, 즉 재고기간은 다음과 같이 구할 수 있다.

- $\text{재고기간} = \dfrac{365}{4.6} = 79.3\text{일}$

(2) 의료미수금회수기간과 매입채무지급기간

- $$\text{의료미수금회전율} = \dfrac{\text{의료수익}}{\text{평균의료미수금}}$$
  $$= \dfrac{115{,}000\text{만원}}{(20{,}000\text{만원} + 16{,}000\text{만원})/2} = 6.4\text{회}$$

- $\text{의료미수금회수기간} = \dfrac{365}{6.4} = 57.0\text{일}$

- $$\text{매입채무회전율} = \dfrac{\text{의료수익}}{\text{평균매입채무}}$$
  $$= \dfrac{115{,}000\text{만원}}{(10{,}000\text{만원} + 7{,}500\text{만원})/2} = 13.1\text{회}$$

• 매입채무신용기간 = $\frac{365}{13.1}$ = 27.9일

(3) 영업주기와 현금주기

• 영업주기 = 재고기간 + 의료미수금회수기간 = 79.3일 + 57.0일 = 136.3일
• 현금주기 = 영업주기 − 매입채무지급기간 = 136.3일 − 27.9일 = 108.4일

대한병원의 현금주기는 108.4일이다. 즉 현금의 유출과 유입 사이에는 약 108.4일의 시간간격이 존재한다. 병원의 유동성은 이러한 시간적인 간격에 상당히 영향을 받는다. 이러한 현금의 유출과 유입 사이의 간격을 어떻게 효과적으로 단축시키느냐가 바로 유동성관리의 핵심이라고 할 수 있다. 그러므로 유동성관리의 목표는 경영활동에 지장을 주지 않는 한도 내에서 현금주기를 단축시키는 것이다. 즉 현금주기의 단축은 재고기간과 의료미수금회수기간을 줄이고 매입채무지급기간을 늘림으로써 가능하다.

2 단기재무정책

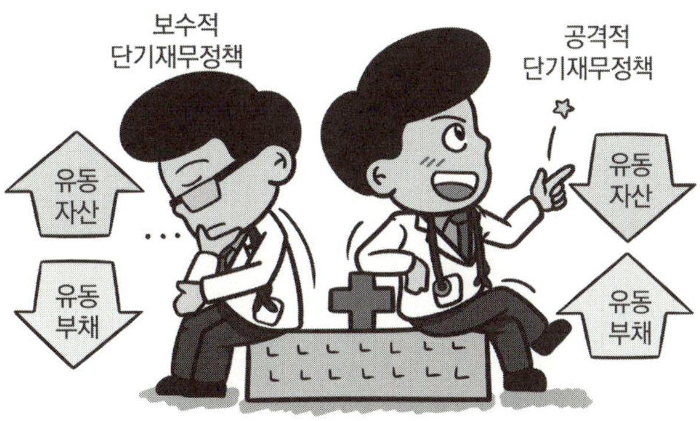

병원의 단기재무정책(short-term financial policy)은 유동자산의 투자규모와 자금조달방법 등에 의해서 결정된다. 유동자산의 투자규모는 의료수익에 대한 유동자산의 비율(유동자산/의료수익)로 측정되는데, 이 비율을 높게 유지하는 **보수적 단기재무정책**(conservative short-term financial policy)과 이 비율을 낮게 유지하는 **공격적 단기재무정책**(aggressive short-

| 표 12-1 | 단기재무정책의 구분

구분	측정비율	보수적 단기재무정책	공격적 단기재무정책
유동자산의 투자규모	$\frac{\text{유동자산}}{\text{의료수익}}$	높다	낮다
유동자산의 자금조달방법	$\frac{\text{유동부채}}{\text{비유동부채}}$	낮다	높다

term financial policy)이 있다.[3] 그리고 유동자산의 자금조달방법은 비유동부채에 대한 유동부채의 비율(유동부채/비유동부채)로 측정된다. 보수적 단기재무정책은 유동부채보다 비유동부채에 의해 상대적으로 많은 자금을 조달하는 정책인 반면, 공격적 단기재무정책은 비유동부채보다 유동부채에 의해 상대적으로 많은 자금을 조달하는 정책이다.

2.1 유동자산의 투자규모

〈표 12-2〉는 보수적 단기재무정책과 공격적 단기재무정책의 유형을 나타내고 있다. 보수적 단기재무정책하에서는 유동자산에 대한 투자의 증가로 현재 많은 현금유출이 발생되지만, 향후 현금유입이 증가하게 된다. 예를 들어 의료미수금을 확대시킴으로써 의료수익이 증대될 수 있으며, 안정적인 재고확보에 의해 환자에게 신속히 의료서비스를 제공할 수 있으므로 의료수익이 늘어날 수 있다. 그리고 보수적 단기재무정책은 재고부족시 발생될 수 있는 의료서비스 중단으로 인한 비용을 감소시킬 수 있다.

유동자산에 대한 투자규모는 유동자산의 증가에 따라 증가하는 비용과 감소하는 비용 사이의 상반관계에 의해 결정된다. 유동자산에 대한 투자규모의 증가에

3 비유동자산에 비해 유동자산은 상대적으로 수익성이 낮다. 따라서 유동자산에 대한 투자규모를 증가시키는 보수적 단기재무정책하에서는 단기채무지급능력이 높아져 안정성은 높아지나(위험은 낮아지나) 수익성이 낮아지게 된다. 이와는 반대로 유동자산에 대한 투자규모를 감소시키는 공격적 단기재무정책하에서는 안정성은 떨어지나(위험은 높아지나) 수익성이 높아지게 된다.

| 표 12-2 | 보수적 단기재무정책과 공격적 단기재무정책의 유형

보수적 단기재무정책	공격적 단기재무정책
• 현금, 유가증권의 잔고를 높임 • 재고자산에 대한 투자규모 확대 • 의료미수금 확대	• 현금, 유가증권의 잔고를 줄임 • 재고자산에 대한 투자규모 축소 • 의료미수금을 허용하지 않음

따라 증가하는 비용을 유지비용(carrying cost)이라 하며, 반대로 감소하는 비용을 부족비용(shortage cost)이라 한다. **유지비용**은 유동자산의 경제적 가치를 보존하기 위해 지출하는 비용(예를 들어 재고의 창고보관비용 등)과 상대적으로 수익성이 높은 비유동자산에 대한 투자를 포기하기 때문에 발생되는 손실(기회비용)로 구성된다. 그리고 **부족비용**은 유동자산에 대한 투자규모가 적을 때 발생되는 비용이다. 예를 들어 이 비용은 현금잔고부족(cash-out) 시 현금확보를 위해 지출하는 추가적 거래비용(긴급히 현금을 차입함으로써 발생될 수 있는 추가적 비용 등)과 의료미수금의 축소로 인한 의료수익 감소 손실, 그리고 재고부족(stock-out)으로 인한 기회비용(재고부족으로 인한 의료서비스 제공 기회상실, 이로 인한 환자로부터의 신용저하, 의료서비스 제공계획의 차질 등에 따른 비용) 등으로 구성된다.

유동자산에 대한 최적투자규모는 [그림 12-2]에서 볼 수 있는 바와 같이 유지비용과 부족비용을 합한 총비용이 최소가 되는 점에서 결정된다. 유지비용이 낮고, 부족비용이 높은 경우(실선으로 표시)에는 높은 수준의 유동자산을 보유하는 보수적 단기재무정책(CAC)이 적절하다. 반대로 유지비용이 높고, 부족비용이 낮은 경우(점선으로 표시) 낮은 수준의 유동자산을 보유하는 공격적 단기재무정책(CAA)이 바람직하다.

병원은 다른 업종에 비해 재고자산의 비중이 높지 않고 재고기간이 매우 짧으므로 유동자산부족으로 인한 부족비용수준이 매우 낮다. 따라서 가능한 작은 규모의 유동자산을 유지하는 것이 바람직하나 단기자본조달의 경로가 다양하지 못하는 현실을 감안할 때 어느 정도 적정 수준의 유동자산을 유지하여야 한다.

그림 12-2 | 유동자산의 최적투자규모 결정

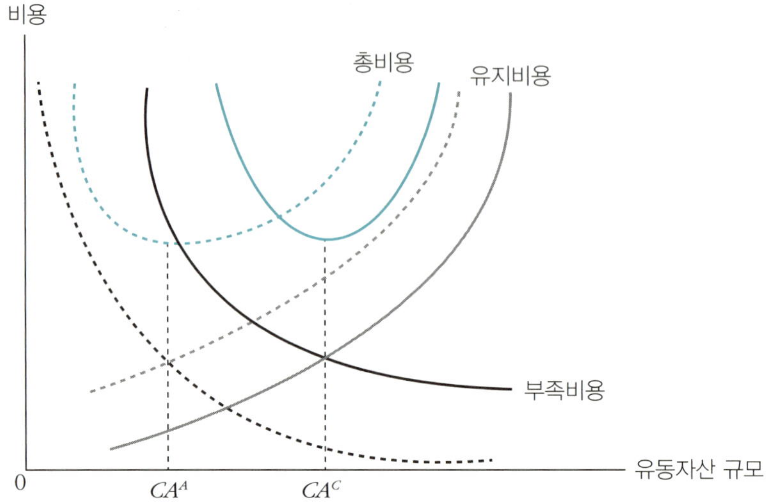

2.2 유동자산의 자금조달방법

유동자산에 대한 투자규모가 결정되면 이에 필요한 자금을 조달하여야 한다. 유동자산 투자에 필요한 자금은 은행차입, 매입채무, 장기자본(장기부채, 자기자본) 등에 의해 조달된다. 여기서는 유동자산에 대한 투자규모가 최적이라는 전제하에서 유동자산의 자금조달방법을 설명하고자 한다.

이상적 모형

이상적인 자금조달정책은 유동자산은 유동부채에 의해, 비유동자산은 비유동부채와 자기자본 등 장기자본에 의해 자금을 조달하는 것이다. 이때 순운전자본은 항상 0이 된다. 예를 들어 곡물회사가 수확 후 곡물을 구입 · 저장하여 다음 수확 전에 판매한다고 생각해 보자. 이 회사는 수확 직후에 곡물재고가 가장 많고, 다음 수확 직전에 곡물재고가 가장 적을 것이다. 그러므로 이 회사는 1년 미만의 만기를 가진 은행대출을 이용하여 곡물의 구입에 필요한 자금을 조달한 후

그림 12-3 | 이상적인 자본조달정책

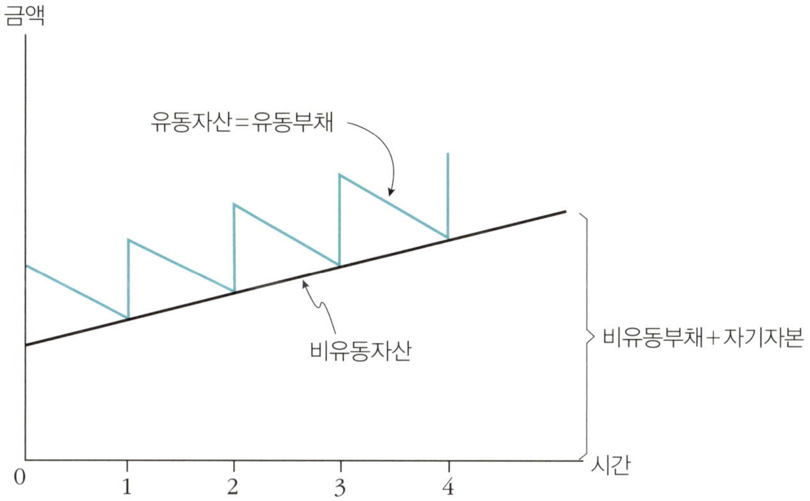

곡물의 매각대금으로 이를 상환할 수 있다.

이와 같은 상황은 [그림 12-3]에 예시되어 있다. 유동자산은 수확 직후에 증가하여 1년 동안에 걸쳐 감소하여 다음 수확 직전에 0이 되는 반면, 비유동자산은 지속적으로 증가한다고 가정하고 있다. 따라서 유동자산은 유동부채로 조달하고 비유동자산은 장기자본(비유동부채+자기자본)으로 조달하면 순운전자본은 항상 0이 될 수 있다.

현실적 모형

병원이 장기적으로 성장하여 갈 때, 의료수익은 증가하며 이에 따라 유동자산도 증가하므로 현실적으로 유동자산은 0이 될 수 없다. 병원이 성장하는 경우 [그림 12-4]에서 볼 수 있는 바와 같이 총자산의 투자규모는 장기적으로 증가하는 비유동자산 및 영구적 유동자산과 계절적으로 변동하거나 매일 또는 매월 불규칙적으로 변동하는 변동적 유동자산으로 구성된다.

[그림 12-5]는 보수적 단기재무정책과 공격적 단기재무정책하의 자본조달정책을 예시하고 있다. 보수적 자본조달정책하에서는 장기자본(비유동부채+자기

그림 12-4 | 시간에 따른 총자산의 투자규모

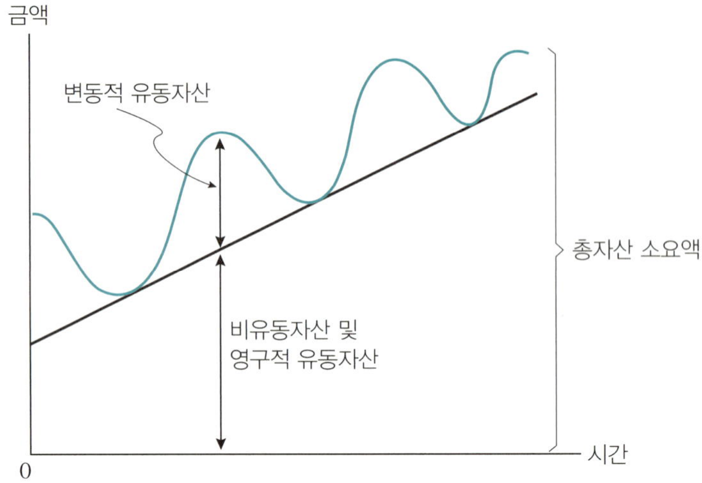

자본)을 여유 있게 확보하여 총자산의 투자에 필요한 자금을 충당한 후 남는 여유자금을 유동성이 높은 유가증권의 구입에 사용한다. 그러나 공격적 자본조달정책하에서는 총자산의 투자에 필요한 자금을 확보하기 위하여 수시로 단기자금을 차입해야 한다. 그리고 이 두 방법을 절충한 형태로 비유동자산, 영구적 유동자산, 일부 변동적 유동자산 등을 장기자본으로 조달하고, 변동적 유동자산 중 장기자본으로 조달된 것을 제외한 나머지 부분은 단기자금을 차입하여 조달하는 중립적 자본조달정책을 사용할 수 있다.

공격적 자본조달정책하에서는 최소한의 장기자본조달로 인해 자본조달비용이 낮아지지만 이상적 변동에 따른 자금수요가 발생하였을 경우 재무적 곤경에 처할 위험이 있다. 반면에 보수적 자본조달정책하에서는 대규모의 장기자본조달에 따라 안정적으로 자금을 확보할 수 있지만 자본조달비용이 높아진다는 단점이 있다. 유동자산투자에 필요한 자금을 조달할 때, 어떤 자본조달정책을 채택할 것인가는 병원의 특성에 따라 달라질 수 있다. 예를 들어 중소병원은 대형병원에 비하여 금융기관으로부터 유동자산에 필요한 자금을 조달하기 어렵기 때문에 주로 장기성자본에 의존하는 보수적 자본조달정책을 선택할 수 있으며, 대형병원

그림 12-5 ㅣ 현실적 자본조달정책

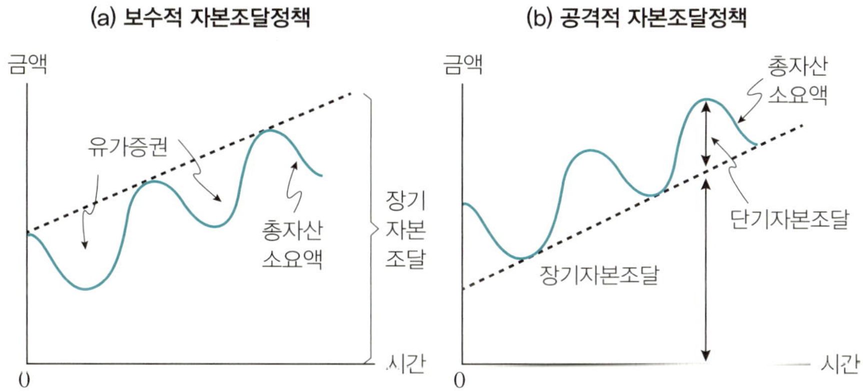

은 금융기관으로부터 자금을 비교적 쉽게 조달할 수 있기 때문에 공격적 자본조달정책을 선택할 수 있다.

최적 단기 자본조달정책

어느 정도의 유동부채를 사용해야 하는가에 관해서 명확한 기준은 없으나, 다음과 같은 몇 가지 요인을 고려하여 적절한 수준을 정할 수 있다.

■ 여유현금

보수적 자본조달정책하에서는 여유현금(cash reserves)이 충분하여 단기차입의 필요성은 거의 없으며, 병원이 재무적 곤경에 처할 가능성이 줄어든다. 즉 병원은 반복적 · 단기적인 채무를 상환하는 것에 관해서 걱정할 필요가 없을 것이다. 그러나 현금, 유가증권 등의 수익성이 낮음을 유의하여야 한다.

■ 만기의 헤징

만기의 헤징(maturity hedging)이란 자산과 부채의 만기를 일치시켜서 이자율 변동에 따른 위험을 최소화한다는 것을 의미한다. 예를 들어 유동자산은 유동부채에 의해, 비유동자산은 장기자본에 의해 조달하는 것이다. 유동부채에 의해

조달된 자금으로 비유동자산에 투자하는 등 자산과 부채의 만기가 적절하게 연계되어 있지 않으면 빈번하게 자금을 조달하여야 하며, 장기이자율보다 단기이자율의 변동이 더 크기 때문에 그만큼 위험부담이 커지게 된다.

■ 이자율의 차이

일반적으로 단기부채의 이자율은 장기부채의 이자율보다 낮은 경향이 있다. 이는 장기자금을 사용하면 상대적으로 금융비용이 높아지는 것을 의미한다.

3 현금예산과 단기재무계획

현금은 병원이 원활한 의료활동을 수행하는 데 반드시 필요하다. 그러므로 병원의 미래 현금상태를 예측하고 계획하는 것은 병원의 미래 활동을 위해 필수적이다. 현금예산(cash budget)은 미래 일정기간의 현금유출과 현금유입을 추정하여 기록한 것이다. 재무관리자는 현금예산을 통해 현금흐름의 규모와 시기를 파악하여 단기재무계획을 수립할 수 있다. 현금예산은 주별, 월별, 분기별 또는 연도별로 작성될 수 있다.

현금예산의 수립기간은 병원의 경영환경과 예산제도에 의해 결정된다. 일반적으로 현금흐름이 매우 불규칙하고 변동이 심한 병원의 경우 짧은 기간의 현금예산을 수립하는 것이 좋으며, 현금흐름이 비교적 안정적인 병원의 경우 다소 긴 기간의 현금예산을 수립하는 것이 바람직하다.[4]

현금예산을 수립하기 위해서는 먼저 의료수익에 대한 추정이 선행되어야 한다. 의료수익 추정의 정확성은 현금예산의 정확성에 직접적인 영향을 미친다. 다음으로 현금유입과 유출을 예측하고, 이를 상호비교하여 최종적인 현금예산을

4 현금예산의 수립기간이 길수록 현금예산의 정확도는 낮아지지만, 현금흐름이 안정적인 병원의 경우 그 수립기간이 길어도 어느 정도의 정확성을 기할 수 있다.

완성하게 된다.

현금예산의 수립과정을 설명하기 위해 다음과 같은 서울병원의 사례를 생각해 보자. 서울병원의 20×1년 1월 1일 현재 분기별 의료수익의 추정치는 다음과 같다.

항 목	20×1년 1분기	20×1년 2분기	20×1년 3분기	20×1년 4분기
의료수익	10,000만원	20,000만원	15,000만원	10,000만원

서울병원은 모든 의료서비스를 외상으로 판매하고 의료미수금회수기간은 90일이다. 예를 들어 1분기의 의료수익은 2분기에 전액 현금으로 회수된다. 그리고 20×0년도의 4분기 의료수익(의료미수금)은 1억원으로 가정한다. 분기 말의 의료미수금잔액은 다음과 같이 구할 수 있다.

분기 말 의료미수금 = 분기 초 의료미수금 + 당분기 의료수익
− 당분기 현금회수액

서울병원의 다음 4분기 동안의 현금회수와 기초, 기말의 의료미수금 내역은 〈표 12-3〉과 같다.[5]

| 표 12-3 | 현금유입액 추정

(단위 : 만원)

항 목	20×1년 1분기	20×1년 2분기	20×1년 3분기	20×1년 4분기
의료수익	10,000	20,000	15,000	10,000
현금회수액	10,000	10,000	20,000	15,000
분기 초 의료미수금	10,000	10,000	20,000	15,000
분기 말 의료미수금	10,000	20,000	15,000	10,000
총현금유입액	10,000	10,000	20,000	15,000

5 현금유입은 매출뿐만 아니라 자산매각, 투자수입, 그리고 장기자금조달 등에 의해서도 발생될 수 있음을 유의하여야 한다.

| 표 12-4 | 현금유출액 추정

(단위 : 만원)

항 목	20×1년 1분기	20×1년 2분기	20×1년 3분기	20×1년 4분기
의료수익	10,000	20,000	15,000	10,000
약품, 진료재료 등 구입액(외상)	10,000	7,500	5,000	5,000*
현금지출 :				
매입채무상환액	5,000	10,000	7,500	5,000
임금, 세금, 제경비	2,000	4,000	3,000	2,000
자본적 지출액	0	0	0	10,000
이자비용	1,000	1,000	1,000	1,000
총현금유출액	8,000	15,000	11,500	18,000

* 20×2년도 1분기의 예상 의료수익은 10,000만원임.

현금유출은 〈표 12-4〉에 나타난 바와 같이 주로 다음의 네 가지 사항으로 인하여 발생하게 된다.

매입채무의 상환

약품, 진료재료 등을 외상으로 구입하여 일정기간이 지난 후에 현금으로 지급한다. 매입액은 예상의료수익에 의해 결정되며, 서울병원의 경우에는 다음과 같이 가정한다.

- 매입채무의 현금상환액 = 전분기의 약품, 진료재료 등 구입액
- 약품, 진료재료 등 구입액 = 다음 분기 예상의료수익의 $\frac{1}{2}$

임금, 세금 및 기타 비용

의료활동의 수행과정에서 발생되는 모든 정상적 현금지출비용을 포함한다.[6]

6 감가상각비 등 비현금지출비용은 현금유출에 포함시키지 않아야 한다.

자본적 지출

의료설비 등의 구입대금을 현금으로 지급하는 것이며, 서울병원의 경우 4분기에 주요한 자본적 지출이 발생하는 것으로 가정하였다.

장기자본조달로 인한 지출

현존하는 비유동부채의 원리금 지급 등을 포함한다.

현금유입과 현금유출이 추정되면, 이를 비교하여 순현금흐름을 계산할 수 있다. 이와 같이 작성된 현금예산은 〈표 12-5〉와 같다. 현금예산을 살펴보면 2분기에 큰 음(−)의 순현금흐름, 즉 현금부족이 나타나는데 이는 당분기의 매출액에 대한 현금회수가 지연된 결과라 할 수 있다.

서울병원은 일상적 거래, 예측 불가능한 돌발사태, 그리고 은행계좌의 최소잔고 유지 등에 대비할 목적으로 500만원의 최소현금잔고(minimum operating cash balance)가 필요하다고 한다. 이로 인해 2분기의 누적현금부족액은 총 3,500만원이다. 이와 같은 2분기의 현금부족분은 병원의 내부자금으로 조달될 수 없기 때문에 금융기관 등을 이용하여 단기차입하여야 할 것이다.

현금예산은 여러 가지 가정하에서 추정된 것으로서 미래의 실제상황은 이와 다르게 나올 수 있다. 그러므로 여러 가지 발생가능한 상황(낙관적 상황 또는 비관적 상황 등)을 고려하여 현금예산을 각각의 상황별로 작성한 후, 이를 대비함으로써 부정확한 예측에서 오는 기회비용을 줄일 수 있을 것이다.

| 표 12-5 | 현금예산

(단위 : 만원)

항 목	20×1년 1분기	20×1년 2분기	20×1년 3분기	20×1년 4분기
총현금유입액	10,000	10,000	20,000	15,000
총현금유출액	8,000	15,000	11,500	18,000
순현금흐름	2,000	−5,000	8,500	−3,000
누적현금잔고	2,000	−3,000	5,500	2,500
최소현금잔고	500	500	500	500
누적현금과부족	1,500	−3,500	5,000	2,000

알아두기

재무계획과 예산편성

예산(budget)은 병원의 장 · 단기 재무계획(financial planning)의 구체적인 표현이다. 예산편성은 병원의 월간, 일별, 주별, 분기별, 연도별 계획을 세우고 통제하기 위해 필요하다. 예산편성은 병원의 목표가 설정되고 장기계획하에서 의료수익이 예측되면 각 부문에서 정책과 방침이 정해지고 이를 토대로 세부 예산안이 만들어진다. 손익예산, 비용예산, 수입예산, 지출예산, 자금예산이 수립된다. 이렇게 책정된 예산을 바탕으로 재무관리자는 종합 · 조정과정을 거쳐 현금예산과 추정재무제표(추정재무상태표, 추정손익계산서)가 완성된다. 예산편성은 협의의 의미에서 현금예산을 의미한다.

KEY WORD

주·요·용·어

■ **단기적 재무의사결정**

주로 1년 이내 발생되는 현금의 유입과 유출에 관련된 의사결정으로 유동자산과 유동부채에 관한 의사결정을 말한다.

■ **순운전자본(net working capital)**

유동자산에서 유동부채를 차감시킨 잔액으로 유동자산과 유동부채의 변화에서 결정된다.

■ **영업주기(operating cycle)**

원재료의 구입에서 의료미수금이 현금으로 회수되기까지의 기간으로 재고기간과 의료미수금회수기간을 합한 것과 같다.

■ **현금주기(cash cycle)**

약품 등 진료재료 구입 후 매입채무의 지급시점(현금유출)과 의료서비스 제공 후 의료미수금의 회수시점(현금유입) 사이의 시간가격으로 영업주기에서 매입채무지급기간을 차감한 것이다.

■ **보수적 단기재무정책과 공격적 단기재무정책**

구분	측정비율	보수적 단기재무정책	공격적 단기재무정책
유동자산의 투자규모	$\frac{\text{유동자산}}{\text{의료수익}}$	높다	낮다
유동자산의 자금조달방법	$\frac{\text{유동부채}}{\text{비유동부채}}$	낮다	높다

■ **유지비용(carrying cost)**

유동자산의 경제적 가치를 보존하기 위해 지출하는 비용(예를 들어 재고의 창고보관비용 등)과 상대적으로 수익성이 높은 비유동자산에 대한 투자를 포기하기 때문에 발생되는 손실(기회비용)로 구성된다.

- **부족비용(shortage cost)**
  유동자산에 대한 투자규모가 적을 때 발생되는 비용으로서 현금잔고부족(cash-out) 시 현금확보를 위해 지출하는 추가적 거래비용(긴급히 현금을 차입함으로써 발생될 수 있는 추가적 비용 등)과 의료미수금의 축소로 인한 의료수익 감소 손실, 그리고 재고부족(stock-out)으로 인한 기회비용(재고부족으로 인한 의료서비스 제공 기회상실, 이로 인한 환자로부터의 신용저하, 의료서비스 제공계획의 차질 등에 따른 비용) 등으로 구성된다.

- **현금예산(cash budget)**
  미래 일정기간의 현금유출과 현금유입을 추정하여 기록한 것이다.

EXERCISE
연·습·문·제

1. 영업주기와 현금주기에 대해서 설명하라.

2. 다음을 설명하라.
   (1) 보수적 단기재무정책
   (2) 공격적 단기재무정책
   (3) 보수적 또는 공격적 단기재무정책은 각각 어느 경우에 유리한가?

3. **영업주기와 현금주기**
   소망병원의 재무비율자료는 다음과 같다.

   - 재고자산회전율 = 6회
   - 의료미수금회전율 = 8.5회
   - 매입채무회전율 = 10회

   위 자료를 이용하여 다음의 물음에 답하라.
   (1) 소망병원의 재고기간은?
   (2) 소망병원의 의료미수금회수기간과 매입채무지급기간은?
   (3) 소망병원의 영업주기와 현금주기는?

4. **현금예산**
   경민병원은 향후 3개월 동안(1월, 2월, 3월)의 현금예산을 수립하기 위하여 다음과 같은 자료를 수집하였다.

   ① 월별 의료수익에 대한 실적치 및 추정치는 다음과 같다.

   (단위 : 만원)

항 목	12월	1월	2월	3월	4월
의료수익	800	900	1,000	850	900

   ② 의료수익 중 40%는 당월에 수금되고, 나머지 60%는 다음 달에 수금된다.
   ③ 매월 약품, 진료재료 등의 구입비는 다음 달 의료수익의 60% 수준이며, 그 대금은 구입 후 1개월이 지나서 전액 현금으로 결제된다.

④ 임금은 1월에 120만원, 2월에 150만원, 3월에 110만원이 각각 지출될 것으로 예상된다.
⑤ 관리운영비, 각종 세금 등 제경비로 매월 130만원씩 지출된다.
⑥ 2월에 200만원의 시설투자가 이루어질 예정이다.

이상의 자료를 이용하여 다음의 물음에 답하라.

(1) 1월부터 3월까지의 순현금흐름을 구하라.

(2) 매월의 최소현금잔고가 50만원일 경우, 향후 3개월 동안의 현금예산을 수립하라.

CHAPTER 13

병원의 운전자본관리

1. 현금관리
2. 의료미수금관리
3. 재고자산관리
4. 매입채무관리

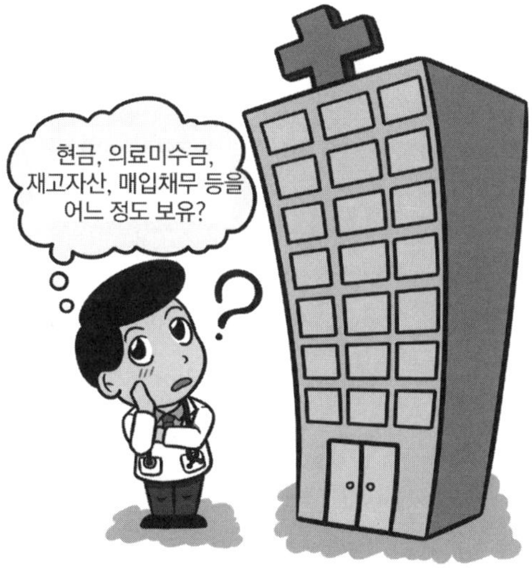

병원이 의료활동을 원활하게 수행하기 위해서 현금, 의료미수금, 재고자산, 매입채무 등을 어느 정도 보유하는 것이 바람직한가?

운전자본관리는 자금의 운용과 조달 측면에서 유동자산과 유동부채를 종합적으로 관리하여 경영의 효율성을 높이려는 관리기능이다. 운전자본관리의 핵심은 병원의 유동성과 수익성을 균형 있게 유지하기 위한 적정수준의 유동자산과 유동부채를 확보하는 것이다. 본장에서는 유동자산투자와 자금조달이라는 양 측면에서 유동자산과 유동부채에 관한 단기적 재무의사결정에 관한 구체적인 내용을 소개하기로 한다. 즉 순운전자본에서 중요한 비중을 차지하고 있는 현금관리, 의료미수금관리, 재고자산관리, 매입채무관리에 관하여 설명하고자 한다.

1 현금관리

1.1. 현금관리의 의의

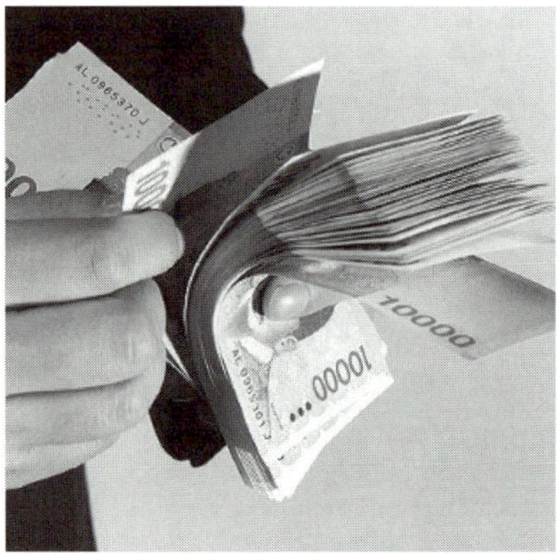

현금은 즉시적인 지불수단으로 현금및현금성자산을 의미하며 여기에 단기금융상품을 더하여 광의의 현금으로 본다. 병원은 정상적인 의료활동이나 기타의 목적을 위해서 항상 어느 수준의 현금을 보유하여야 한다. 현금을 지나치게 많이 보유하면 수익성이 낮아지고 과소하게 보유하면 유동성이 악화되므로 적정수준의 현금을 보유하는 것이 중요하다. 일반적으로 현금을 보유하게 되는 동기로는 거래적 동기, 예비적 동기, 투기적 동기 등을 들 수 있다.

첫째, **거래적 동기**(transaction motive)는 병원의 정상적인 의료활동에 필요한 거래를 위해서 일정한 현금수준을 보유하는 것이다. 예를 들어 약품 또는 진료재료를 구입하거나, 인건비를 지급하거나 공과금, 수도광열비 등 각종 경비를 지급하기 위하여 현금보유를 하게 된다.

둘째, **예비적 동기**(precautuinary motive)는 정상적인 의료활동을 위한 것이 아니고 우발적인 사태로 현금지급을 필요로 할 경우를 대비해서 일정한 현금을 보유하는 것이다. 여기서 우발적인 사태라고 함은 의료사고, 화재, 도난 등의 재해나 예상치 못했던 지출을 필요로 하는 것이다. 현금흐름을 비교적 정확하게 예측할 수 있는 경우에는 예비적 동기에 의한 현금보유량을 줄일 수 있다.

셋째, **투기적 동기**(speculative motive)는 진료재료 할인구매, 유리한 이자율 등과 같이 추가적인 투자기회의 이점을 살리기 위해 현금을 보유하는 것이다.

1.2 적정현금보유수준

최적현금보유수준은 과다한 현금을 보유했을 때 발생하는 기회비용과 너무 적게 보유했을 때 발생하는 거래비용이 상반관계에 의해 결정된다. 현금보유량이 지나치게 적을 때는 추가적인 차입이 필요하므로 거래비용이 증가하게 된다. 그러나 현금보유량이 많을 때는 거래비용은 적어지지만, 수익성이 높은 다른 자산

그림 13-1 | 최적현금보유수준의 결정

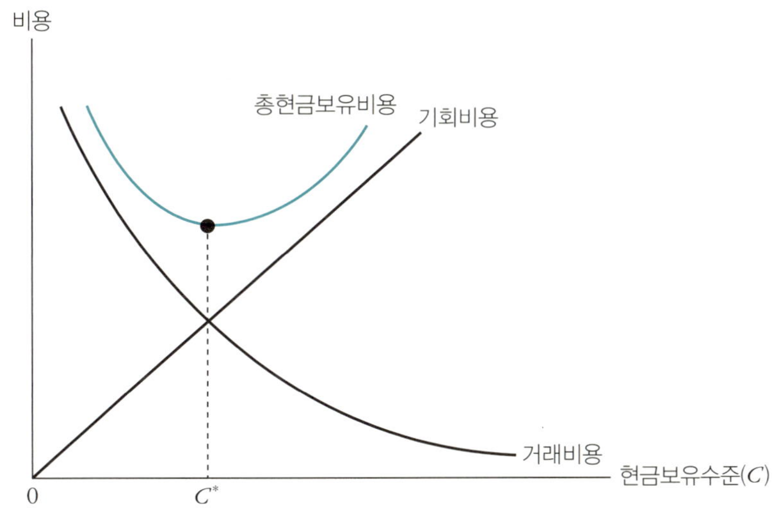

에 투자하지 못함으로써 잃게 되는 손실, 즉 미실현이자수입에 대한 기회비용이 증가하게 된다. [그림 13-1]에서 C^*는 거래비용과 기회비용의 합인 총비용이 최소가 되는 점으로서 최적현금보유수준을 나타낸다. 일반적으로 거래비용이 높거나 기회비용(유가증권 이자율)이 낮을수록 최적현금보유수준은 높아진다.

1.3 현금관리

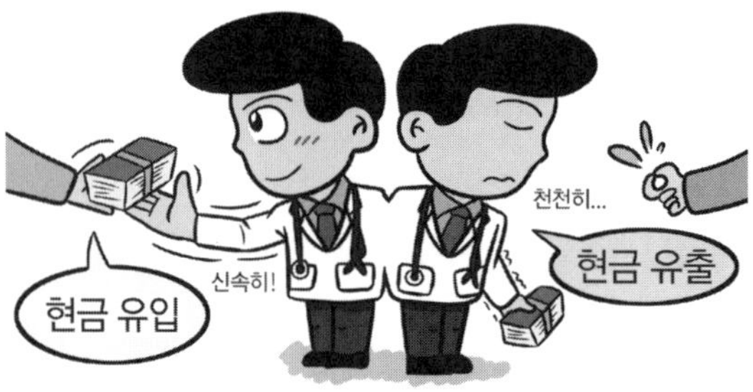

현금을 효율적으로 관리하기 위해서는 현금유입은 가능한 한 신속하게 처리하도록 하고, 현금유출은 가능한 한 지연시켜야 한다. 화폐의 시간적 가치 때문에 현금을 받는 입장에서는 되도록 빨리 받는 것이 유리하며, 현금을 지급하는 입장에서는 현금지급을 지연시킴으로써 실제 지급되는 가치를 감소시킬 수 있다.

병원이 일시적인 여유자금을 가지고 있으면, 화폐시장(money market)이라 부르는 단기금융시장에서 만기가 1년 미만인 증권에 투자할 수 있다.[1] 병원의 재무관리자가 독자적으로 투자할 수 있으나, 일정한 관리비용을 지급하여 투자전문회사에 의뢰하거나 은행의 자동이체계정(sweep account)을 이용하기도 한다. 자동이체계정이란 매 영업일마다 병원이 여유현금이 생기면, 은행이 이를 모두 수집하여 수익성 자산에 투자하는 계정이다. 병원은 계절적이며 주기적으로 발생되는 병원운영에 필요한 자금조달을 위해 또는 예정된 지출에 대비하기 위해, 그리고 돌발사태에 대비하기 위해 일시적인 여유자금(현금)을 필요로 하게 된다.

1 우리나라의 경우 단기금융시장에서 주로 거래되는 증권에는 기업어음(commercial paper : CP), 양도성예금증서(negotiable certificate of deposits : CD), 환매조건부채권(repurchase agreements : RP), 어음관리계정(cash management account : CMA), 기업금전신탁 등이 있다.

2 의료미수금관리

2.1 의료미수금의 특징

의료미수금은 병원의 특성상 일반기업의 외상매출금과는 다소 다른 성격을 가지고 있다.

첫째, 일반기업은 거래 상대방의 지불능력, 신용도 등 여러 가지를 판단하여 신용판매 여부를 결정하거나 판매의 촉진을 위하여 외상판매를 하는 것이 일반적이다. 그러나 병원은 의료법에 의거 진료거부를 할 수 없도록 되어 있기 때문에 의료서비스의 신용판매 여부를 결정할 수 없다.

둘째, 의료미수금은 많은 환자들로부터 발생되는 것으로 환자 1인당 금액이 매우 다양하여 미수금관리가 일반기업에 비해 쉽지가 않다.

셋째, 의료미수금은 전국민의료보험화 이후 의료미수금의 90% 이상 보험자단체에 청구되는 부분이므로 회수하지 못할 위험은 매우 낮다. 그러나 의료미수금의 비중이 유동자산에서 차지하는 비중이 매우 높으므로 병원은 더 많은 운전자본을 필요로 한다.

2.2 의료미수금 비용

의료미수금 발생부터 회수될 때까지의 관련 비용은 의료미수금 유지비용, 수금비용, 대손비용 등이 있다. 이를 구체적으로 설명하면 다음과 같다.

의료미수금 유지비용

의료미수금 유지비용은 다음과 같은 두 가지 경우에 발생되는 기회비용이라 할 수 있다.

첫째, 병원이 의료미수금을 빨리 회수하여 은행에 예금한다든가 다른 수익성 있는 분야에 투자한다면 적어도 은행이자 수준의 이익을 기대할 수 있다.

둘째, 병원이 의료미수금을 빨리 회수하지 못하는 경우 운전자본이 부족하게 되어 은행으로부터 차입하였다면 은행차입에 따른 금융비용을 부담하여야 한다.

의료미수금 수금비용

의료미수금 수금비용은 크게 신용조사비용과 회수비용으로 나눌 수 있다. 신용조사비용은 신용조사부서를 운영하면서 어떤 환자 또는 기관으로부터 내방한 환자를 진료할 것인가의 여부를 결정하기 위하여 드는 비용을 말한다. 그러나 우리나라의 경우에도 의료법에 의거 진료거부를 할 수 없기 때문에 신용조사부서를 별도로 설치할 필요가 없기 때문에 신용조사비용은 거의 발생하지 않는다.

그러나 의료미수금 회수비용은 병원에 따라 많이 다를 수 있다. 자동차보험환자를 많이 진료하고 있는 병원의 경우에는 접대비 등이 많이 소요되는 것으로 알려져 있으며, 일반환자의 퇴원미수금이 악성미수금으로 변질될 때 이를 회수하는 데 많은 비용이 소요된다.

의료미수금 대손비용

의료미수금 중 상당기간이 경과하여도 회수되지 않고 있는 미수금은 대손처리될 가능성이 높다. 우리나라의 법인세법은 대손충당금을 연도 말 의료미수금 잔액의 1% 한도 내에서만 인정하여 주고 있다. 그러나 입원환자가 차지하는 비중이 높을 경우 현실적으로 발생하는 불량의료미수금은 훨씬 많다. 따라서 **의료미수금 대손비용**을 최소화하기 위하여 병원은 가능한 일반환자에 대한 퇴원미수금이 발생하는 것을 최대한 억제하여야 하며 이미 발생한 퇴원미수금에 대하여는 회수기일경과분석 등을 통하여 빠른 시일 내에 회수하도록 관리를 하여야 한다.

시 · 사 · 포 · 커 · 스

'체납 병원비 눈덩이' 골치 아픈 병원들

"못받은 병원비를 받으러 환자 집을 찾아갔다가 가정형편을 보고 마음이 먹먹해지더라구요. 끼니도 떼우지 못하고 있는 환자의 모습을 보고 출장비로 라면을 사주고 왔어요."

병원비 체납액을 놓고 지역병원들이 골머리를 앓고 있다. 진료에 따른 병원비 체납액이다보니 강력한 회수에 나서기도 어렵고, 병원 운영을 위해서 체납액 정리를 미루기도 어렵기 때문이다. 일부 수도권 대형 종합병원들의 경우 체납액을 전문회수업체에 위탁해 관리를 하고 있는 경우도 있지만, 지방병원들의 경우 상당수가 직접 병원비 체납액 관리를 하고 있는 형편이다. 병원들은 체납비용 분할 납부는 물론, 지역에서 지원받을 수 있는 각종 지원제도를 환자들에게 안내해 가며 미수금 줄이기를 위한 노력을 기울이고 있다.

건양대병원의 경우 채권회수 담당자가 사회복지사 개념의 활동을 벌이고 있다. 구청에서 지원하는 긴급지원 의료비 서비스를 비롯한 사회복지 공동모금회 지원사업, 응급환자 대불사업 등 각종 지원책들을 최대한 활용하고 생활이 많이 어려운 환자들의 경우 기초생활수급자 신청까지 도와주고 있다.

충남대병원은 지난해 받지 못한 병원비가 1억 5,000만원에 달한다. 체납액 발생과 반대로 지난해 1억 5,000여 만원을 회수했지만, 지금까지 누적금액이 15억 여원에 이르고 있다. 충남대병원은 매년 10%가량 체납액 감소 목표를 정하고 있으나, 국립대병원의 특성상 병원비 강제 징수에 어려움이 크다. 또 50만원 미만의 소액 미납액을 악성으로 체납하는 경우도 상당수여서 지난해에만 3,800만원의 금액을 미수금 처리하기도 했다.

현재 대전시를 비롯한 사회복지공동모금회, 복지부 등은 각종 병원비 지원 서비스 제도를 시행하고 있다. 복지부는 긴급의료비 지원서비스를 시행하고 있다. 소득기준이 최저생계비의 150% 이하일 경우 300만원 이내의 본인부담금과 비급여항목에 대해 연 2회까지 지원한다. 중구도 최근 희망의 징검다리 기금을 활용해 기초 · 차상위계층, 중위소득 80% 이하 주민들에게 최대 50만원까지 병원비를 지원한다. 의급의료비 대불제도는 20여 년째 시행하고 있지만 아직도 많이 알려져 있지 않다. 환자들이 응급진료를 받을 때 응급의료비를 국가가 병원 측에 제공하고 환자는 정부에 12개월까지 할부로 병원비를 내면 된다. 사회복지공동모금회는 심의를 통해 최고 2,000만원까지 병원비 지원을 하고 있다.

지역병원 관계자는 "병원비 체납액에 대한 대처에 대해서 병원들은 곤란한 경우가

> 많다. 병원에 올 때부터 병원비를 체납해야 겠다는 마음을 먹고 오는 환자는 없기 때문에 각종 정보제공과 지원받을 수 있는 제도 안내를 통해 병원비 체납을 줄이는 방향으로 노력하고 있다"고 말했다.
>
> 〈중도일보, 2016. 3. 1〉

2.3 의료미수금 신용정책

일반기업에서 매출채권은 기업이 외상으로 제품과 서비스를 제공하는 신용판매로부터 발생하는 투자자금이다. 매출채권이 증가할수록 이익도 증가하지만 유동성 문제와 함께 매출채권 유지비용과 대손위험이 증가하게 된다. 이와 같이 매출채권의 수익성과 위험의 상충관계를 적절하게 조정하는 것이 중요하다. 신용정책은 이러한 상충관계를 조정하는 정책으로 신용기준, 신용기간, 할인율과 할인기간에 의해 결정된다. 그런데 병원의 의료미수금은 기업의 매출채권과 그 성격이 많이 다르므로 병원의 의료미수금을 중심으로 기술한다.

신용기준

기업의 매출채권에 대한 신용기준은 어떠한 자격 또는 신용상태를 가진 고객에게 외상매출을 허용하느냐에 대한 기준을 말하는데 병원의 경우는 보험자단체에서 지불이 보증되므로 신용기준이 필요 없으나 일반환자의 경우는 금액이 크거나 회수가 어렵다고 판단될 때에는 이에 대한 조치가 필요하다. 다만 의료법에서 진료를 거부할 수 없기 때문에 의료서비스를 제공하되 사전에 대금회수에 대한 조치가 강구되어야 한다.

신용기간

일반기업에서 신용기간은 제품의 특성이나 고객의 신용에 따라 달리 결정될 수 있다. 거래규모가 크고 신용상태가 좋을수록 신용기간은 길어진다. 신용기간의 예를 들면 「5/10, Net 30」의 신용조건은 10일 안에 대금을 지급하면 5%의 할인을 받을 수 있고, 11일부터는 30일까지는 현금할인을 받을 수 없으며, 지급마감일은 30일 이내임을 명시한 것이다. 병원의 경우 신용기간에 따라 수익증가에 영향을 줄 수 있다. 예를 들어 비급여서비스 또는 종합건진의료서비스를 제공받은 환자에 대하여 일정기간 신용기간을 정하고 신용기간 이내에 진료비를 지불하는 경우 진료비의 일정부분을 할인하는 신용정책을 운용한다면 환자유인에 큰 영향을 미치는 변수가 될 것이다.

할인율과 할인기간

할인율과 할인기간은 조속한 신용채권 상환에 따른 대금할인율과 그 적용기간을 말하는데, 병원의 경우 비급여 또는 종합건진서비스 제공자에게 신용기간을 주고 이를 이행하는 경우 진료비의 일부를 할인하는 정책을 사용한다면 환자유인에 큰 도움이 될 것이다. 그러나 경쟁병원의 수가와 비교하여 할인하는 경우 할인기간 동안의 금융비용과 할인율을 고려하여 손익분석을 하여야 할 것이다.

시사포커스

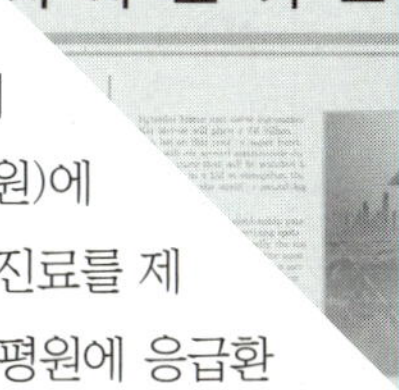

"있어도 몰라서 못 누린다" 응급의료비 대불제도

갑자기 아픈데 당장 돈이 없다면 어떻게 할까? 이런 경우 응급의료비 대불제도를 이용하면 된다. 건강보험심사평가원(이하 심평원)에 따르면 '응급의료비 대불제도'는 의료기관에서 응급환자에게 응급진료를 제공하고 응급환자로부터 응급의료비용을 지불받지 못했을 경우 심평원에 응급환자를 대신해 지불해 줄 것을 청구하면 비용을 심사해 대신 지불하고 나중에 응급환자 본인에게 상환받는 제도이다. 말 그대로 응급의료비용을 심평원이 대신 지급해주고 나중에 환자로부터 받는 것이다. 대불제도를 이용할 수 있는 응급증상에는 급성의식장애, 급성복통, 소아경련성 장애 등이 있다.

신청방법도 매우 간단하다. 병원에 환자의 신분을 알리고 대불제도 이용 의사를 밝힌 뒤 '응급진료비 미납확인서'를 작성하면 된다. 그러나 제도가 도입된 지 20여 년이

지났음에도 대다수의 국민이 제도의 존재 자체를 알고 있지 못한 것으로 드러나 실효성에 의문부호가 붙는다. 중앙응급의료센터의 '2014 대국민 응급의료서비스 인지도' 보고서에 따르면, 동 제도에 대해 '알고 있었다'는 응답은 전체의 20.9%에 불과했다. 이처럼 간단한 절차와 순기능이 있음에도 제도가 유명무실화된 상태다. 이에 심평원 관계자는 "병원에 팸플릿을 배포하고 교육을 실시하며 지속적으로 홍보를 하고 있다"면서도 "비용을 납부할 능력이 있음에도 제도를 이용을 하고 대상자가 아님에도 무분별한 청구도 있는 것이 사실"이라고 말했다. 실제 한 병원 관계자는 "응급실을 이용하는 환자 가운데 막무가내로 제도를 이용하겠다고 하는 경우도 더러 있고 응급증상이 아님에도 제도를 잘못 숙지해 신청하기도 한다"고 토로했다.

문제는 또 있다. 2012년부터 지난해 상반기까지 동 제도의 전국 상환율은 6.5%에 불과했다. 제도를 이용한 환자 10명 중 9명 이상이 진료비 상환에 소극적인 것이다. 이러한 문제는 지난해 국회 국정감사에서도 공론화됐다. 더불어민주당 최동익 의원에 따르면 이 기간 동안 응급의료비용을 대지급한 금액 약 115억원 중 상환된 금액은 약 7억원에 그쳤다. 115억원을 빌려줬는데 못 받은 돈이 108억원이나 되는 것이다. 그렇다고 제도를 이용한 사람들 대부분이 갚을 능력이 없는 것도 아니다. 지난해 6월 기준으로 응급의료비 미상환자 2만 9,890명 중 49.4%에 해당하는 1만 4,766명이 건강보험에 가입해 있는 것으로 나타났다. 특히 이 중 건강보험료 부과대상인 지역가입자(1만 985명)와 직장가입자(1,764명)는 총 1만 2 ,749명으로 전체 미상환자의 42.7%에 달했다. 이에 최 의원은 "월소득 330만원 이상인 직장가입자의 건강보험료가 약 20만원임을 고려해 봤을 때, 최소한 이들은 당장 빌려간 응급의료비를 갚을 수 있는 능력이 있을 것으로 예상할 수 있다"고 꼬집었다.

응급환자미수금 대불금 국고보조액 산정 시 대불금 예상 접수금액과 접수 대비 지급률을 고려해 예상 지급금액을 산정할 뿐, 대불금 상환액은 고려하지 않고 있다는 지적도 제기된다. "대불금 상환액은 심평원의 위탁사업비 계정에 수입으로 계상되므로, 응급환자미수금 대불금 국고보조액 산정 시 대불금 상환금에 해당하는 금액을 차감할 필요가 있다"는 것이 국회예산정책처의 제언이다. 이에 심평원 관계자는 "대불제도 인식이 중요한 만큼 홍보를 강화하고 상환율을 제고하고자 적극적으로 노력하겠다"고 밝혔다.

〈메디컬투데이, 2016. 4. 30〉

3 재고자산관리

3.1 재고자산관리의 의의

일반기업에서 재고자산(inventory)은 원재료, 재공품, 완제품을 포함하는 데 반해 병원에서 재고자산은 원재료만이 대상이 되고 재공품이나 제품은 존재하지 않는다. 왜냐하면 제조업의 제품생산과 달리 의료서비스는 생산과 동시에 소비되기 때문에 재공품이나 제품으로 저장되지 않는다. 병원의 원재료는 의료서비스를 제공하는 데 필요한 재료로서, 약품, 진료재료, 의료소모품, 급식재료 등을 포함한다. 병원의 재무관리 측면에서 재고자산관리는 정상적인 진료활동과 급격한 의료수요 변화에 대응할 수 있는 적정한 재고수준을 유지함으로써 재고 관련 비용을 최소화하여 병원의 가치를 증대시키는 데 그 목적이 있다. 병원에서 재고자산이 부족하면 병원의 의료서비스 활동을 원할히 수행할 수 없는 위험이 발생하며, 반대로 과다하게 재고자산을 보유할 때에는 재고관리에 따르는 불필요한 비용이 수반되게 된다.

병원의 재무관리자는 실제 진료를 담당하는 의사와 조제를 담당하는 약사와 상반된 이해관계를 가질 수 있다. 예를 들어 의사와 약사는 가능한 고가의 약품 등을 선호하고 진료에 차질이 없도록 많은 양을 공급받기를 원하지만 병원 재무관리자는 가능한 저렴한 가격으로 적정한 양의 약품을 보유하기를 원한다. 따라서 재무관리자는 이러한 이해관계의 충돌을 가급적 피하고 적정수준의 재고관리를 효율적으로 함으로써 비용을 최소화하려는 책임과 역할이 요구된다.

병원 재무관리자는 재고자산의 적정수준을 결정하기 위하여 같은 동종업종에 속하는 다른 병원들의 재고자산회전율이나 재고자산이나 총자산의 구성비율을 비교하는 방법을 이용할 수 있다. 그러나 비교병원들의 경영정책이 서로 다르므로 각 병원들의 특수사정에 적합한 재고자산관리를 하는 것이 바람직하다. 이러한 재고자산의 적정한 수준을 결정하는 요인은 각 병원들에 따라 차이가 있을 수 있으나, 다음과 같은 네 가지 요인을 고려하여 볼 수 있다.

- 기대되는 의료수요량
- 의료서비스 제공기간
- 재료공급의 계절적 변동과 공급자 신용도
- 재고자산관리상의 비용

3.2 재고관리비용

재고수준을 결정하는 요인 중에서도 가장 중요한 것은 재고관리에 관계되는 비용요인이다. 미래에 기대되는 의료수요량, 의료서비스 제공기간, 원재료공급자의 신용 등도 고려되겠지만 재고관리에 있어서 비용요인을 분석하지 않고서는 적정재고수준을 결정할 수가 없다.

재고관리비용은 주문비용, 재고유지비용 등 두 가지로 분류할 수 있다. 주문비용은 병원에 필요한 약품이나 의료소모품을 거래처로부터 조달하기 위하여 발주에서 입고까지 발생하는 제반비용으로서 주문을 위한 통신비, 운송비, 보험료 등으로 구성된다. 재고유지비용은 매입한 원재료를 유지하고 보관하는 데 수반되는 비용으로서 재고자산에 투자되어 묶여 있는 자본비용(기회비용), 매입한 품목을 저장하기 위해서 발생되는 보관비용, 도난 · 부패 등으로 인한 재고자산의 가치하락에 따른 감모비용, 재산세, 보험료 등으로 구성된다.

4 매입채무관리

4.1 매입채무의 의의

매입채무(trade credit)는 병원에서 약품이나 진료재료를 구입하고 대금지불을 연기하여 발생하는 채무로서 거래신용이라고도 한다. 이는 일상적인 거래관계에서 발생하는 자생적인 자금조달원(spontaneous source of financing)이다. 매입채무는 병원의 단기금융 중에서 가장 손쉽게 이용할 수 있는 자금조달원천이며, 사회가 신용경제사회로 발전되어 감에 따라 그 비중이 더욱 커지고 있다.

매입채무의 형태에는 외상매입금(accounts payable)과 지급어음(note payable)이 있다. 외상매입금은 약품이나 진료재료를 구매하고 특정한 계약 없이 어느 기간 내에 대금의 지급을 약속한 것이고, 지급어음은 상거래에서 발생하는 대금을 지급하는 수단으로서 미래의 일정한 날짜에 일정한 금액을 일정한 장소에서 지급하도록 명시한 증서이다. 그러나 자금조달 측면에서 이 두 항목의 구별이 별 의미가 없으며 모두 병원의 단기자금조달의 원천으로서 역할을 수행한다.

4.2 매입채무의 조건과 비용

매입조건은 약품이나 진료재료의 경제적 성격과 공급자나 구매자(병원)의 환경에 따라 결정된다. 약품이나 진료재료의 경제적 성격상 회전율이 높은 상품의 경우에는 매입채무의 지급기간이 비교적 짧으며, 반대로 회전율이 낮은 제품의 경우에는 길게 책정될 것이다. 그리고 판매경쟁이 심한 약품이나 진료재료의 경우에는 기간이 길 것이며, 공급이 부족하여 초과수요가 존재하는 약품이나 진료재료의 경우에는 지급기간이 짧거나 심한 경우에는 선지급의 조건으로 구매가 이루어지는 경우도 있다.

공급자의 내·외적 환경도 매입조건을 결정하는 중요한 요인이 된다. 재무상태가 취약한 공급자는 자신의 자금압박을 피하기 위하여 비교적 짧은 매입채무 지급기간을 설정할 것이며, 재무상태가 취약하고 신용이 낮은 구매자에 대해서도 짧은 지급기간을 요구하며 재무위험을 낮추려 할 것이다.

매입채무는 이자지급이 없기 때문에 구매자에게 자금비용이 발생하지 않으나 공급자에게는 자금의 기회비용이 발생한다. 따라서 구매자는 가급적 외상매입금의 지급을 늦추려고 하고 공급자는 가급적 조속히 회수하려고 한다. 공급자가 매입채무를 조속히 회수하여 기회비용을 줄이려는 노력의 일환으로 현금할인(cash discount)을 구매자에게 제의하는 것이 일반적인 상관습이다. 이 경우 구매자는 현금할인의 혜택을 받는 것과 매입채무의 지급기간을 최대한 이용하는 것과를 비교하여 현금할인의 혜택을 받을 것인지를 결정한다.

4.3 매입채무의 장·단점

매입채무는 어떤 병원이든 쉽게 이용할 수 있다. 은행이나 다른 금융기관에서 신용이 나쁘다는 평을 받는 병원도 매입채무의 이용이 가능하다. 또한 은행에서는 복잡한 대출절차를 거쳐야 하나 매입채무는 여러 가지 서류수속 또는 심사기관 등을 거치지 않는다. 이와 같이 매입채무의 이점 때문에 많은 병원이 매입채무를 중요한 단기자금조달의 원천으로 이해하고 있다. 그러나 매입채무는 눈에 직접 보이지 않는 묵시적 비용(implict cost)이 존재한다. 즉 원재료공급자는 신용기간을 부여하는 대가로 신용기간 동안 외상매출금에 투하된 자금의 기회비용, 외상매출금의 회수 및 대손위험에 따르는 비용 등을 공급가격에 가산하여 병원에게 요구하기 때문이다.

이러한 비용의 부담자는 원재료공급자와 의료기관(병원) 중의 하나가 될 수도 있고 모두가 될 수도 있다. 만일 어떤 상품의 수요에 대한 가격민감도가 클 경우에는 판매자는 가격을 인상하기가 곤란하므로 공급자가 그 비용을 부담하게 될 것이며, 반대의 경우에는 공급자가 가격을 인상시켜 의료기관(병원)에 그 비용을 전가시킬 수도 있다. 그러므로 현금할인 혜택과 현금구입을 하지 않을 경우에는 이와 같은 암묵적 비용을 고려하여 매입채무 이용 여부를 결정하여야 할 것이다.

KEY WORD

주·요·용·어

- **거래적 동기(transaction motive)**
  병원의 정상적인 의료활동을 통한 거래를 위해서 일정한 현금수준을 보유하는 것이다.

- **예비적 동기(precautuinary motive)**
  정상적인 의료활동을 위한 것이 아니고 우발적인 사태로 현금지급을 필요로 할 경우를 대비해서 일정한 현금을 보유하는 것이다.

- **투기적 동기(speculative motive)**
  진료재료 할인구매, 유리한 이자율 등과 같이 추가적인 투자기회의 이점을 살리기 위해 현금을 보유하는 것이다.

- **최적현금보유수준**
  과다한 현금을 보유했을 때 발생하는 기회비용과 너무 적게 보유했을 때 발생하는 거래비용의 상반관계에 의해 결정된다.

- **의료미수금 관리비용**
  의료미수금 유지비용, 수금비용, 대손비용 등이 있다.

- **재고관리비용**
  주문비용, 재고유지비용 등이 있다.

- **매입채무(trade credit)**
  병원에서 약품이나 진료재료를 구입하고 대금지불을 연기하여 발생하는 채무로서 거래신용이라고도 한다.

EXERCISE

연 · 습 · 문 · 제

1. 현금의 보유동기를 설명하라.

2. 병원의 적정현금보유수준을 설명하라.

3. 의료미수금의 특징을 설명하라.

4. 재고관리비용을 설명하라.

5. 매입채무의 장 · 단점을 설명하라.

부록

- 부표
  - 〈부표 1〉 복리표
  - 〈부표 2〉 연금의 복리표
  - 〈부표 3〉 현가표
  - 〈부표 4〉 연금의 현가표
- 연습문제 풀이

[부표]

〈부표 1〉 복리표

복리이자요소($CVIF_{r,n}$) = $(1+r)^n$

이자율(r) 기간(n)	1%	2%	3%	4%	5%	6%	7%	8%	9%	10%
1	1.0100	1.0200	1.0300	1.0400	1.0500	1.0600	1.0700	1.0800	1.0900	1.1000
2	1.0201	1.0404	1.0609	1.0816	1.1025	1.1236	1.1449	1.1664	1.1881	1.2100
3	1.0303	1.0612	1.0927	1.1249	1.1576	1.1910	1.2250	1.2597	1.2950	1.3310
4	1.0406	1.0824	1.1255	1.1699	1.2155	1.2625	1.3108	1.3605	1.4116	1.4641
5	1.0510	1.1041	1.1593	1.2167	1.2763	1.3382	1.4026	1.4693	1.5386	1.6105
6	1.0615	1.1262	1.1941	1.2653	1.3401	1.4185	1.5007	1.5869	1.6771	1.7716
7	1.0721	1.1487	1.2299	1.3159	1.4071	1.5036	1.6058	1.7138	1.8280	1.9487
8	1.0829	1.1717	1.2668	1.3686	1.4775	1.5938	1.7182	1.8509	1.9926	2.1436
9	1.0937	1.1951	1.3048	1.4233	1.5513	1.6895	1.8385	1.9990	2.1719	2.3579
10	1.1046	1.2190	1.3439	1.4802	1.6289	1.7908	1.9672	2.1589	2.3674	2.5937
11	1.1157	1.2434	1.3842	1.5395	1.7103	1.8983	2.1049	2.3316	2.5804	2.8531
12	1.1268	1.2682	1.4258	1.6010	1.7959	2.0122	2.2522	2.5182	2.8127	3.1384
13	1.1381	1.2936	1.4685	1.6651	1.8856	2.1329	2.4098	2.7196	3.0658	3.4523
14	1.1495	1.3195	1.5126	1.7317	1.9799	2.2609	2.5785	2.9372	3.3417	3.7975
15	1.1610	1.3459	1.5580	1.8009	2.0789	2.3966	2.7590	3.1722	3.6425	4.1772
16	1.1726	1.3728	1.6047	1.8730	2.1829	2.5404	2.9522	3.4259	3.9703	4.5950
17	1.1843	1.4002	1.6528	1.9479	2.2920	2.6928	3.1588	3.7000	4.3276	5.0545
18	1.1961	1.4282	1.7024	2.0258	2.4066	2.8543	3.3799	3.9960	4.7171	5.5599
19	1.2081	1.4568	1.7535	2.1068	2.5270	3.0256	3.6165	4.3157	5.1417	6.1159
20	1.2202	1.4859	1.8061	2.1911	2.6533	3.2071	3.8697	4.6610	5.6044	6.7275
21	1.2324	1.5157	1.8603	2.2788	2.7860	3.3996	4.1406	5.0338	6.1088	7.4002
22	1.2447	1.5460	1.9161	2.3699	2.9253	3.6035	4.4304	5.4365	6.6586	8.1403
23	1.2572	1.5769	1.9736	2.4647	3.0715	3.8197	4.7405	5.8715	7.2579	8.9543
24	1.2697	1.6084	2.0328	2.5633	3.2251	4.0489	5.0724	6.3412	7.9111	9.8497
25	1.2824	1.6406	2.0938	2.6658	3.3864	4.2919	5.4274	6.8485	8.6231	10.835
26	1.2953	1.6734	2.1566	2.7725	3.5557	4.5494	5.8074	7.3964	9.3992	11.918
27	1.3082	1.7069	2.2213	2.8834	3.7335	4.8223	6.2139	7.9881	10.245	13.110
28	1.3213	1.7410	2.2879	2.9987	3.9201	5.1117	6.6488	8.6271	11.167	14.421
29	1.3345	1.7758	2.3566	3.1187	4.1161	5.4184	7.1143	9.3173	12.172	15.863
30	1.3478	1.8114	2.4273	3.2434	4.3219	5.7435	7.6123	10.063	13.268	17.449
35	1.4166	1.9999	2.8139	3.9461	5.5160	7.6861	10.676	14.785	20.414	28.102
40	1.4889	2.2080	3.2620	4.8010	7.0400	10.286	14.974	21.725	31.409	45.259
45	1.5648	2.4379	3.7816	5.8412	8.9850	13.765	21.002	31.920	48.327	72.891
50	1.6446	2.6916	4.3839	7.1067	11.467	18.420	29.457	46.902	74.358	117.39

이자율(r) 기간(n)	11%	12%	13%	14%	15%	16%	17%	18%	19%	20%
1	1.1100	1.1200	1.1300	1.1400	1.1500	1.1600	1.1700	1.1800	1.1900	1.2000
2	1.2321	1.2544	1.2769	1.2996	1.3225	1.3456	1.3689	1.3924	1.4161	1.4400
3	1.3676	1.4049	1.4429	1.4815	1.5209	1.5609	1.6016	1.6430	1.6852	1.7280
4	1.5180	1.5735	1.6305	1.6890	1.7490	1.8106	1.8739	1.9388	2.0053	2.0736
5	1.6851	1.7623	1.8424	1.9254	2.0114	2.1003	2.1924	2.2878	2.3864	2.4883
6	1.8704	1.9738	2.0820	2.1950	2.3131	2.4364	2.5652	2.6996	3.8398	2.9860
7	2.0762	2.2107	2.3526	2.5023	2.6600	2.8262	3.0012	3.1855	3.3793	3.5832
8	2.3045	2.4760	2.6584	2.8526	3.0590	3.2784	3.5115	3.7589	4.0214	4.2998
9	2.5580	2.7731	3.0040	3.2519	3.5179	3.8030	4.1084	4.4355	4.7854	5.1598
10	2.8394	3.1058	3.3946	3.7072	4.0456	4.4114	4.8068	5.2338	5.6947	6.1917
11	3.1518	3.4785	3.8359	4.2262	4.6524	5.1173	5.6240	6.1759	6.7767	7.4301
12	3.4985	3.8960	4.3345	4.8179	5.3503	5.9360	6.5801	7.2876	8.0642	8.9161
13	3.8833	4.3635	4.8980	5.4924	6.1528	6.8858	7.6987	8.5994	9.5964	10.699
14	4.3104	4.8871	5.5348	6.2613	7.0757	7.9875	9.0075	10.147	11.420	12.839
15	4.7846	5.4736	6.2543	7.1379	8.1371	9.2655	10.539	11.974	13.589	15.407
16	5.3109	6.1304	7.0673	8.1372	9.3576	10.748	12.330	14.129	16.172	18.488
17	5.8951	6.8660	7.9861	9.2765	10.761	12.468	14.427	16.672	19.244	22.186
18	6.5436	7.6900	9.0243	10.575	12.375	14.463	16.879	19.673	22.901	26.623
19	7.2633	8.6128	10.197	12.056	14.232	16.777	19.748	23.214	27.252	31.948
20	8.0623	9.6463	11.523	13.743	16.367	19.461	23.106	27.393	32.429	38.338
21	8.9492	10.804	13.021	15.668	18.822	22.574	27.034	32.324	38.591	46.005
22	9.9336	12.100	14.714	17.861	21.645	26.186	31.629	38.142	45.923	55.206
23	11.026	13.552	16.626	20.362	24.891	30.376	37.006	45.008	54.648	66.247
24	12.239	15.179	18.788	23.212	28.625	35.236	43.297	53.109	65.032	79.497
25	13.586	17.000	21.231	26.462	32.919	40.874	50.658	62.669	77.388	95.396
26	15.080	19.040	23.991	30.167	37.857	47.414	59.270	73.949	92.092	114.48
27	16.738	21.325	27.109	34.390	34.535	55.000	69.345	87.260	109.59	137.37
28	18.580	23.884	30.634	39.204	50.066	63.800	81.134	102.97	130.41	164.84
29	20.624	26.750	34.617	44.693	57.575	74.009	94.927	121.50	155.19	197.81
30	22.892	29.960	39.116	50.950	66.212	85.850	111.06	143.37	184.67	237.38
35	38.575	52.800	72.068	98.100	133.18	180.31	243.56	327.99	440.70	590.67
40	65.001	93.051	132.78	188.88	267.86	378.72	533.86	750.38	1051.6	1469.8
45	109.53	163.99	244.64	363.68	538.77	795.44	1170.5	1716.7	2509.6	3657.3
50	184.56	289.00	450.74	700.23	1083.7	1670.7	2566.2	3927.4	5988.9	9100.4

〈부표 2〉 연금의 복리표

$$\text{연금의 복리이자요소}(CVIFA_{r,n}) = \frac{(1+r)^n}{r} - \frac{1}{r}$$

이자율(*r*) 기간(*n*)	1%	2%	3%	4%	5%	6%	7%	8%	9%	10%
1	1.0000	1.0000	1.0000	1.0000	1.0000	1.0000	1.0000	1.0000	1.0000	1.0000
2	2.0100	2.0200	2.0300	2.0400	2.0500	2.0600	2.0700	2.0800	2.0900	2.1000
3	3.0301	3.0604	3.0909	3.1216	3.1525	3.1836	3.2149	3.2464	3.2781	3.3100
4	4.0604	4.1216	4.1836	4.2465	4.3101	4.3746	4.4399	4.5061	4.5731	4.6410
5	5.1010	5.2040	5.3091	5.4163	5.5256	5.6371	5.7507	5.8666	5.9847	6.1051
6	6.1520	6.3081	6.4684	6.6330	6.8019	6.9753	7.1533	7.3359	7.5233	7.7156
7	7.2135	7.4343	7.6625	7.8983	8.1420	8.3938	8.6540	8.9228	9.2004	9.4872
8	8.2857	8.5830	8.8923	9.2142	9.5491	9.8975	10.260	10.637	11.028	11.436
9	9.3685	9.7546	10.159	10.583	11.027	11.491	11.978	12.488	13.021	13.579
10	10.462	10.950	11.464	12.006	12.578	13.181	13.816	14.487	15.193	15.937
11	11.567	12.169	12.808	13.486	14.207	14.972	15.784	16.645	17.560	18.531
12	12.683	13.412	14.192	15.026	14.917	16.870	17.888	18.977	20.141	21.384
13	13.809	14.680	15.618	16.627	17.713	18.882	20.141	21.495	22.953	24.523
14	14.947	15.974	17.086	18.292	19.599	21.015	22.550	24.215	26.019	27.975
15	16.097	17.293	18.599	20.024	21.579	23.276	25.129	27.152	29.361	31.772
16	17.258	18.639	20.157	21.825	23.657	25.673	27.888	30.324	33.003	35.950
17	18.430	20.012	21.762	23.698	25.840	28.213	30.840	33.750	36.974	40.545
18	19.615	21.412	23.414	25.645	28.132	30.906	33.999	37.450	41.301	45.599
19	20.811	22.841	25.117	27.671	30.539	33.760	37.379	41.446	46.018	51.159
20	22.019	24.297	26.870	29.778	33.066	36.786	40.995	45.762	51.160	57.275
21	23.239	25.783	28.676	31.969	35.719	39.993	44.865	50.423	56.765	64.002
22	24.472	27.299	30.537	34.248	38.505	43.392	49.006	55.457	62.873	71.403
23	25.716	28.845	32.453	36.618	41.430	46.996	53.436	60.893	69.532	79.543
24	26.973	30.422	34.426	39.083	44.502	50.816	58.177	66.765	76.790	88.497
25	28.243	32.030	36.459	41.646	47.727	54.865	63.249	73.106	84.701	98.347
26	29.526	33.671	38.553	44.312	51.113	59.156	68.676	79.954	93.324	109.18
27	30.821	35.344	40.710	47.084	54.669	63.706	74.484	87.351	102.72	121.10
28	32.129	37.051	42.931	49.968	58.403	68.528	80.698	95.339	112.97	134.21
29	33.450	38.792	45.219	52.966	62.323	73.640	87.347	103.97	124.14	148.63
30	34.785	40.568	47.575	56.085	66.439	79.058	94.461	113.28	136.31	164.49
35	41.660	49.994	60.462	73.652	90.320	111.43	138.24	172.32	215.71	271.02
40	48.886	60.402	75.401	95.026	120.80	154.76	199.64	269.06	337.88	442.59
45	56.481	71.893	92.720	121.03	159.70	212.74	285.75	386.51	525.86	718.90
50	64.463	84.579	112.80	152.67	209.35	290.34	406.53	573.77	815.08	1163.9

이자율(*r*) 기간(*n*)	11%	12%	13%	14%	15%	16%	17%	18%	19%	20%
1	1.0000	1.0000	1.0000	1.0000	1.0000	1.0000	1.0000	1.0000	1.0000	1.0000
2	2.1100	2.1200	2.1300	2.1400	2.1500	2.1600	2.1700	2.1800	2.1900	2.2000
3	3.3421	3.3744	3.4069	3.4396	3.4725	3.5056	3.5389	3.5724	3.6061	3.6400
4	4.7097	4.7793	4.8498	4.9211	4.9934	5.0665	5.1405	5.2154	5.2913	5.3680
5	6.2278	6.3528	6.4803	6.6101	6.7424	6.8771	7.0144	7.1542	7.2966	7.4416
6	7.9130	8.1152	8.3230	8.5355	8.7537	8.9775	9.2068	9.4420	9.6830	9.9299
7	9.7830	10.089	10.405	10.703	11.067	11.414	11.772	12.142	12.523	12.916
8	11.859	12.300	12.757	13.233	13.727	14.240	14.773	15.327	15.920	16.499
9	14.163	14.776	15.416	16.085	16.786	17.519	18.285	19.086	19.923	20.799
10	16.722	17.549	18.419	19.337	20.304	21.321	22.393	23.521	24.709	25.959
11	19.561	20.655	21.814	23.045	24.349	25.733	27.199	28.755	30.404	32.150
12	22.713	24.133	25.650	27.271	29.002	30.850	32.823	34.931	37.180	39.581
13	26.211	28.029	29.984	32.089	34.352	36.786	39.404	42.219	45.244	48.497
14	30.095	32.393	34.883	37.581	40.505	43.672	47.103	50.818	54.841	59.196
15	34.405	37.280	40.418	43.842	47.580	51.660	56.110	60.965	66.261	72.035
16	39.199	42.753	46.672	50.980	55.717	60.925	66.649	72.939	79.850	87.442
17	44.501	48.884	53.739	59.118	65.075	71.673	78.979	87.068	96.022	105.93
18	50.396	55.750	61.725	68.394	75.836	84.141	93.406	103.74	115.26	128.12
19	56.939	63.440	70.749	78.969	88.212	98.603	110.29	123.41	138.16	154.74
20	64.203	72.052	80.947	91.025	102.44	115.38	130.03	146.63	165.42	186.69
21	72.265	81.699	92.469	104.77	118.81	134.84	153.14	174.02	197.85	225.03
22	81.214	95.503	105.49	120.44	137.63	157.41	180.17	206.34	236.44	271.03
23	91.148	104.60	120.20	138.30	159.28	183.60	211.80	244.49	282.36	326.24
24	102.17	118.16	136.83	158.66	184.17	213.98	248.81	289.49	337.01	392.48
25	114.41	133.33	155.62	181.87	212.79	249.21	292.10	342.60	402.04	471.98
26	127.99	150.33	176.85	208.33	245.71	290.09	342.76	405.27	479.43	567.38
27	143.08	169.37	200.84	238.50	283.57	337.50	402.03	479.22	571.52	681.85
28	159.82	190.70	227.95	272.89	327.10	392.50	471.38	566.48	681.11	819.22
29	178.39	214.58	258.58	312.09	377.17	456.30	552.51	669.45	811.52	984.07
30	199.02	241.33	293.19	356.79	434.75	530.31	647.44	790.95	966.71	1181.9
35	341.59	431.66	546.68	693.57	881.17	1120.7	1426.4	1816.7	2314.2	2948.3
40	581.83	767.09	1013.7	1342.0	1779.1	2360.8	3134.5	4163.2	5529.8	7343.9
45	986.64	1358.3	1874.2	2590.6	3585.1	4965.3	6879.2	9531.6	13203.	18281.
50	1668.7	2400.0	3459.5	4994.5	7217.7	10436.	15089.	21813.	31515.	45497.

〈부표 3〉 현가표

현가이자요소$(PVIF_{r,n}) = \frac{1}{(1+r)^n}$

이자율(r) 기간(n)	1%	2%	3%	4%	5%	6%	7%	8%	9%	10%
1	.9901	.9804	.9709	.9615	.9524	.9434	.9346	.9259	.9174	.9091
2	.9803	.9612	.9426	.9266	.9070	.8900	.8734	.8573	.8417	.8264
3	.9706	.9423	.9151	.8890	.8638	.8396	.8163	.7938	.7722	.7513
4	.9610	.9238	.8885	.8548	.8227	.7921	.7629	.7350	.7084	.6830
5	.9515	.9057	.8626	.8219	.7835	.7473	.7130	.6806	.6499	.6209
6	.9420	.8880	.8375	.7903	.7462	.7050	.6663	.6302	.5963	.5655
7	.9327	.8706	.8131	.7599	.7107	.6651	.6227	.5835	.5470	.5132
8	.9235	.8535	.7894	.7307	.6768	.6274	.5820	.5403	.5019	.4665
9	.9143	.8368	.7664	.7026	.6446	.5919	.5439	.5002	.4604	.4241
10	.9053	.8203	.7441	.6756	.6139	.5584	.5083	.4632	.4224	.3855
11	.8963	.8043	.7224	.6496	.5847	.5268	.4751	.4289	.3875	.3505
12	.8874	.7885	.7014	.6246	.5568	.4970	.4440	.3971	.3555	.3186
13	.8787	.7730	.6810	.6006	.5303	.4688	.4150	.3677	.3262	.2897
14	.8700	.7579	.6611	.5775	.5051	.4423	.3878	.3405	.2992	.2633
15	.8613	.7430	.6419	.5553	.4810	.4173	.3624	.3152	.2745	.2394
16	.8528	.7284	.6232	.5339	.4581	.3936	.3387	.2919	.2519	.2176
17	.8444	.7142	.6050	.5134	.4363	.3714	.3166	.2703	.2311	.1978
18	.8360	.7002	.5874	.4936	.4155	.3503	.2959	.2502	.2120	.1799
19	.8277	.6864	.5703	.4746	.3957	.3305	.2765	.2317	.1945	.1635
20	.8195	.6730	.5537	.4564	.3769	.3118	.2584	.2145	.1784	.1486
21	.8114	.6598	.5375	.4388	.3589	.2942	.2415	.1987	.1637	.1351
22	.8034	.6468	.5219	.4220	.3418	.2775	.2257	.1839	.1502	.1228
23	.7954	.6342	.5067	.4057	.3256	.2618	.2109	.1703	.1378	.1117
24	.7876	.6217	.4919	.3901	.3101	.2470	.1971	.1577	.1264	.1015
25	.7798	.6095	.4776	.3751	.2953	.2330	.1842	.1460	.1160	.0923
26	.7720	.5976	.4637	.3607	.2812	.2198	.1722	.1352	.1064	.0839
27	.7644	.5859	.4502	.3468	.2678	.2074	.1609	.1252	.0976	.0763
28	.7568	.5744	.4371	.3335	.2551	.1956	.1504	.1159	.0895	.0693
29	.7493	.5631	.4243	.3207	.2429	.1846	.1406	.1073	.0822	.0630
30	.7419	.5521	.4120	.3083	.2314	.1741	.1314	.0994	.0754	.0573
35	.7059	.5000	.3554	.2534	.1813	.1301	.0937	.0676	.0490	.0356
40	.6717	.4529	.3066	.2083	.1420	.0972	.0668	.0460	.0318	.0221
45	.6391	.4102	.2644	.1712	.1113	.0727	.0476	.0313	.0207	.0137
50	.6080	.3715	.2281	.1407	.0872	.0543	.0339	.0213	.0134	.0085

이자율(r) 기간(n)	11%	12%	13%	14%	15%	16%	17%	18%	19%	20%
1	.9009	.8929	.8850	.8772	.8696	.8621	.8547	.8475	.8403	.8333
2	.8116	.7972	.7831	.7695	.7561	.7432	.7305	.7182	.7062	.6944
3	.7312	.7118	.6931	.6750	.6575	.6407	.6244	.6086	.5934	.5787
4	.6587	.6355	.6133	.5921	.5718	.5523	.5337	.5158	.4987	.4823
5	.5935	.5674	.5428	.5194	.4972	.4761	.4561	.4371	.4190	.4019
6	.5346	.5066	.4803	.4556	.4323	.4104	.3898	.3704	.3521	.3349
7	.4817	.4523	.4251	.3996	.3759	.3538	.3332	.3139	.2959	.2791
8	.4339	.4039	.3762	.3506	.3269	.3050	.2848	.2660	.2487	.2326
9	.3909	.3606	.3329	.3075	.2843	.2630	.2434	.2255	.2090	.1938
10	.3522	.3220	.2946	.2697	.2472	.2267	.2080	.1911	.1756	.1615
11	.3173	.2875	.2607	.2366	.2149	.1954	.1778	.1619	.1476	.1346
12	.2858	.2567	.2307	.2076	.1869	.1685	.1520	.1372	.1240	.1122
13	.2575	.2292	.2042	.1821	.1625	.1452	.1299	.1163	.1042	.0935
14	.2320	.2046	.1807	.1597	.1413	.1252	.1110	.0985	.0876	.0779
15	.2090	.1827	.1599	.1401	.1229	.1079	.0949	.0835	.0736	.0649
16	.1883	.1631	.1415	.1229	.1069	.0930	.0811	.0708	.0618	.0541
17	.1696	.1456	.1252	.1078	.0929	.0802	.0693	.0600	.0520	.0451
18	.1528	.1300	.1108	.0946	.0808	.0691	.0592	.0508	.0437	.0376
19	.1377	.1161	.0981	.0829	.0703	.0596	.0506	.0431	.0367	.0313
20	.1240	.1037	.0868	.0728	.0611	.0514	.0433	.0365	.0308	.0261
21	.1117	.0926	.0768	.0638	.0531	.0443	.0370	.0309	.0259	.0217
22	.1007	.0326	.0680	.0560	.0462	.0382	.0316	.0262	.0218	.0181
23	.0907	.0738	.0601	.0491	.0402	.0329	.0270	.0222	.0183	.0151
24	.0817	.0659	.0532	.0431	.0349	.0284	.0231	.0188	.0154	.0126
25	.0736	.0588	.0471	.0378	.0304	.0245	.0197	.0160	.0129	.0105
26	.0663	.0525	.0417	.0331	.0264	.0211	.0169	.0135	.0109	.0087
27	.0597	.0469	.0369	.0291	.0230	.0182	.0144	.0115	.0091	.0073
28	.0538	.0419	.0326	.0255	.0200	.0157	.0123	.0097	.0077	.0061
29	.0485	.0374	.0289	.0224	.0174	.0135	.0105	.0082	.0064	.0051
30	.0437	.0334	.0256	.0196	.0151	.0116	.0090	.0070	.0054	.0042
35	.0259	.0189	.0139	.0102	.0075	.0055	.0041	.0030	.0023	.0017
40	.0154	.0107	.0075	.0053	.0037	.0026	.0019	.0013	.0010	.0007
45	.0091	.0061	.0041	.0027	.0019	.0013	.0009	.0006	.0004	.0003
50	.0054	.0035	.0022	.0014	.0009	.0006	.0004	.0003	.0002	.0001

〈부표 4〉 연금의 현가표

연금의 현가이자요소$(PVIFA_{r,n}) = \frac{1}{r} - \frac{1}{r(1+r)^n}$

이자율(r) 기간(n)	1%	2%	3%	4%	5%	6%	7%	8%	9%	10%
1	0.9901	0.9804	0.9709	0.9615	0.9524	0.9434	0.9346	0.9259	0.9174	0.9091
2	1.9704	1.9416	1.9135	1.8861	1.8594	1.8334	1.8080	1.7833	1.7591	1.7355
3	2.9410	2.8839	2.8286	2.7751	2.7232	2.6730	2.6243	2.5771	2.5313	2.4869
4	3.9020	3.8077	3.7171	3.6299	3.5460	3.4651	3.3872	3.3121	3.2397	3.1699
5	4.8534	4.7135	4.5797	4.4518	4.3295	4.2124	4.1002	3.9927	3.8897	3.7908
6	5.7955	5.6014	5.4172	5.2421	5.0757	4.9173	4.7665	4.6229	4.4859	4.3553
7	6.7282	6.4720	6.2303	6.0021	5.7864	5.5824	5.3893	5.2064	5.0330	4.8684
8	7.6517	7.3255	7.0197	6.7327	6.4632	6.2098	5.9713	5.7466	5.5348	5.3349
9	8.5660	8.1622	7.7861	7.4353	7.1078	6.8017	6.5152	6.2469	5.9952	5.7590
10	9.4713	8.9826	8.5302	8.1109	7.7217	7.3601	7.0236	6.7101	6.4177	6.1446
11	10.368	9.7868	9.2526	8.7605	8.3064	7.8869	7.4987	7.1390	6.8052	6.4951
12	11.255	10.575	9.9540	9.3851	8.8633	8.3838	7.9427	7.5361	7.1607	6.8137
13	12.134	11.348	10.635	9.9856	9.3936	8.8527	8.3577	7.9038	7.4869	7.1034
14	13.004	12.106	11.296	10.563	9.8986	9.2950	8.7455	8.2442	7.7862	7.3667
15	13.865	12.849	11.938	11.118	10.380	9.7122	9.1079	8.5595	8.0607	7.6061
16	14.718	13.578	12.561	11.652	10.838	10.106	9.4466	8.8514	8.3126	7.8237
17	15.562	14.292	13.166	12.166	11.274	10.477	9.7632	9.1216	8.5436	8.0216
18	16.398	14.992	13.756	12.659	11.690	10.828	10.059	9.3719	8.7556	8.2014
19	17.226	15.679	14.324	13.134	12.085	11.158	10.336	9.6036	8.9501	8.3649
20	18.046	16.351	14.877	13.590	12.462	11.470	10.594	9.8181	9.1285	8.5136
21	18.857	17.011	15.415	14.029	12.821	11.764	10.835	10.017	9.2922	8.6487
22	19.660	17.658	15.937	14.451	13.163	12.042	11.061	10.201	9.4424	8.7715
23	20.456	18.292	16.444	14.857	13.489	12.303	11.272	10.371	9.5802	8.8832
24	21.243	18.914	16.935	15.247	13.799	12.550	11.469	10.529	9.7066	8.9847
25	22.023	19.524	17.413	15.622	14.094	12.783	11.654	10.675	9.8226	9.0770
26	22.795	20.121	17.877	15.983	14.375	13.003	11.826	10.810	9.9290	9.1609
27	23.560	20.707	18.327	16.330	14.643	13.210	11.987	10.935	10.027	9.2372
28	24.316	21.281	17.764	16.663	14.898	13.406	12.137	11.051	10.116	9.3066
29	25.066	21.844	19.188	16.984	15.141	13.591	12.278	11.158	10.198	9.3696
30	25.808	22.397	19.600	17.292	15.373	13.765	12.409	11.258	10.274	9.4269
35	29.409	24.999	21.487	18.665	16.374	14.498	12.948	11.655	10.567	9.6442
40	32.835	27.356	23.115	19.793	17.159	15.046	13.332	11.925	10.757	9.7791
45	36.095	29.490	24.519	20.720	17.774	15.456	13.605	12.108	10.881	9.8628
50	39.196	31.424	25.730	21.482	18.256	15.762	13.801	12.233	10.962	9.9148

이자율(r) 기간(n)	11%	12%	13%	14%	15%	16%	17%	18%	19%	20%
1	0.9009	0.8929	0.8850	0.8772	0.8696	0.8621	0.8547	0.8475	0.8403	0.8333
2	1.7125	1.6901	1.6681	1.6467	1.6257	1.6052	1.5852	2.5656	1.5465	1.5278
3	2.4437	2.4018	2.3612	2.3216	2.2832	2.2459	2.2096	2.1743	2.1399	2.1065
4	3.1024	3.0373	2.9745	2.9137	2.8550	2.7982	2.7432	2.6901	2.6386	2.5887
5	3.6959	3.6048	3.5172	3.4331	3.3522	3.2743	3.1993	3.1272	3.0576	2.9906
6	4.2305	4.1114	3.9975	3.8887	3.7845	3.6847	3.5892	3.4976	3.4098	3.3255
7	4.7122	4.5638	4.4226	4.2883	4.1604	4.0386	3.9224	3.8115	3.7057	3.6046
8	5.1461	4.9676	4.7988	4.6389	4.4873	4.3436	4.2072	4.0776	3.9544	3.8372
9	5.5370	5.3282	5.1317	4.9464	4.7716	4.6065	4.4506	4.3030	4.1633	4.0310
10	5.8892	5.6502	5.4262	5.2161	5.0188	4.8332	4.6586	4.4941	4.3389	4.1925
11	6.2065	5.9377	5.6869	5.4527	5.2337	5.0286	4.8364	4.6560	4.4865	4.3271
12	6.4924	6.1944	5.9176	5.6603	5.4206	5.1971	4.9884	4.7932	4.6105	4.4392
13	6.7499	6.4235	6.1218	5.8424	5.5831	5.3423	5.1183	4.9095	4.7147	4.5327
14	6.9819	6.6282	6.3025	6.0021	5.7245	5.4675	5.2293	5.0081	4.8023	4.6106
15	7.1909	6.8109	6.4624	6.1422	5.8474	5.5755	5.3242	5.0916	4.8759	4.6755
16	7.3792	6.9740	6.6039	6.2651	5.9542	5.6685	5.4053	5.1624	4.9377	4.7296
17	7.5488	7.1196	6.7291	6.3729	6.0472	5.7487	5.4746	5.2223	4.9897	4.7746
18	7.7016	7.2497	6.8399	6.4674	6.1280	5.8178	5.5339	5.2732	5.0333	4.8122
19	7.8393	7.3658	6.9380	6.5504	6.1982	5.8775	5.5845	5.3162	5.0700	4.8435
20	7.9633	7.4694	7.0248	6.6231	6.2593	5.9288	5.6278	5.3527	5.1009	4.8696
21	8.0751	7.5620	7.1015	6.6870	6.3125	5.9731	5.6648	5.3837	5.1268	4.8913
22	8.1757	7.6446	7.1695	6.7429	6.3587	6.0113	5.6964	5.4099	5.1486	4.9094
23	8.2664	7.7184	7.2297	6.7921	6.3988	6.0442	5.7234	5.4321	5.1668	4.9245
24	8.3481	7.7843	7.2829	6.8351	6.4338	6.0726	5.7465	5.4509	5.1822	4.9371
25	8.4217	7.8431	7.3300	6.8729	6.4641	6.0971	5.7662	5.4669	5.1951	4.9476
26	8.4881	7.8957	7.3717	6.9061	6.4906	6.1182	5.7831	5.4804	5.2060	4.9563
27	8.5478	7.9426	7.4086	6.9352	6.5135	6.1364	5.7975	5.4919	5.2151	4.9636
28	8.6016	7.9844	7.4412	6.9607	6.5335	6.1520	5.8099	5.5016	5.2228	4.9697
29	8.6501	8.0218	7.4701	6.9830	6.5509	6.1656	5.8204	5.5098	5.2292	4.9747
30	8.6938	8.0552	7.4957	7.0027	6.5660	6.1772	5.8294	5.5168	5.2347	4.9789
35	8.8552	8.1755	7.5856	7.0700	6.6166	6.2153	5.8582	5.5386	5.2512	4.9915
40	8.9511	8.2433	7.6344	7.1050	6.6418	6.2335	5.8713	5.5482	5.2582	4.9966
45	9.0079	8.2825	7.6609	7.1232	6.6543	6.2421	5.8773	5.5523	5.2611	4.9986
50	9.0417	8.3045	7.6752	7.1327	6.6605	6.2463	5.8801	5.5541	5.2623	4.9995

[연습문제 풀이]

제2장 화폐의 시간적 가치

2. (1) $FV_5 = 1{,}000(1+0.12)^5 = 1{,}762.3$만원

(2) $PV = \dfrac{1{,}000}{(1+0.1)^3} = 751.3$만원

3. 각 출판사들이 제시하고 있는 저작료의 현재가치를 계산하면 다음과 같다.

- $PV(\text{출판사 1}) = \dfrac{1{,}800}{(1+0.12)^5}$
$= 1{,}800 \times PVIF_{0.12,\,5} = 1{,}800 \times 0.5674 = 1{,}021.32$만원

- $PV(\text{출판사 2}) = \dfrac{120}{0.12} = 1{,}000$만원

- $PV(\text{출판사 3}) = 190\left[\dfrac{1}{0.12} - \dfrac{1}{0.12(1+0.12)^{10}}\right]$
$= 190 \times PVIFA_{0.12,\,10} = 190 \times 5.6502 = 1{,}073.54$만원

- $PV(\text{출판사 4}) = \dfrac{60}{1+0.12} + \dfrac{130}{0.12(1+0.12)} = 1{,}020.83$만원

그러므로 K씨는 저작료의 현재가치가 가장 높은 출판사 3을 선택하여야 한다.

4. $PV(\text{연금}) = 450\left[\dfrac{1}{0.12} - \dfrac{1}{0.12(1+0.12)^5}\right]$
$= 450 \times PVIFA_{0.12,\,5} = 450 \times 3.6048 = 1{,}622.16$만원

5. 연금의 현금흐름유형을 나타내면 다음과 같다.

$t=0$	1	2	3	4	5	6	7	8	9	10
						100	100	100	100	

먼저 5년도 말에서의 연금의 가치를 구하면 다음과 같다.

$$PV(\text{연금, 5년도 말}) = 100\left[\frac{1}{0.1} - \frac{1}{0.1(1+0.1)^4}\right]$$
$$= 100 \times PVIFA_{0.1,\,4} = 100 \times 3.1699 = 316.99\text{만원}$$

이상에서 구한 연금의 가치는 5년도 말 시점에서의 가치이므로 이를 다시 할인하여 연금의 현재가치를 구하면 다음과 같다.

$$PV(\text{연금}) = \frac{316.99}{(1+0.1)^5} = 316.99 \times PVIF_{0.1,\,5} = 316.99 \times 0.6209 = 196.82\text{만원}$$

이와 같은 계산과정을 나타내면 다음과 같다.

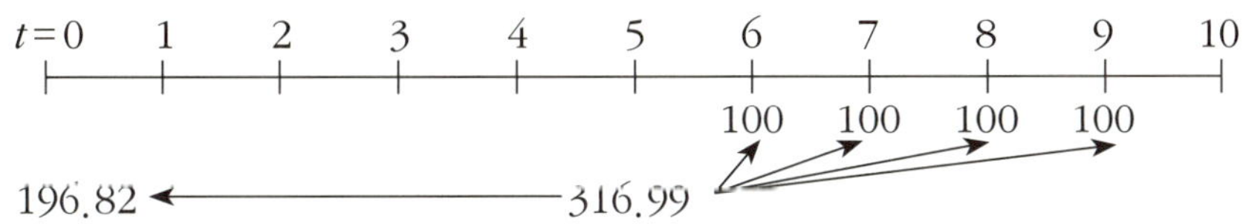

6. $$FV_5(\text{연금}) = 200\left[\frac{(1+0.1)^5}{0.1} - \frac{1}{0.1}\right]$$
$$= 200 \times CVIFA_{0.1,\,5} = 200 \times 6.1051 = 1,221.02\text{만원}$$

7. 매년 말에 일정금액 C를 10년 동안 적립하는 경우 그 현금흐름유형은 다음과 같이 나타낼 수 있다.

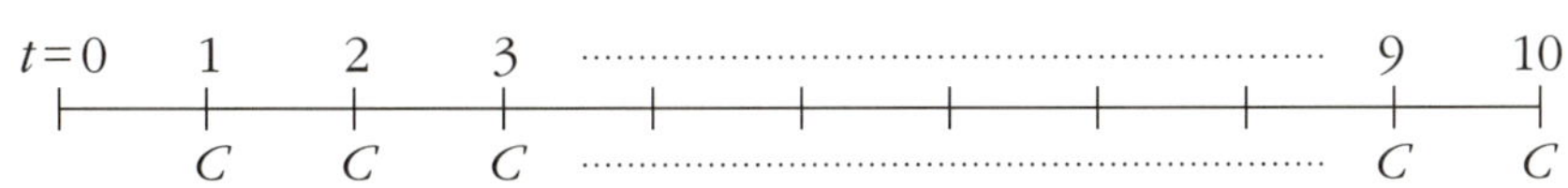

$$FV_{10}(\text{연금}) = C\left[\frac{(1+0.1)^{10}}{0.1} - \frac{1}{0.1}\right]$$
$$= C \times CVIFA_{0.1,\,10} = C \times 15.937 = 10,000\text{만원}$$

$$\therefore\ C = \frac{10,000}{15.937} = 627.47\text{만원}$$

8. 분할상환 시 그 현금흐름유형은 연금과 동일하므로 연금의 현재가치공식을 이용하여 상환금의 현재가치를 구할 수 있다.

$$PV(\text{상환금}) = 2,980,582\left[\frac{1}{r} - \frac{1}{r(1+r)^{10}}\right]$$
$$= 2,980,582 \times PVIFA_{r,\,10} = 20,000,000$$

그러므로 $PVIFA_{r,\,10} = \dfrac{20,000,000}{2,980,582} = 6.7101$

연금의 현가표 〈부표 4〉를 이용하면 연간 이자율을 구할 수 있다.

$\therefore\ r = 8\%$

제3장 병원회계의 기초

5\.

(1)	(차변)	현금	200,000	(대변) 의료수익	300,000
		당좌예금	100,000		
(2)	(차변)	외상매입금	10,000,000	(대변) 당좌예금	1,000,000
				당좌차월	9,000,000
(3)	(차변)	현금	500,000	(대변) 의료미수금	1,000,000
		진료비할인	500,000		
(4)	(차변)	대손상각비	370,000	(대변) 의료미수금	300,000
				대손충당금	70,000
(5)	(차변)	약품	1,000,000	(대변) 현금	500,000
				외상매입금	500,000
(6)	(차변)	전기료	100,000	(대변) 미지급비용	100,000
(7)	(차변)	선급금	1,000,000	(대변) 현금	1,000,000
(8)	(차변)	외상매입금	500,000	(대변) 현금	450,000
				약품매입할인	50,000
(9)	(차변)	받을어음	100,000	(대변) 건강진단수익	100,000
(10)	(차변)	선급법인세	300,000	(대변) 현금	300,000

6. (1) 월말 결산수정분개

10/30 (차변) 건물임차료 10,000 (대변) 미지급비용 10,000

10/30 (차변) 이자비용 10,000 (대변) 미지급비용 10,000

10/30 (차변) 재료비(약품비) 180,000 (대변) 약품 180,000

(2) 합계잔액시산표(수정 후)

20×1년 10월 30일

잔액	합계	계정과목	합계	잔액
2,090,000	3,090,000	현금	1,000,000	
20,000	200,000	약품	180,000	
100,000	100,000	공기구비품		
1,000,000	1,000,000	임차보증금		
	100,000	외상매입금	200,000	100,000
		미지급비용	20,000	20,000
			1,000,000	1,000,000
		기본금	2,000,000	2,000,000
180,000	180,000	재료비		
		의료수익	390,000	390,000
100,000	100,000	인건비		
10,000	10,000	이자비용		
10,000	10,000	건물임차료		
3,510,000	4,790,000	합계	4,790,000	3,510,000

제5장 병원재무비율분석

6. 각각의 재무비율을 구하면 다음과 같다.

(1) 유동비율 $= \frac{\text{유동자산}}{\text{유동부채}} \times 100 = \frac{19,000}{40,000} \times 100 = 47.5\%$

단기채무지급능력을 나타내는 유동비율은 표준비율에 비해 훨씬 낮으며 과다한 매입채무 등 유동부채로 인하여 단기채무지급능력이 매우 취약하다.

(2) 의료미수금회전율 $= \frac{\text{의료수익}}{\text{의료미수금}} = \frac{93,000}{15,000} = 6.2(\text{회})$

의료미수금회전율이 표준비율에 비해 높으므로 의료미수금에 대한 관리가 적절하게 잘 이루어지고 있다고 판단된다.

(3) 부채비율 $= \frac{\text{부채}}{\text{자기자본}} \times 100 = \frac{55,000}{35,000} \times 100 = 157.1\%$

부채비율은 표준비율에 비해 낮으며 장기채무에 대한 지급능력은 양호한 것으로 판단된다.

(4) 비유동장기적합률 $= \frac{\text{비유동자산}}{\text{자기자본} + \text{비유동부채}} \times 100$

$$= \frac{71,000}{50,000} \times 100 = 142.0\%$$

비유동장기적합률이 표준비율에 비해 높으므로 자산투자에 대한 자본배분이 불안정하다.

재무비율	실제비율	표준비율	양호 · 불량
유동비율	47.5%	150%	불량
의료미수금회전율	6.2회	5.0회	양호
부채비율	157.1%	200%	양호
비유동장기접합률	142.0%	100%	불량

제 6 장 병원자본예산

1. 투자안 평가방법의 비교

순현가법의 특성	회수기간법	AAR법	IRR법	PI법
현금흐름 사용	○	×	○	○
투자안과 관련된 모든 현금흐름	×	○	○	○
적절한 할인율로 할인	×	×	△	□
가치의 가산원칙	×	×	×	×

※ 타당성 순위 : NPV법 > PI법 > IRR법 > AAR법 > 회수기간법

2. (1) $NPV = \dfrac{600}{1+0.1} + \dfrac{300}{(1+0.1)^2} + \dfrac{300}{(1+0.1)^3} - 1,000 = 18.78$만원

$NPV > 0$이므로, 이 투자안을 채택하여야 한다.

(2) ① NPV는 현금흐름을 사용한다.

② NPV는 투자안의 모든 현금흐름을 사용한다.

③ NPV는 현금흐름을 적절한 할인율로 할인한다.

④ NPV는 가치의 가산원칙(value additivity principle)이 성립한다.

3. (1) $NPV_1 = \dfrac{600}{1+0.25} - 100 = 270$만원, $NPV_2 = \dfrac{650}{1+0.25} - 250 = 270$만원

투자안 1의 순현가(220만원)는 투자안 2의 순현가(270만원)보다 작으므로 순현가법에 의하면 투자안 2가 선택된다.

(2) $\dfrac{400}{1+IRR_1} - 100 = 0 \rightarrow IRR_1 = 300\%$

$\dfrac{650}{1+IRR_2} - 250 = 0 \rightarrow IRR_2 = 160\%$

투자안 1의 내부수익률(300%)이 투자안 2의 내부수익률(160%)보다 크므로 내부수익률법에 의하면 투자안 1이 선택된다.

(3) $PI_1 = \dfrac{400/(1+0.25)}{100} = 3.2$, $PI_2 = \dfrac{650/(1+0.25)}{250} = 2.08$

투자안 1의 수익성지수(3.2)가 투자안 2의 수익성지수(2.08)보다 크므로 수익성지수법에 의하면 투자안 1이 선택된다.

(4) 순현가법과 내부수익률법 또는 수익성지수법의 상반된 평가결과는 투자규모의 차이, 즉 150만원(250만원 − 100만원)에 대한 투자수익률의 가정이 서로 다르기 때문이다. 상대적으로 투자규모가 작은 투자안에 투자하고 남은 여유자금에 대해 순현가법은 자본비용으로 투자할 수 있다고 가정하는 반면, 내부수익률법과 수익성지수법은 현재 선택된 투자안과 동일한 투자수익률(내부수익률)을 얻을 수 있는 투자안에 투자할 수 있다는 가

정을 하고 있다. 이와 같은 내부수익률법과 수익성지수법의 가정은 치열한 경쟁으로 인하여 한계투자수익률이 체감하는 현실에 비추어 볼 때 비현실적인 가정이라 할 수 있다. 따라서 현실적인 투자수익률(자본비용) 가정하에서 가치개념에 근거하고 있는 순현가법이 가장 합리적인 평가방법이라 할 수 있다.

제7장 위험과 수익률 : 위험투자안의 평가

3. 자산 A의 기대수익률과 분산, 표준편차 :

- 자산 A의 기대수익률 $=0.6\times 0.40+0.4\times(-0.05)=0.22$
- 자산 A의 분산 $=0.6\times(0.40-0.22)^2+0.4(-0.05-0.22)^2=0.0486$
- 자산 A의 표준편차 $=\sqrt{0.0486}=0.22045$

자산 B의 기대수익률과 분산, 표준편차 :

- 자산 B의 기대수익률 $=0.6\times 0.15+0.4\times 0.20=0.17$
- 자산 B의 분산 $=0.6\times(0.15-0.17)^2+0.4\times(0.20-0.17)^2=0.0006$
- 자산 B의 표준편차 $=\sqrt{0.0006}=0.0245$

4. (1) SML : $E(r_j)=r_f+[E(r_M)-r_f]\beta_j$

$$=0.04+(0.12-0.04)\beta_j=0.04+0.08\beta_j$$

(2) $E(r_j)=0.04+0.08\beta_j=0.04+0.08\times 1.5=0.16$ (또는 16%)

(3) 먼저 SML에 의해서 투자안의 균형기대수익률, 즉 요구수익률을 구하면 다음과 같다.

$E(r_j)=0.04+0.08\times 0.8=0.104$ (또는 10.4%)

투자안의 실제 기대수익률은 9.8%로서 투자안의 요구수익률 10.4%보다 작으므로 이 투자안은 기각하여야 한다. 즉 이 투자안의 순현가(NPV)는 음(−)의 값을 가질 것이다.

5. 투자안의 자본비용(위험조정할인율)을 구하면 다음과 같다.

$$E(r) = r_f + [E(r_M) - r_f]\beta$$
$$= 0.08 + (0.16 - 0.08) \times 1.5 = 0.2 \text{ (또는 20\%)}$$

위험조정할인율 20%로 할인하여 순현가를 구하면 다음과 같다.

$$NPV = \frac{40}{1+0.2} + \frac{60}{(1+0.2)^2} + \frac{70}{(1+0.2)^3} - 100 = 15.51\text{만원}$$

제 8 장 손익분기점분석

4. (1) 인천병원의 손익분기점(의료이익=0)에서의 조정환자수(Q^*)와 의료수익(R^*)을 각각 구하면 다음과 같다.

- $Q^* = \dfrac{FC}{p-v} = \dfrac{20{,}000\text{만원}}{20{,}000\text{원} - 15{,}000\text{원}} = 40{,}000\text{명}$
- $R^* = p \times Q^* = 20{,}000\text{원} \times 40{,}000\text{명} = 8\text{억원}$

또는 $R^* = \dfrac{FC}{1 - \dfrac{v}{p}} = \dfrac{20{,}000\text{만원}}{1 - \dfrac{15{,}000\text{원}}{20{,}000\text{원}}} = 8\text{억원}$

(2) 안전율 $= \dfrac{10\text{억원} - 8\text{억원}}{10\text{억원}} = 0.2$ (또는 20%)

인천병원의 경우 의료수익이 예상보다 20% 이상 감소하면, 의료수익이 손익분기점 아래로 떨어져서 의료손실이 발생될 수 있음을 알 수 있다.

(3) 목표의료이익(π) 10,000만원을 달성하는 데 필요한 조정환자수(Q_π)와 의료수익(R_π)을 각각 구하면 다음과 같다.

- $Q_\pi = \dfrac{FC+\pi}{p-v} = \dfrac{20,000\text{만원}+10,000\text{만원}}{20,000\text{원}-15,000\text{원}} = 60,000\text{명}$
- $R_\pi = p \times Q_\pi = 20,000\text{원} \times 60,000\text{명} = 12\text{억원}$

  또는 $R_\pi = \dfrac{FC+\pi}{1-\dfrac{v}{p}} = \dfrac{20,000\text{만원}+10,000\text{만원}}{1-\dfrac{15,000\text{원}}{20,000\text{원}}} = 12\text{억원}$

(4) 단위당 변동의료비용이 1,000원 상승하는 경우 손익분기점에서의 조정환자수(Q^*)와 의료수익(R^*)을 각각 구하면 다음과 같다.

- $Q^* = \dfrac{FC}{p-v'} = \dfrac{20,000\text{만원}}{20,000\text{원}-16,000\text{원}} = 50,000\text{명}$
- $R^* = p \times Q^* = 20,000\text{원} \times 50,000\text{명} = 10\text{억원}$

  또는 $R^* = \dfrac{FC}{1-\dfrac{v'}{p}} = \dfrac{20,000\text{만원}}{1-\dfrac{16,000\text{원}}{20,000\text{원}}} = 10\text{억원}$

(5) 조정환자 1인당 진료비를 3,000원 인상하는 경우 손익분기점에서의 조정환자수(Q^*)와 의료수익(R^*)을 각각 구하면 다음과 같다.

- $Q^* = \dfrac{FC}{p'-v} = \dfrac{20,000\text{만원}}{23,000\text{원}-15,000\text{원}} = 25,000\text{명}$
- $R^* = p' \times Q^* = 23,000\text{원} \times 25,000\text{명} = 5.75\text{억원}$

  또는 $R^* = \dfrac{FC}{1-\dfrac{v}{p'}} = \dfrac{20,000\text{만원}}{1-\dfrac{15,000\text{원}}{23,000\text{원}}} = 5.75\text{억원}$

5.

수가종목	촬영단가	촬영건당 변동의료비용	의료수익 구성비율	변동의료 비용률*	공헌 이익률**
X-ray	80,000원	40,000원	30%	50%	50%
CT	150,000원	90,000원	40%	60%	40%
MRI	200,000원	140,000원	30%	70%	30%

* 변동의료비용률은 수가종목별 촬영건당 변동의료비용을 촬명단가(단위당 의료수익)로 나누어 계산한다.

** 공헌이익률 = (1 – 변동의료비용률)

① 가중평균공헌이익률 = (공헌이익률 × 의료수익구성비율)의 합계

$$= (0.5 \times 0.3) + (0.4 \times 0.4) + (0.3 \times 0.3) = 0.4$$

② 방사선팀의 손익분기점에서의 의료수익 $= \dfrac{\text{고정의료비용}}{\text{가중평균공헌이익률}}$

$$= \frac{8{,}000\text{만원}}{0.4} = 20{,}000\text{만원}$$

③ 수가종목별 손익분기점에서의 의료수익 : 방사선팀의 손익분기점에서의 의료수익 20,000만원을 수가종목별로 의료수익 구성비율에 따라 할당

- X-ray의 손익분기점에서의 의료수익 = 20,000만원 × 0.3 = 6,000만원
- CT의 손익분기점에서의 의료수익 = 20,000만원 × 0.4 = 8,000만원
- MRI의 손익분기점에서의 의료수익 = 20,000만원 × 0.3 = 6,000만원

제 9 장 레버리지와 자본비용

4. (1) $DOL = \dfrac{(p-v)Q}{(p-v)Q - FC}$

$$= \frac{(20{,}000\text{원} - 15{,}000\text{원}) \times 100{,}000\text{명}}{(20{,}000\text{원} - 15{,}000\text{원}) \times 100{,}000\text{명} - 250{,}000{,}000\text{원}} = 2.0$$

(2) DOL의 정의에 의해서, 의료이익의 증가율을 구하면 다음과 같다.

$$\frac{\varDelta EBIT}{EBIT} = DOL \times \left(\frac{\varDelta R}{R}\right) = 2.0 \times 1\% = 2\%$$

그러므로 의료수익이 1% 증가할 경우, 의료이익은 2% 증가하게 된다.

(3) $DFL = \dfrac{(p-v)Q - FC}{(p-v)Q - FC - Int} = \dfrac{250{,}000{,}000\text{원}}{250{,}000{,}000\text{원} - 50{,}000{,}000\text{원}} = 1.25$

(4) DFL의 정의에 의해서, 순이익의 증가율을 구하면 다음과 같다.

$$\frac{\Delta NI}{NI} = DFL \times \left(\frac{\Delta EBIT}{EBIT}\right) = 1.25 \times 1\% = 1.25\%$$

그러므로 의료이익이 1% 증가할 경우, 순이익은 1.25% 증가하게 된다.

(5) $DCL = DOL \times DFL = 2 \times 1.25 = 2.5$

5. (1) 새로운 의료장비의 도입 여부에 따라 첨단병원의 영업레버리지도를 각각 구하면 다음과 같다.

- 새로운 의료장비를 도입하지 않음 :

$$DOL = \frac{(p-v)Q}{(p-v)Q - FC}$$
$$= \frac{(40{,}000\text{원} - 30{,}000\text{원}) \times 20{,}000\text{명}}{(40{,}000\text{원} - 30{,}000\text{원}) \times 20{,}000\text{명} - 100{,}000{,}000\text{원}} = 2.0$$

- 새로운 의료장비를 도입함 :

$$DOL = \frac{(p-v)Q}{(p-v)Q - FC}$$
$$= \frac{(40{,}000\text{원} - 25{,}000\text{원}) \times 20{,}000\text{명}}{(40{,}000\text{원} - 25{,}000\text{원}) \times 20{,}000\text{명} - 200{,}000{,}000\text{원}} = 3.0$$

새로운 의료장비의 도입으로 인하여 고정의료비용이 증가하고 변동의료비용이 감소하는 경우 영업레버리지도가 2.0에서 3.0으로 높아짐을 알 수 있다.

(2) 첨단병원의 연간 조정환자수가 10% 증가하거나 감소하는 경우, 새로운 의료장비의 도입 여부에 따라 의료이익이 어떻게 달라지는지를 나타내면 다음과 같다.

(단위 : 만명, 억원)

계정과목	첨단의료장비를 도입하지 않음					첨단의료장비를 도입함				
조정환자수	1.8		2		2.2	1.8		2		2.2
의료수익	7.2	← −10%	8	+10% →	8.8	7.2	← −10%	8	+10% →	8.8
변동의료비용	5.4		6		6.6	4.5		5		5.5
고정의료비용	1		1		1	2		2		2
의료이익	0.8	← −20%	1	+20% →	1.2	0.7	← −30%	1	+30% →	1.3

새로운 의료장비의 도입으로 인하여 영업레버리지도가 2.0에서 3.0으로 높아지며, 그 결과 의료이익의 변동폭이 ±20%(= ±10%×2.0)에서 ±30%(= ±10%×3.0)로 확대됨을 알 수 있나.

6. (1) 자본조달분기점(EBIT*)은 투자소요자금의 조달방법에 관계없이 동일한 기본재산순이익률(순이익/기본재산)을 얻을 수 있는 의료이익을 의미하는 것으로서 다음과 같은 식에 의해서 구할 수 있다.

$$\frac{(EBIT^{*}-0)(1-0.2)}{50\text{억원}}=\frac{(EBIT^{*}-0.06\times 10\text{억원})(1-0.2)}{40\text{억원}}$$

$$\therefore\ EBIT^{*}=3\text{억원}$$

그리고 의료이익이 3억원일 경우 기본재산순이익률은 다음과 같다.

$$\text{기본재산순이익률}=\frac{(3\text{억원}-0)(1-0.2)}{50\text{억원}}=\frac{(3\text{억원}-0.6\text{억원})(1-0.2)}{40\text{억원}}$$

$$=0.048$$

(2) 의료이익이 2억원, 3억원, 4억원일 경우 각 대안의 기본재산순이익률을 구하면 다음과 같다.

(단위 : 억원)

계정과목	대안 1 : 기본재산으로 조달			대안 2 : 부채로 조달		
의료이익	2	3	4	2	3	4
이자비용	0	0	0	0.6	0.6	0.6
법인세비용차감전순이익	2	3	4	1.4	2.4	3.4
법인세(법인세율=20%)	0.4	0.6	0.8	0.28	0.48	0.68
순이익	1.6	2.4	3.2	1.12	1.92	2.72
기본재산순이익률(%)	3.2	4.8	6.4	2.8	4.8	6.8

기본재산순이익률의 변동폭은 대안 1(기본재산으로 조달)보다 대안 2(부채로 조달)가 더 큼을 알 수 있다.

7. $DCL = \dfrac{\text{순이익의 변화율}}{\text{의료수익의 변화율}} = \dfrac{60\%}{10\%} = 6.0$

그러므로 DFL은 다음과 같이 구할 수 있다.

$$DCL = DOL \times DFL \rightarrow 6.0 = 2.0 \times DFL,\ DFL = 3.0$$

DFL을 구하는 공식에 의해서 이자비용을 구하면 다음과 같다.

$$DFL = \frac{EBIT}{EBIT - Int} = \frac{9\text{억원}}{9\text{억원} - Int} = 3.0$$

$\therefore$ 이자비용$(Int) = 6$억원

8. 먼저 주식과 채권의 자본비용을 추정하면 다음과 같다.

- r_S = 무위험이자율 + 위험프리미엄 = 0.05 + 0.05 = 0.10
- r_B = 이자비용 = 0.08

그러므로 하나병원의 가중평균자본비용을 구하면 다음과 같다.

$$WACC = \left(\frac{40}{40+60}\right) \times 0.10 + \left(\frac{60}{40+60}\right) \times 0.08 \times (1 - 0.3) = 0.0736$$

즉 (주)하나병원의 가중평균자본비용(WACC)은 7.36%이다.

제 10 장 병원의 자본조달과 자본구조

4. $\frac{B}{S_L}=1 \rightarrow S_L=B$

$$WACC=\left(\frac{S_L}{S_L+B}\right)r_S+\left(\frac{B}{S_L+B}\right)r_B$$

$$\rightarrow 0.15=\left(\frac{1}{2}\right)r_S+\left(\frac{1}{2}\right)\times 0.12$$

$\therefore\ r_S = 0.18$

5. $\frac{B}{S_L}=1 \rightarrow S_L=B$

$$WACC=\left(\frac{S_L}{S_L+B}\right)r_S+\left(\frac{B}{S_L+B}\right)r_B(1-T_C)$$

$$\rightarrow 0.15=\left(\frac{1}{2}\right)r_S+\left(\frac{1}{2}\right)\times 0.12\times(1-0.4)$$

$\therefore\ r_S = 0.228$

6. (1) • $r_S=r_U+(r_U-r_B)(1-T_C)\left(\frac{B}{S_L}\right)$

$$=0.15+(0.15-0.1)(1-0.4)\times 1.0=0.18$$

• $WACC=\left(\frac{S_L}{S_L+B}\right)r_S+\left(\frac{B}{S_L+B}\right)r_B(1-T_C)$

$$=0.5\times 0.18+0.5\times 0.1\times(1-0.4)=0.12$$

또는

$$WACC=r_U\left[1-T_C\left(\frac{B}{V_L}\right)\right]=0.15\times(1-0.4\times 0.5)=0.12$$

(2) MM의 명제 I 에 의해서 부채를 발행하는 경우 기업가치는 다음과 같다.

$V_L = S_L + B = V_U + T_C B$

부채비율이 1이 되려면, 부채의 가치(B)와 자기자본의 가치(S_L)가 같아야 한다. 그러므로

$B + B = 50 + 0.4B \quad \therefore B = 31.25$억원

이 회사가 부채로 31.25억원을 조달할 경우 기업가치는 62.5억원(=50억원+31.25억원×0.4), 자기자본가치는 31.25억원(=62.5억원−31.25억원)이 되어 부채비율이 1이 된다.

제11장 병원의 리스금융

4. (1) 리스로 인한 증분현금흐름을 구하면 다음과 같다.

리스	0	1	2	3	4	5
리스 :						
리스료	−1,200	−1,200	−1,200	−1,200	−1,200	
리스료의 세금절감액*	408	408	408	408	408	
구입(차감) :						
의료장비구입가격	−6,000					1,000
감가상각비세금절감액**		340	340	340	340	340
증분현금흐름	5,208	−1,132	−1,132	−1,132	−1,132	−1,340

* 리스료의 세금절감액 = 1,200만원 × 0.34 = 408만원

** 감가상각비의 세금절감액 = $\left(\frac{6{,}000\text{만원} - 1{,}000\text{만원}}{5\text{년}}\right) \times 0.34 = 340$만원

증분현금흐름을 세후 할인율 6.6%[10%×(1−0.34)]로 할인하여 순현재가치를 계산한 값은 다음과 같다.

$$NPV = 5{,}208\text{만원} - 1{,}132\text{만원} \times PVIFA_{0.066,\ 4} - 1{,}340\text{만원} \times PVIF_{0.066,\ 5}$$

$$= 5{,}208\text{만원} - 1{,}132\text{만원} \times 3.418024 - 1{,}340\text{만원} \times 0.726464$$

$=365.34$만원

새 기계에 의한 구입과 비교한 리스의 순현가가 365.34만원으로서 양(+)의 값을 가지므로 우리병원은 새 기계를 리스해야 한다.

(2) 우리병원은 새 기계의 차입에 의한 구입과 비교한 리스의 순현가가 0일 때 리스와 차입에 의한 구입을 무차별하게 생각될 것이다. 따라서 리스와 차입을 무차별하게 만드는 매년 초 리스료 L은 다음과 같이 구할 수 있다.

리스	0	1	2	3	4	5
리스 :						
세후 리스료	−0.66L	−0.66L	−0.66L	−0.66L	−0.66L	
구입(차감) :						
의료장비구입가격	−6,000					1,000
감가상각비세금절감액		340	340	340	340	340
증분현금흐름	−0.66L +6,000	−0.66L −340	−0.66L −340	−0.66L −340	−0.66L −340	−1,340

$$NPV = 6{,}000\text{만원} - 0.66L - (0.66L + 340\text{만원}) \times PVIFA_{0.066,\,4} - 1{,}340\text{만원} \times PVIF_{0.066,\,5}$$

$$= 6{,}000\text{만원} - 0.66L - (0.66L + 340\text{만원}) \times 3.418024 - 1{,}340\text{만원} \times 0.726464$$

$$= 3{,}864.41\text{만원} - 2.9159L = 0 \quad \therefore\ L = 1{,}325.29\text{만원}$$

제 12 장 병원의 운전자본정책

3. (1) 재고자산회전율이 6회라는 것은 재고자산이 1년에 6번 현금 또는 매출채권으로 전환됨을 의미한다. 따라서 재고자산이 1번 현금 또는 매출채권으로 전환되는 데 소요되는 기간, 즉 재고기간은 다음과 같이 구할 수 있다.

$$\text{재고기간} = \frac{365}{6} = 60.8\text{일}$$

(2) 물음 (1)과 유사한 방법으로 의료미수금회수기간과 매입채무지급기간을 구하면 다음과 같다.

$$의료미수금회수기간 = \frac{365}{8.5} = 42.9일$$

$$매입채무지급기간 = \frac{365}{10} = 36.5일$$

(3) 물음 (1)과 (2)의 결과를 이용하여 영업주기와 현금주기를 구하면 다음과 같다.

- 영업주기 = 재고기간 + 의료미수금회수기간 = 60.8일 + 42.9일 = 103.7일
- 현금주기 = 영업주기 − 매입채무지급기간 = 103.7일 − 36.5일 = 67.2일

소망병원의 현금주기는 67.2일이다. 즉 현금유출과 현금유입 사이에는 약 67.2일의 시간간격이 존재한다.

4. (1) 먼저 매월의 현금유입과 현금유출을 각각 구한 후, 이를 비교하여 순현금흐름을 구할 수 있다.

Ⅰ. 현금유입

(단위 : 만원)

항 목	12월	1월	2월	3월	4월
의료수익	800	900	1,000	850	900
수금(당월 의료수익)		360	400	340	
수금(1개월 전 의료수익)		480	540	600	
총현금유입액		840	940	940	

Ⅱ. 현금유출

(단위 : 만원)

항 목	12월	1월	2월	3월	4월
의료수익	800	900	1,000	850	900
약품, 진료재료 등 구입액(외상)	540	600	510	540	
현금지출 :					
매입채무지급액		540	600	510	
임금		120	150	110	
관리운영비, 제경비		130	130	130	
자본적 지출(시설투자)		0	200	0	
총현금유출액		790	1,080	750	

Ⅲ. 순현금흐름

(단위 : 만원)

항 목	1월	2월	3월
총현금유입액	840	940	940
총현금유출액	790	1,080	750
순현금흐름	50	−140	190

(2) 현금예산

(단위 : 만원)

항 목	1월	2월	3월
순현금흐름	50	−140	190
누적현금잔고	50	−90	100
최소현금잔고	50	50	50
누적현금과부족	0	−140	50

경민병원의 경우 향후 3개월간 현금예산에 의하면, 2월에 140만원의 현금부족이 예상된다. 따라서 이에 대한 단기차입계획을 마련해야 할 것이다.

찾아보기 Index

저자약력

■ 감형규

성균관대학교 경영학과 졸업
성균관대학교 대학원 경영학과 졸업(경영학 석사, 경영학 박사)
SK경제연구소 경영연구실 실장
한국재무관리학회 부회장, 한국재무학회 상임이사
한국기업경영학회 부회장, 한국생산성학회 상임이사
대한경영학회 부회장
청운대학교 기획처장
현, 청운대학교 인천캠퍼스 글로벌경영학과 교수

〈주요 저서〉

병원경영분석의 이해(공저, 도서출판 청람, 2015)
New재무관리(공저, 유원북스, 2013)
에센스 재무관리(제6판, 공저, 유원북스, 2016)
알기쉬운 재무관리(유원북스, 2016)
고급재무관리(공저, 박영사, 2007)
증권투자론(제3판, 공저, 율곡출판사, 2013)
에센스 선물옵션(공저, 유원북스, 2016)
파생금융상품(공저, 유원북스, 2015)
재테크와 금융상품의 이해(공저, 율곡출판사, 2015)
글로벌시대의 경영분석(공저, 삼영사, 2013)

■ 양동현

제주대학교 경영학과 졸업
서울대학교 대학원 경영학과 졸업(경영학 석사)
성균관대학교 대학원 경영학과 졸업(경영학 박사)
한국생산성본부 전문위원
한국보건산업진흥원(전, 한국보건의료관리연구원) 연구위원
인제대학교 경영대학원장
현, 인제대학교 경영학부 교수

〈주요 논문〉

병원경영분석의 이해(공저, 도서출판 청람, 2015)
효용기준자본자산결정모형의 실증적 연구
메타확률변경분석법을 적용한 우리나라 종합병원의 기술효율성 분석
OECD 국가의 의료서비스산업의 효율성 측정 및 효율성 결정요인 : SBM과 SFA의 결합
글로벌 금융위기 전후(2003-2013) 은행산업의 효율성과 생산성 변화분석 : 순차적 맘퀴스트 루엔버거 생산성 지수 적용 등 다수

병원재무관리의 이해

2017년 3월 2일 1판 1쇄 인쇄
2017년 3월 6일 1판 1쇄 발행

저 자 | 감형규 · 양동현
발 행 인 | 이수영
발 행 처 | 도서출판 청람
서울시 마포구 독막로 288(대흥동, 세양상가 109호)
전 화 | 02)3272-2601~2
팩 스 | 02)3272-2603
이 메 일 | crbooks@daum.net
홈페이지 | www.crbooks.co.kr
등 록 | 2000년 8월 26일 제6-0509호

ISBN 978-89-5972-553-3 93320 [정가 29,000원]